NANDA International, Inc.
Nursing Diagnoses
Definitions and Classification
2021−2023
Twelfth Edition

Edited by
T. Heather Herdman, PhD, RN, FNI, FAAN
Shigemi Kamitsuru, PhD, RN, FNI
Camila Takáo Lopes, PhD, RN, FNI

NANDA−I
看護診断

原書 第12版

定義と分類
2021−2023

原書編集
T. ヘザー・ハードマン
上鶴重美
カミラ・タカオ・ロペス

訳
上鶴重美 NANDA インターナショナル前理事長
看護ラボラトリー代表

医学書院

NANDA-I 看護診断―定義と分類 2021-2023　原書第12版

発　行	2021年7月1日　第1版第1刷
	2024年2月1日　第1版第4刷
原書編集	T. ヘザー・ハードマン，上鶴重美，カミラ・タカオ・ロペス
訳	上鶴重美
発行者	株式会社　医学書院
	代表取締役　金原　俊
	〒113-8719　東京都文京区本郷1-28-23
	電話　03-3817-5600（社内案内）
印刷・製本	アイワード

本書の複製権・翻訳権・上映権・譲渡権・貸与権・公衆送信権（送信可能化権を含む）は株式会社医学書院が保有します．

ISBN978-4-260-04628-2

NANDA インターナショナル理事会から，新型コロナウイルス感染症の世界的大流行の最前線で働く看護師に本書を捧げます。皆さんの勇気と献身に敬意を表して。特に患者さんやそのご家族のケアにあたり命を落とした看護師に哀悼の意を表して。

序

　国際看護師・助産師年は，残念なことに，新型コロナウイルス感染症（COVID-19）との戦いで始まりました。感染防護用品が十分にあるとはいえないなかで，患者ケアにあたっている医療現場の皆さんには，どんなに感謝しても感謝しきれません。世界では未だに新型コロナウイルス感染症の終息に目途が立っていません。そんななかで私はこれを書いています。皆さんがこの書籍を手にする頃には，効果的な治療法や予防策が見つかっていて，誰もが利用できる状況になっていることを心から願っています。

　先日，最前線で戦っている看護師から「新型コロナウイルス感染症の患者さんにはどの看護診断を使えばよいのでしょうか？」と聞かれて，なんだか動揺してしまいました。というのは，看護診断の意味や意義については，繰り返し説明してきたつもりでしたが，現場には全く伝わっていないことをあらためて実感したからです。おさえていただきたい最大のポイントは，医学診断が同じ患者さんでも，人間の反応（看護診断）は同じになるとは限らないという点です。つまり，遺伝子型が同じコロナウイルス感染症の患者さんであっても，誰もが同じ人間の反応を示すわけではないのです。看護師として患者さんに適切なケアを提供するためには，まずはしっかりと看護アセスメントを行い，それぞれの患者さんにみられる特有な人間の反応を明らかにしなくてはなりません。今のように大変な状況下だからこそ，患者さんやそのご家族に対して，私たち看護師が独自に診断し治療している「何か」，医学的診断とは違う「何か」をはっきりさせておく必要があります。新型コロナウイルス感染症の患者さんやそのご家族の看護診断を確実に記録に残しておけば，近い将来，世界的な観点から，人間の反応の共通点や相違点を明らかにすることができるかもしれません。

　本書『NANDA-I 看護診断　定義と分類 2021-2023　原書第 12 版』には，全部で267 の看護診断を掲載しています。看護診断の 1 つひとつが，1 人ないし複数のNANDA-I ボランティアから提案されたものであり，確かな科学的根拠に基づいています。新しい診断はそれぞれ，診断開発委員会（Diagnosis Development Committee：DDC）から選ばれた第一査読者やコンテンツの専門家によるレビューや洗練作業を経て DDC が承認したものです。しかし，DDC が承認したといっても，それぞれの看護診断は「完成品」ではありませんし，あらゆる国のすべての臨床領域で「使用可能」というわけでもありません。いうまでもなく，看護実践や看護に

関係する規制は，国ごとでかなり違いがあります。新しい看護診断を本書で発表する目的は，妥当性を検証するさらなる研究が世界各地で行えるようにすることであり，エビデンスレベルの向上を期待しているからです。

　新しい看護診断の提案を，私たちは常に歓迎しています。それと同時に，既にある看護診断については，最新のエビデンスを反映させる洗練作業も必要です。第11版では，エビデンスレベルがない，あるいは大幅に改訂すべき約90の看護診断を特定しました。多くのボランティア（看護診断の焦点について論文を執筆されている方々ですが）のご協力のおかげで，これらの看護診断の多くを改訂することができ，エビデンスレベルの基準も満たしています。しかし，すべての改訂はできなかったため，エビデンスレベルが不明なままの診断が約40残っています。次版の出版までには，残りの看護診断を改訂または削除する予定です。学生の皆さん，そして研究に携わるすべての方々にお願いです。この用語集のエビデンスをさらに高めていくために，看護診断にかかわる研究結果をNANDA-Iにご提供ください。

　NANDA-I用語集は20以上の異なる言語に翻訳されています。抽象的な英語表現を他の言語に翻訳する際にはイライラがつきものです。そこで本書の改訂作業を進めるなかで，翻訳者を手助けするために，アメリカ国立医学図書館による標準用語集 Medical Subject Headings（MeSH）を組み込むことにしました。診断手がかり用語に，必要に応じてMeSH用語を使用することで，翻訳者は標準的な定義を参照できるので，翻訳作業の支援につながると考えています。

　前回の出版以降の出来事として，ボストンカレッジのコーネル看護学部との初めての永続的連携を構築することができました。Dorothy Jones博士の指揮の下，「知識開発と臨床推論のマージョリー・ゴードンプログラム」を設立しました。2018年には学術集会を初めてボストンカレッジで開催し，2回目を2020年に計画していましたが，残念ながら新型コロナウイルス感染症の影響で中止になりました。しかし，ボストンカレッジとNANDA-Iとの共同事業は確実に進んでいます。オンライン教育モジュールが完成しましたし，また，世界各地（ブラジル，イタリア，スペイン，ナイジェリア）から博士号取得後の研究員がゴードンプログラムを利用しています。今後の学会，教育の機会，博士号取得後の研究員に対する奨学金など，ボストンカレッジとの連携によって可能になるさまざまな展開に期待しています。Dorothy Jones博士，Susan Gennaro看護学部長，Christopher Grillo副学部長には，この連携を実現するためにいただいたご協力・ご尽力に心から感謝申し上げます。

　本書の改訂作業に，時間と献身と熱意を注いでくれたすべてのNANDA-Iボランティア，委員会の委員，委員長，理事会役員をここで称賛させていただくととも

に，多くの支援にも感謝したいと思います。また NANDA-I の会員ではないにもかかわらず，関係している専門分野の看護診断をレビューして改訂に多くの時間を費やしてくれたコンテンツの専門家の皆さんにも感謝したいと思います。さらに，専務理事 Heather Herdman 博士をはじめとする事務局スタッフの尽力と支援にも心から感謝しています。

　本書に掲載している看護診断のレビューと編集に並外れた努力をしてくれた診断開発委員会の委員と臨床諮問委員会のエキスパート，特に 2019 年から委員長を務めている Camila Takáo Lopes 博士のリーダーシップには本当に感謝しています。北米，南米，ヨーロッパからの代表者が集まっているこの誇るべき委員会は，NANDA-I 知的財産のまさに「製造工場」です。本書の改訂に向けた驚くほど綿密なボランティア作業には，深く感銘するとともに，本当に嬉しく感じていますし，皆さんもきっとそうだと確信しています。

　世界中の看護師のために尽力しているこの学会の理事長として活動できたことを光栄に思います。今後ともよろしくお願い申し上げます。

NANDA インターナショナル理事長(2020 年 10 月まで)

上鶴 重美
Shigemi Kamitsuru, PhD, RN, FNI

謝辞

　本書には多くの変更点があります。世界中の看護師が相当な時間と労力を無償で提供してくれなければ，実現できないことでした。以下の方々には特に感謝の意を表したいと思います。

章の寄稿者

「診断提出時のエビデンスレベル判定基準　改訂版」
Marcos Venícios de Oliveira Lopes, PhD, RN, FNI. セアラ国立大学，ブラジル
Viviane Martins da Silva, PhD, RN, FNI. セアラ国立大学，ブラジル
Diná Monteiro da Cruz, PhD, RN, FNI. サン・パウロ大学，ブラジル

「看護診断の基本」および「看護診断：国際的用語集」
Susan Gallagher-Lepak, PhD, RN. ウィスコンシン州立大学グリーンベイ校，アメリカ合衆国

「臨床推論：アセスメントから看護診断まで」
Dorothy A. Jones, EdD, RNC, ANP, FNI, FAAN. ボストンカレッジ，アメリカ合衆国
Rita de Cássia Gengo e Silva Butcher, PhD, RN. 知識開発と臨床推論のマージョリー・ゴードンプログラム，ボストンカレッジ，アメリカ合衆国

「NANDA-I 看護診断分類法の仕様と定義」
Sílvia Caldeira, PhD, RN. ポルトガルカトリック大学，ポルトガル

コンサルタント

2019 年度 DDC タスクフォースのコンテンツエキスパートの推薦
Emilia Campos de Carvalho, PhD, RN, FNI. サン・パウロ大学，ブラジル

メンタルヘルス領域の看護診断
Jacqueline K. Cantor, MSN, RN, PMHCNS-BC, APRN. ウェストハートフォード，アメリカ合衆国

プライマリ・ヘルス・ケア領域の看護診断
Ángel Martín García, RN. サンブラス保健医療センター，スペイン
Martín Rodríguez Álvaro, PhD, RN. ラ・ラグーナ大学，スペイン

クリティカルケア領域の看護診断
Fabio D'Agostino, PhD, RN. セント・カミルス・インターナショナル・ヘルス・アンド・メディカルサイエンス大学，イタリア
Gianfranco Sanson, PhD, RN. トリエステ大学，イタリア

テクニカルサポート

　Thieme Publishers のシニア技術開発者 Mary Kalinosky 氏には本当に感謝しています。彼女が NANDA-I 用語集データベースを構築してくれたことで，私たち編集者は分類中の用語の見直しと修正が簡単にできるようになりました。壮大なプロジェクトに対する彼女の貢献にはどんなに感謝しても足りません。

　内容に関する疑問や誤りについては，admin@nanda.org までご連絡ください。今後の改訂版や翻訳書において修正したいと思います。

　心をこめて。

NANDA インターナショナル

T. ヘザー・ハードマン
PhD, RN, FNI, FAAN

上鶴 重美
PhD, RN, FNI

カミラ・タカオ・ロペス
PhD, RN, FNI

関連文献は，下記の URL へアクセスしてご覧ください

https://www.igaku-shoin.co.jp/book/detail/109078

パスワード　adnan

目次

第**2**部

用語集強化に向けた研究の推奨事項 ···· 25

第**3**部

NANDA-I 看護診断の活用 ················ 51

第 **4** 部

NANDA-I 看護診断 ·························· 151

■ **索引**　　579

NANDA インターナショナル
用語集：概説

NANDA International, Inc. Nursing Diagnoses: Definitions and Classification 2021-2023, 12th Edition.
Edited by T. Heather Herdman, Shigemi Kamitsuru and Camila Takáo Lopes.
© 2021 NANDA International, Inc. Published 2020 by Thieme Medical Publishers, Inc., New York.
Companion website : www.thieme.com/nanda-i
NANDA-I 看護診断―定義と分類 2021-2023　原書第 12 版
訳　上鶴重美　発行　医学書院

1 2021-2023年版の最新情報

T. ヘザー・ハードマン, 上鶴重美, カミラ・タカオ・ロペス
T. Heather Herdman, Shigemi Kamitsuru, Camila Takáo Lopes

1.1 2021-2023年版の変更点と改訂箇所

　第1部では，新たな診断と改訂された診断，削除された診断，診断手がかり用語の標準化に向けた継続的な変更点，診断提出用の新しいエビデンスレベル基準，用語集の改良案，開発を期待する看護診断への提言，といったこの版の主な変更点について解説する。

　本書第12版が，効果的かつ効率的な使いやすい構成になっていることを願う。読者からのフィードバックを歓迎する。提案は電子メールで admin@nanda.org まで寄せてほしい。

　本書における構成の変更は，ユーザーからのフィードバックに基づくもので，より多くの看護学生や看護師のニーズに応え，また，教育者・指導者にさらなる支援を提供することを意図している。アセスメントに関しては新たな情報を追加した。エビデンスレベルをさらに強化するべく，診断開発委員会の国際的タスクフォースの協力を得て，多くの看護診断を改訂した。個々の診断の手がかり用語についても見直し，曖昧な表現を減らしてわかりやすくした。また編集では，どのような言語でも意味が一貫しているように，標準化された定義を提供している Medical Subject Headings（MeSH, https://www.ncbi.nlm.nih.gov/mesh）を可能な限り組み込み，翻訳者がこの定義を参照できるようにした。さらに，分類に含めるべく今後提案される診断のすべてで，最新の看護知識の強さを示すエビデンスレベルが確保できるように，診断提出用の新たなエビデンスレベル基準についても解説する。

　以前の版をよく知る読者は，それぞれの看護診断のページの診断名の表示で，診断の焦点の文字が強調されていないことに気づくかもしれない。本書では文字を強調する代わりに，各診断名の下に診断の焦点を示している。どのような言語でも診断の焦点を識別しやすいように，このように表示方法を変えた。

1.2 新たな看護診断

　以下の新規および改訂された看護診断に象徴されるとおり，非常に多くの提案がNANDA-I診断開発委員会には寄せられた。編集者はこの場を借りて，順調にエビ

デンスレベルの基準を満たすことができた新たな診断や改訂案の提案者を祝福したい。新たに 46 の看護診断を診断開発委員会は採択し，NANDA-I 理事会への報告を経て，会員や用語集のユーザーに向けて以下に示す（表1.1）。各診断の提出者については，表の後に示す。

表 1.1　新たな看護診断，2021-2023

領域	看護診断
1. ヘルスプロモーション	逃走企図リスク状態（00290） 運動習慣促進準備状態（00307） 非効果的健康維持行動（00292）※ 非効果的健康自主管理（00276）※ 健康自主管理促進準備状態（00293）※ 非効果的家族健康自主管理（00294）※ 非効果的家事家政行動（00300）※ 非効果的家事家政行動リスク状態（00308） 家事家政行動促進準備状態（00309）
2. 栄養	非効果的乳児吸啜嚥下反応（00295）※ メタボリックシンドロームリスク状態（00296）※
3. 排泄と交換	機能障害性尿失禁（00297）※ 混合性尿失禁（00310） 尿閉リスク状態（00322） 排便抑制障害（00319）※
4. 活動／休息	活動耐性低下（00298）※注） 活動耐性低下リスク状態（00299）※注） 心血管機能障害リスク状態（00311） 非効果的リンパ浮腫自主管理（00278） 非効果的リンパ浮腫自主管理リスク状態（00281） 血栓症リスク状態（00291） 成人人工換気離脱困難反応（00318）
5. 知覚／認知	思考過程混乱（00279）
7. 役割関係	家族アイデンティティ混乱シンドローム（00283） 家族アイデンティティ混乱シンドロームリスク状態（00284）
9. コーピング／ストレス耐性	悲嘆不適応（00301）※ 悲嘆不適応リスク状態（00302）※ 悲嘆促進準備状態（00285）
11. 安全／防御	非効果的ドライアイ自主管理（00277） 成人転倒転落リスク状態（00303）※ 小児転倒転落リスク状態（00306） 乳頭乳輪複合体損傷（00320） 乳頭乳輪複合体損傷リスク状態（00321） 成人褥瘡（00312） 成人褥瘡リスク状態（00304）※ 小児褥瘡（00313） 小児褥瘡リスク状態（00286） 新生児褥瘡（00287） 新生児褥瘡リスク状態（00288） 自殺行動リスク状態（00289）※ 新生児低体温（00280） 新生児低体温リスク状態（00282）
13. 成長／発達	小児発達遅延（00314） 小児発達遅延リスク状態（00305）※ 乳児運動発達遅延（00315） 乳児運動発達遅延リスク状態（00316）

※分類学的な理由で，診断名と定義を改訂した場合，元のコードは廃止し，新たなコードを割り当てている。
注）日本語の変更はないが，英語表現が変わったため，新たな看護診断になっている。

看護診断の提案者　　以下は，新しい診断の提案者，および既存の診断をレビューし診断名と定義の両方の変更や内容の大幅な変更に寄与した貢献者である。1つの看護診断に，複数の個人や複数のグループから提案があった場合は，グループごとに掲載している。

　　提案者の在住国：(1)ブラジル，(2)ドイツ，(3)イラン，(4)メキシコ，(5)スペイン，(6)トルコ，(7)アメリカ合衆国

領域1．ヘルスプロモーション
逃走企図リスク状態
・Amália F. Lucena, Ester M. Borba, Betina Franco, Gláucia S. Policarpo, Deborah B. Melo, Simone Pasin, Luciana R. Pinto, Michele Schmid (1)
運動習慣促進準備状態
・Raúl Fernando G. Castañeda (4)
非効果的健康維持行動
・Rafaela S. Pedrosa, Andressa T. Nunciaroni (1)
・Camila T. Lopes (1)
非効果的健康自主管理
・Camila S. Carneiro, Agueda Maria R. Z. Cavalcante, Gisele S. Bispo, Viviane M. Silva, Alba Lucia B.L. Barros (1)
・Maria G.M.N. Paiva, Jéssica D.S. Tinôco, Fernanda Beatriz B.L. Silva, Juliane R. Dantas, Maria Isabel C.D. Fernandes, Isadora L.A. Nogueira, Ana B.A. Medeiros Marcos Venícios O. Lopes, Ana L.B.C. Lira (1)
・Richardson Augusto R. Silva, Wenysson N. Santos, Francisca M.L.C. Souza, Rebecca Stefany C. Santos, Izaque C. Oliveira, Hallyson L.L. Silva, Dhyanine M. Lima (1)
・Camila T. Lopes (1)
健康自主管理促進準備状態
・診断開発委員会
非効果的家族健康自主管理
・Andressa T. Nunciaroni, Rafaela S. Pedrosa (1)
・Camila T. Lopes (1)
非効果的家事家政行動，非効果的家事家政行動リスク状態，家事家政行動促進準備状態
・Ángel Martín-García (5)
・診断開発委員会

領域2．栄養
非効果的乳児吸啜嚥下反応
・T. Heather Herdman (7)
メタボリックシンドロームリスク状態
・診断開発委員会

領域3．排泄と交換
機能障害性尿失禁，混合性尿失禁
・Juliana N. Costa, Maria Helena B.M. Lopes, Marcos Venícios O. Lopes (1)
尿閉リスク状態
・Aline S. Meira, Gabriella S. Lima, Luana B. Storti, Maria Angélica A. Diniz, Renato M. Ribeiro,

Samantha S. Cruz, Luciana Kusumoto（2）

・Juliana N. Costa, Micnéias L. Botelho, Erika C.M. Duran, Elenice V. Carmona, Ana Railka S. Oliveira-Kumakura, Maria Helena B.M. Lopes（2）

排便抑制障害

・診断開発委員会

・Barbara G. Anderson（7）

領域 4.　活動／休息

活動耐性低下，活動耐性低下リスク状態

・Jana Kolb, Steve Strupeit（2）

心血管機能障害リスク状態

・María B.S. Gómez（5）, Gonzalo D. Clíments（5）, Tibelle F. Mauricio1（1）, Rafaela P. Moreira（1）, Edmara C. Costa（1）

・Gabrielle P. da Silva, Francisca Márcia P. Linhares, Suzana O. Mangueira, Marcos Venícius O. Lopes, Jaqueline G.A. Perrelli, Tatiane G. Guedes（1）

非効果的リンパ浮腫自己管理，非効果的リンパ浮腫自己管理リスク状態

・Gülengün Türk, Elem K. Güler, İzmir Demokrasi（6）

・診断開発委員会

血栓症リスク状態

・Eneida R.R. Silva, Thamires S. Hilário, Graziela B. Aliti, Vanessa M. Mantovani, Amália F. Lucena（1）

・診断開発委員会

成人人工換気離脱困難反応

・Ludmila Christiane R. Silva, Tânia C.M. Chianca（1）

領域 5.　知覚／認知

思考過程混乱

・Paula Escalada-Hernández, Blanca Marín-Fernández（5）

領域 7.　役割関係

家族アイデンティティ混乱シンドローム，家族アイデンティティ混乱シンドロームリスク状態

・Mitra Zandi, Eesa Mohammadi（3）

・診断開発委員会

領域 9.　コーピング／ストレス耐性

悲嘆不適応，悲嘆不適応リスク状態，悲嘆促進準備状態

・Martín Rodríguez-Álvaro, Alfonso M. García-Hernández, Ruymán Brito-Brito（5）

・診断開発委員会

領域 11.　安全／防御

非効果的ドライアイ自主管理

・Elem K. Güler, İsmet Eşer（6）, Diego D. Araujo, Andreza Werli-Alvarenga, Tânia C.M. Chianca（1）

・Jéssica N. M. Araújo, Allyne F. Vitor（1）

・診断開発委員会

成人転倒転落リスク状態

・Flávia O.M. Maia（1）

- Danielle Garbuio, Emilia C. Carvalho (1)
- Dolores E. Hernández (1)
- Camila T. Lopes (1)
- Silvana B. Pena, Heloísa C.Q.C.P. Guimarães, Lidia S. Guandalini, Mônica Taminato, Dulce A. Barbosa, Juliana L. Lopes, Alba Lucia B.L. Barros (1)

小児転倒転落リスク状態
- Camila T. Lopes, Ana Paula D.F. Guareschi (1)

乳頭乳輪複合体損傷，乳頭乳輪複合体損傷リスク状態
- Flaviana Vely Mendonca Vieira (1)
- Agueda Maria Ruiz Zimmer Cavalcante (1)

成人褥瘡，成人褥瘡リスク状態
- Amália F. Lucena, Cássia T. Santos, Taline Bavaresco, Miriam A. Almeida (1)
- T. Heather Herdman (7)

小児褥瘡，小児褥瘡リスク状態，新生児褥瘡，新生児褥瘡リスク状態
- T. Heather Herdman (7)
- Amália F. Lucena, Cássia T. Santos, Taline Bavaresco, Miriam A. Almeida (1)

自殺行動リスク状態
- Girliani S. Sousa, Jaqueline G.A. Perrelli, Suzana O. Mangueira, Marcos Venícios O. Lopes, Everton B. Sougey (1)

新生児低体温，新生児低体温リスク状態
- T. Heather Herdman (7)

領域 13. 成長／発達
小児発達遅延
- Juliana M. Souza, Maria L.O.R. Veríssimo (1)
- T. Heather Herdman (7)

小児発達遅延リスク状態，乳児運動発達遅延，乳児運動発達遅延リスク状態
- T. Heather Herdman (7)

1.3　改訂された看護診断

　今回のレビューサイクル中に診断開発委員会のタスクフォースは，67 の看護診断を改訂した。改訂された看護診断を表 1.2 に示す。表の後に各診断の改訂に寄与した貢献者を示す。言葉遣いの修正や編集上の小さな変更だけのあった診断は，この表には含まれていない。あくまでも内容的な改訂（診断名の修正，定義の修正，診断手がかり用語の修正）を伴う診断だけを掲載している。

看護診断の改訂への貢献者　以下は，既存の診断をレビューし改訂に寄与した貢献者である。
　改訂者の在住国：(1)オーストリア，(2)ブラジル，(3)ドイツ，(4)イタリア，(5)日本，(6)メキシコ，(7)ポルトガル，(8)スペイン，(9)スイス，(10)トルコ，(11)アメリカ合衆国

表 1.2　改訂された NANDA-I 看護診断，2021-2023

診断名	改訂箇所（あり＝●）				
	定義	診断指標の追加	診断指標の削除	関連／危険因子の追加	関連／危険因子の削除
領域 1．ヘルスプロモーション					
坐位中心ライフスタイル	●	●	●	●	
非効果的防御力		●		●	
領域 2．栄養					
栄養摂取バランス異常：必要量以下		●	●	●	
嚥下障害		●			
血糖不安定リスク状態				●	
体液量バランス異常リスク状態				●	
体液量不足				●	
体液量不足リスク状態				●	
体液量過剰		●		●	
領域 3．排泄と交換					
排尿障害					●
腹圧性尿失禁	●	●		●	
切迫性尿失禁	●			●	
切迫性尿失禁リスク状態				●	
尿閉	●	●		●	
便秘	●	●	●	●	●
便秘リスク状態				●	
知覚的便秘				●	
下痢	●			●	
ガス交換障害		●	●		
領域 4．活動／休息					
不眠	●	●	●	●	●
床上可動性障害		●		●	
車椅子可動性障害		●		●	
倦怠感		●	●	●	
非効果的呼吸パターン		●	●	●	●
領域 5．知覚／認知					
慢性混乱				●	
知識不足	●	●		●	
記憶障害				●	
言語的コミュニケーション障害		●		●	
領域 6．自己知覚					
絶望感	●	●	●	●	
希望促進準備状態	●	●			
自尊感情慢性的低下	●		●	●	
自尊感情慢性的低下リスク状態	●				
自尊感情状況的低下	●		●		
自尊感情状況的低下リスク状態	●				
ボディイメージ混乱	●	●	●	●	●

（つづく）

表 1.2　つづき

診断名	改訂箇所(あり=●)				
	定義	診断指標の追加	診断指標の削除	関連／危険因子の追加	関連／危険因子の削除
領域 7.　役割関係					
ペアレンティング障害	●	●		●	
ペアレンティング障害リスク状態	●			●	
ペアレンティング促進準備状態	●	●			
社会的相互作用障害		●		●	
領域 9.　コーピング／ストレス耐性					
不安	●	●	●	●	●
死の不安	●	●		●	
恐怖	●	●	●	●	●
無力感	●	●	●	●	
無力感リスク状態	●			●	
領域 10.　生活原理					
スピリチュアルウェルビーイング促進準備状態	●				
スピリチュアルペイン	●	●	●	●	●
スピリチュアルペインリスク状態				●	●
領域 11.　安全／防御					
感染リスク状態				●	
非効果的気道浄化	●	●	●	●	●
誤嚥リスク状態				●	●
ドライアイリスク状態	●			●	●
尿路損傷リスク状態				●	
周術期体位性損傷リスク状態				●	
ショックリスク状態	●			●	
皮膚統合性障害		●	●	●	
皮膚統合性障害リスク状態				●	
術後回復遅延		●		●	
術後回復遅延リスク状態				●	
組織統合性障害		●	●	●	
組織統合性障害リスク状態				●	
ラテックスアレルギー反応リスク状態	●			●	
低体温	●		●	●	
低体温リスク状態					●
周術期低体温リスク状態				●	●
領域 12.　安楽					
慢性疼痛シンドローム			●	●	
分娩陣痛				●	
社会的孤立	●	●		●	

領域 1．ヘルスプロモーション
坐位中心ライフスタイル
- Marcos Venícios O. Lopes, Viviane Martins da Silva, Nirla G. Guedes, Larissa C.G. Martins, Marcos R. Oliveira（2）
- Laís S.Costa, Juliana L. Lopes, Camila T. Lopes, Vinicius B. Santos, Alba Lúcia B.L. Barros（2）

非効果的防御力
- Livia M. Garbim, Fernanda T.M.M. Braga, Renata C.C.P. Silveira（2）

領域 2．栄養
栄養摂取バランス異常：必要量以下
- Renata K. Reis, Fernanda R.E.G. Souza（2）

嚥下障害
- Renan A. Silva, Viviane M. Silva（2）

血糖不安定リスク状態
- Grasiela M. Barros, Ana Carla D. Cavalcanti, Helen C. Ferreira, Marcos Venícios O. Lopes, Priscilla A. Souza（2）

体液量バランス異常リスク状態，体液量不足，体液量不足リスク状態，体液量過剰
- Mariana Grassi, Rodrigo Jensen, Camila T. Lopes（2）

領域 3．排泄と交換
排尿障害，尿閉
- Aline S. Meira, Gabriella S. Lima, Luana B. Storti, Maria Angélica A. Diniz, Renato M. Ribeiro, Samantha S. Cruz, Luciana Kusumota（2）
- Juliana N. Costa, Micnéias L. Botelho, Erika C.M. Duran, Elenice V. Carmona, Ana Railka S. Oliveira-Kumakura, Maria Helena B.M. Lopes（2）

腹圧性尿失禁，切迫性尿失禁，切迫性尿失禁リスク状態
- Juliana N. Costa, Maria Helena B.M. Lopes, Marcos Venícios O. Lopes（2）
- Aline S. Meira, Gabriella S. Lima, Luana B. Storti, Maria Angélica A. Diniz, Renato M. Ribeiro, Samantha S. Cruz, Luciana Kusumota（2）

便秘，便秘リスク状態
- Barbara G. Anderson（11）
- Cibele C. Souza, Emilia C. Carvalho, Marta C.A. Pereira（2）
- Shigemi Kamitsuru（5）

知覚的便秘
- 診断開発委員会

下痢
- Barbara G. Anderson（11）

ガス交換障害
- Marcos Venícios O. Lopes, Viviane M. Silva, Lívia Maia Pascoal, Beatriz A. Beltrão, Daniel Bruno R. Chaves, Vanessa Emile C. Sousa, Camila M. Dini, Marília M. Nunes, Natália B. Castro, Reinaldo G. Barreiro, Layana P. Cavalcante, Gabriele L. Ferreira, Larissa C.G. Martins（2）

領域 4．活動／休息
不眠
- Lidia S. Guandalini, Vinicius B. Santos, Eduarda F. Silva, Juliana L. Lopes, Camila T. Lopes, Alba Lucia B. L. Barros（2）

床上可動性障害
- Allyne F. Vitor, Jéssica Naiara M. Araújo, Ana Paula N.L. Fernandes, Amanda B. Silva, Hanna Priscilla da Silva (2)

車椅子可動性障害
- Allyne F. Vitor, Jéssica Naiara M. Araújo, Ana Paula N.L. Fernandes, Amanda B. Silva, Hanna Priscilla da Silva (2)
- Camila T. Lopes (2)

倦怠感
- Rita C.G.S. Butcher, Amanda G. Muller, Leticia C. Batista, Mara N. Araújo (2)
- Vinicius B. Santos, Rita Simone L. Moreira (2)

非効果的呼吸パターン
- Viviane M. Silva, Marcos Venícios O. Lopes, Beatriz A. Beltrão, Lívia Maia Pascoal, Daniel Bruno R. Chaves, Livia Zulmyra C. Andrade, Vanessa Emile C. Sousa (2)
- Patricia R. Prado, Ana Rita C. Bettencourt, Juliana. L. Lopes (2)

領域 5．知覚／認知
慢性混乱，記憶障害
- Priscilla A. Souza (2), Kay Avant (11)

知識不足
- Cláudia C. Silva, Sheila C.R.V. Morais e Cecilia Maria F.Q. Frazão (2)
- Camila T. Lopes (2)

言語的コミュニケーション障害
- Amanda H. Severo, Zuila Maria F. Carvalho, Marcos Venícios O. Lopes, Renata S.F. Brasileiro, Deyse C.O. Braga (2)
- Vanessa S. Ribeiro, Emilia C. Carvalho (2)

領域 6．自己知覚
絶望感
- Ana Carolina A.B. Leite, Willyane A. Alvarenga, Lucila C. Nascimento, Emilia C. Carvalho (2)
- Ramon A., Cibele Souza, Marta C.A. Pereira (2)
- Camila T. Lopes (2)

希望促進準備状態
- Renan A. Silva (2), Geórgia A.A. Melo (2), Joselany A. Caetano (2), Marcos Venícios O. Lopes (2), Howard K. Butcher (11), Viviane M. Silva (2)

自尊感情慢性的低下，自尊感情慢性的低下リスク状態
- Natalia B. Castro, Marcos Venícios O. Lopes, Ana Ruth M. Monteiro (2)
- Camila T. Lopes (2)

自尊感情状況的低下
- Natalia B. Castro, Marcos Venícios O. Lopes, Ana Ruth M. Monteiro (2)
- Francisca Marcia P. Linhares, Gabriella P. da Silva, Thais A.O. Moura (2)
- Camila T. Lopes (2)

自尊感情状況的低下リスク状態
- Natalia B. Castro, Marcos Venícios O. Lopes, Ana Ruth M. Monteiro (2)
- Francisca Marcia P. Linhares, Ryanne Carolynne M. Gomes, Suzana O. Mangueira (2)
- Camila T. Lopes (2)

ボディイメージ混乱
- Julie Varns (11)

領域 7．役割関係
ペアレンティング障害，ペアレンティング障害リスク状態，ペアレンティング促進準備状態
・T. Heather Herdman（10）
社会的相互作用障害
・Hortensia Castañedo-Hidalgo（6）

領域 9．コーピング／ストレス耐性
不安，恐怖
・Aline A. Eduardo（2）
死の不安
・Claudia Angélica M.F. Mercês, Jaqueline S.S. Souto, Kênia R.L. Zaccaro, Jackeline F. Souza, Cândida C. Primo, Marcos Antônio G. Brandão（2）
無力感，無力感リスク状態
・Renan A. Silva（2），Álissan Karine L. Martins（2），Natália B. Castro（2），Anna Virgínia Viana（2），Howard K. Butcher（11），Viviane M. Silva（2）

領域 10．生活原理
スピリチュアルウェルビーイング促進準備状態
・Chontay D. Glenn（11）
・Silvia Caldeira, Joana Romeiro, Helga Martins（7）
・Camila T. Lopes（2）
スピリチュアルペイン，スピリチュアルペインリスク状態
・Silvia Caldeira, Joana Romeiro, Helga Martins（7）
・Chontay D. Glenn（11）

領域 11．安全／防御
感染リスク状態
・Camila T. Lopes, Vinicius B. Santos, Daniele Cristina B. Aprile, Juliana L. Lopes, Tania A. M. Domingues, Karina Costa（2）
非効果的気道浄化
・Viviane M. Silva, Marcos Venícios O. Lopes, Daniel Bruno R. Chaves, Livia M. Pascoal, Livia Zulmyra C. Andrade, Beatriz A. Beltrão, Vanessa Emile C. Sousa（2）
・Silvia A. Alonso, Susana A. López, Almudena B. Rodríguez, Luisa P. Hernandez, Paz V. Lozano, Lidia P. López, Ana Campillo, Ana Frías María E. Jiménez, David P. Otero, Respiratory Nursing Group Neumomadrid（8）
・Gianfranco Sanson（4）
誤嚥リスク状態
・Fernanda R.E.G. Souza, Renata K. Reis（2）
・Nirla G. Guedes, Viviane M. Silva, Marcos Venícios O. Lopes（2）
ドライアイリスク状態
・Elem K. Güler, İsmet Eşer（10）
・Diego D. Araujo, Andreza Werli-Alvarenga, Tânia C.M. Chianca（2）
・Jéssica N. M. Araújo, Allyne F. Vitor（2）
尿路損傷リスク状態
・Danielle Garbuio, Emilia C. Carvalho, Anamaria A. Napoleão（2）
周術期体位性損傷リスク状態
・Danielle Garbuio, Emilia C. Carvalho（2）

・Camila Mendonça de Moraes, Namie Okino Sawada (2)

ショックリスク状態

・Luciana Ramos Corrêa Pinto, Karina O. Azzolin, Amália de Fátima Lucena (2)

皮膚統合性障害，皮膚統合性障害リスク状態，組織統合性障害，組織統合性障害リスク状態

・Edgar Noé M. García (6)

・Camila T. Lopes (2)

術後回復遅延，術後回復遅延リスク状態

・Thalita G. Carmo, Rosimere F. Santana, Marcos Venícios O. Lopes, Simone Rembold (2)

ラテックスアレルギー反応リスク状態

・Sharon E. Hohler (11)

・Camila T. Lopes (2)

低体温，低体温リスク状態

・T. Heather Herdman (11)

周術期低体温リスク状態

・Manuel Schwanda (1), Maria Müller-Staub (9), André Ewers (1)

領域 12．安楽

慢性疼痛シンドローム

・Thainá L. Silva, Cibele A.M. Pimenta, Marina G. Salvetti (2)

分娩陣痛

・Luisa Eggenschwiler, Monika Linhart, Eva Cignacco (9)

社会的孤立

・Hortensia Castañeda-Hidalgo (6)

・Amália de Fátima Lucena (2)

1.4　看護診断名の変更

　英語での診断名の変更は 17 あり（うち 2 つは日本語訳に変更なし），最新の文献との整合性がとれるように，また人間の反応を確実に反映するように変更されている．看護診断名の変更を表 1.3 に示す．定義と診断指標の両方が大きく変わった場合，元の診断名は分類から削除することになっている．新しい診断名を元の診断名に置き換えて，新しいコードを割り当ててある．また，英語と訳語の整合性を全体的に見直し，28 の日本語訳も変更している．

1.5　削除された看護診断

　原書第 11 版の NANDA-I 分類では，適切なエビデンスレベルと見なされる追加的研究，あるいは適切な診断手がかり用語を明らかにする改訂作業が行われない限り「第 12 版では削除する」診断，として 92 を仕分けてあった．このうち 52 の診断については，診断開発委員会のタスクフォースや個々の研究者の独自の取り組みの結果，順調に改訂案が NANDA-I に提出された．しかし，40 の診断には改訂の提案がなかったものの，診断の削除は延期することになった．というのは，英語版の

表 1.3　看護診断名の変更，2021-2023

領域	以前の診断名	新たな診断名
1.　ヘルスプロモーション	非効果的健康維持（00099） Ineffective health maintenance	非効果的健康維持行動（00292） Ineffective health maintenance behaviors
	非効果的健康管理（00078） Ineffective health management	非効果的健康自主管理（00276） Ineffective health self-management
	健康管理促進準備状態（00162） Readiness for enhanced health management	健康自主管理促進準備状態（00293） Readiness for enhanced health self-management
	非効果的家族健康管理（00080） Ineffective family health management	非効果的家族健康自主管理（00294） Ineffective family health self-management
	家事家政障害（00098）※ Impaired home maintenance	非効果的家事家政行動（00300） Ineffective home maintenance behaviors
	非効果的抵抗力（00043）	非効果的防御力
2.　栄養	栄養摂取消費バランス異常：必要量以下（00002）	栄養摂取バランス異常：必要量以下
	栄養促進準備状態（00163）	栄養摂取促進準備状態
	非効果的乳児哺乳パターン（00107） Ineffective infant feeding pattern	非効果的乳児吸啜嚥下反応（00295） Ineffective infant suck-swallow response
	代謝平衡異常シンドロームリスク状態（00263） Risk for metabolic imbalance syndrome	メタボリックシンドロームリスク状態（00296） Risk for metabolic syndrome
	電解質平衡異常リスク状態（00195）	電解質バランス異常リスク状態
	体液量平衡異常リスク状態（00025）	体液量バランス異常リスク状態
3.　排泄と交換	機能性尿失禁（00020） Functional urinary incontinence	機能障害性尿失禁（00297） Disability-associated urinary incontinence
	便失禁（00014） Bowel incontinence	排便抑制障害（00319） Impaired bowel continence
4.　活動／休息	活動耐性低下（00092） Activity intolerance	活動耐性低下（00298） Decreased activity tolerance
	活動耐性低下リスク状態（00094） Risk for activity intolerance	活動耐性低下リスク状態（00299） Risk for decreased activity tolerance
	床上移動障害（00091）	床上可動性障害
	車椅子移動障害（00089）	車椅子可動性障害
	エネルギーフィールド平衡異常（00273）	エネルギーフィールドバランス異常
	心臓組織循環減少リスク状態（00200）	心臓組織灌流減少リスク状態
	非効果的脳組織循環リスク状態（00201）	非効果的脳組織灌流リスク状態
	非効果的末梢組織循環（00204）	非効果的末梢組織灌流
	非効果的末梢組織循環リスク状態（00228）	非効果的末梢組織灌流リスク状態

（つづく）

表 1.3　つづき

領域	以前の診断名	新たな診断名
7.　役割関係	家族機能破綻（00060）	家族機能中断
8.　セクシュアリティ	性的機能障害（00059）	性機能障害
9.　コーピング／ストレス耐性	非効果的地域社会コーピング（00077）	非効果的コミュニティコーピング
	地域社会コーピング促進準備状態（00076）	コミュニティコーピング促進準備状態
	悲嘆複雑化（00135） Complicated grieving	悲嘆不適応（00301） Maladaptive grieving
	悲嘆複雑化リスク状態（00172） Risk for complicated grieving	悲嘆不適応リスク状態（00302） Risk for maladaptive grieving
	自律神経反射異常亢進（00009）	自律神経過反射
	自律神経反射異常亢進リスク状態（00010）	自律神経過反射リスク状態
11.　安全／防御	歯生障害（00048）	歯列障害
	転倒転落リスク状態（00155） Risk for falls	成人転倒転落リスク状態（00303） Risk for adult falls
	身体損傷リスク状態（00035）	損傷リスク状態
	周手術期体位性身体損傷リスク状態（00087）	周術期体位性損傷リスク状態
	末梢性神経血管性機能障害リスク状態（00086）	末梢性神経血管機能障害リスク状態
	褥瘡リスク状態（00249） Risk for pressure injury	成人褥瘡リスク状態（00304） Risk for adult pressure injury
	自己傷害（00151）	自傷行為
	自己傷害リスク状態（00139）	自傷行為リスク状態
	自殺リスク状態（00150） Risk for suicide	自殺行動リスク状態（00289） Risk for suicidal behavior
	ヨード造影剤有害作用リスク状態（00218）	ヨード造影剤有害反応リスク状態
	周手術期低体温リスク状態（00254）	周術期低体温リスク状態
	非効果的体温調節機能（00008）	非効果的体温調節
	非効果的体温調節機能リスク状態（00274）	非効果的体温調節リスク状態
13.　成長／発達	発達遅延リスク状態（00112） Risk for delayed development	小児発達遅延リスク状態（00305） Risk for delayed child development

※　前版では領域 4 に分類されていた。新たな概念化によって本書では領域 1 に分類している。
日本語訳のみ変更　　日本語訳は変更なし

表1.4　NANDA-I看護診断から削除された診断，2021-2023

領域	類	診断名	診断コード
1	2	非効果的健康維持	00099
	2	非効果的健康管理	00078
	2	健康管理促進準備状態	00162
	2	非効果的家族健康管理	00080
2	1	非効果的乳児哺乳パターン	00107
	4	代謝平衡異常シンドロームリスク状態	00263
3	1	機能性尿失禁	00020
	1	溢流性尿失禁	00176
	1	反射性尿失禁	00018
	2	便失禁	00014
4	4	活動耐性低下	00092
	4	活動耐性低下リスク状態	00094
	5	家事家政障害	00098
9	2	悲嘆	00136
	2	悲嘆複雑化	00135
	2	悲嘆複雑化リスク状態	00172
	3	頭蓋内許容量減少	00049
11	2	転倒転落リスク状態	00155
	2	褥瘡リスク状態	00249
	2	静脈血栓塞栓リスク状態	00268
	3	自殺リスク状態	00150
	5	ラテックスアレルギー反応	00041
13	2	発達遅延リスク状態	00112

出版後しばらくしてから他の国では翻訳版が出版されるため，世界中の研究者が診断の改訂に取り組む時間を十分に確保できるように配慮したからである。残りの診断に関しては，追加的な作業が行われない限り，2024-2026年版では削除する。これらの診断の改訂が，次版までのレビューサイクルにおけるNANDA-I診断開発委員会の優先事項である

　それぞれの領域の専門家がレビューした52の診断のうち23の診断は，削除を支持する根拠が提示されたことに基づいて，分類から削除された。分類から削除された診断を表1.4に示す。

　これらの診断の削除理由は，以下の3つに分けられる：(1)以前の用語が時代遅れになっている，または，看護文献では新たな用語に置き換わっていることを示す研究がある，(2)看護師による独自の介入によって変更・修正可能な関連因子が欠如している，(3)問題焦点型看護診断の定義に合致しない。

　〈非効果的健康維持〉，〈非効果的健康管理〉，〈健康管理促進準備状態〉，〈非効果的家族健康管理〉，〈代謝平衡異常シンドロームリスク状態〉，〈機能性尿失禁〉，〈便失禁〉，〈家事家政障害〉は，それぞれの領域の専門家が行った文献レビューにおいて，

診断の焦点を表すより適切な用語が見つかったことで削除された。置き換えられる新たな用語には，定義と関連因子も文献レビューで明らかにされている。臨床現場の看護師が混乱しかねない古い用語は削除し，最新の研究文献が支持する用語を採用すべきとの提言をNANDA-Iは受けた（表1.3）。

〈溢流性尿失禁〉の削除理由は，〈尿閉〉の診断指標であることと，看護介入の実際の焦点は〈尿閉〉であることである。

〈反射性尿失禁〉と〈頭蓋内許容量減少〉は，看護師による独自の介入によって変更・修正可能な関連因子が文献では欠如しているという理由で削除された。

〈非効果的乳児哺乳パターン〉の削除理由は，feeding patternという英語表現を他の言語に翻訳すると誤解を招く可能性があることと，乳児が母乳を吸うまたは吸啜-嚥下反射を調整する能力ではなく，「母乳を与えられる行為」として間違って解釈されることである。この診断は〈非効果的乳児吸啜嚥下反応（00295）〉に置き換えられている。

activity intolerance（直訳は活動不耐性だが，日本語訳は〈活動耐性低下〉だった）とrisk for activity intolerance（直訳は活動不耐性リスク状態だが，日本語訳は〈活動耐性低下リスク状態〉だった）は，判断軸の用語を組み込んだ英語の診断名に変更するために削除された。2つの診断はそれぞれdecreased activity tolerance〈活動耐性低下（00298）〉とrisk for decreased activity tolerance〈活動耐性低下リスク状態（00299）〉に置き換えられている。

〈ラテックスアレルギー反応〉は，看護師による独自の介入によって変更・修正可能な危険因子が文献レビューでは見つからなかったという理由で削除された。しかし看護師は，〈ラテックスアレルギー反応リスク状態（00042）〉についてはアセスメントして独自に介入をするので，分類に残している。

〈悲嘆〉は人間の正常な反応であるため，問題焦点型看護診断の定義に合致していない。だからといって，看護師が悲嘆している患者を支援しないわけではない。看護師は〈悲嘆不適応リスク状態（00302）〉や〈悲嘆不適応（00301）〉をアセスメントする必要がある。さらに，患者は悲嘆体験の向上への願望〔〈悲嘆促進準備状態（00285）〉〕を示すかもしれない。

〈転倒転落リスク状態〉と〈褥瘡リスク状態〉は，各領域の専門家が実施した文献レビューで，成人・小児・新生児の転倒転落や褥瘡では，区別するのに十分な危険因子があるとの根拠が示されたため削除された。結果としてこれらの診断は，より詳細で具体的な診断用語に置き換えられた。さらに，最新の専門領域の文献に基づいて，診断の焦点の英語pressure ulcerはpressure injuryに変更された。

〈静脈血栓塞栓リスク状態〉は，静脈血栓塞栓症と動脈血栓塞栓症では看護師による独自の介入で変更・修正可能な危険因子には明らかな違いがないために削除された。新しい診断の〈血栓症リスク状態（00291）〉には，静脈と動脈の両方の血栓症の危険因子が含まれている。

　〈自殺リスク状態〉は，新たな診断の焦点「自殺行動」のほうが，看護師が関心を寄せる現象をより正確に表すために削除された。自殺（自分自身を殺害する行為）は，自殺行動の後の望ましくないアウトカムである。この診断は〈自殺行動リスク状態（00289）〉に置き換えられている。

　〈発達遅延リスク状態〉は，診断名に年齢軸の用語「小児」を追加することで定義がより正確に表現できるため削除された。そこで，この診断は〈小児発達遅延リスク状態（00305）〉に置き換えられている。

1.6　NANDA-I 看護診断：診断手がかり用語の標準化

　この分類の第 12 版に向けたレビューサイクルの間も，診断指標，関連因子，危険因子に使われる用語のばらつきを減らす作業を続けた。文献検索や議論のほか，世界中のさまざまな看護分野の専門家にも相談した。技術の進歩によって，類似している用語や句，あるいは例えば，翻訳の難しい表現を簡単に見つけることができるようにはなったものの，単純な作業ではないため，完了するまでには相当の時間を要した。しかし，まだ完璧ではないため，この作業は次の版に向けてさらに継続する。

　読者は，多くの診断の用語に小さな修正があることに気づくかもしれない（例えば，第 11 版の alteration in metabolism〈代謝の変化〉は，第 12 版では altered metabolism〈代謝の変化：日本語訳変わらず〉）。前版に今回のレビューサイクル中も作業を継続すると記しておいたが，関連する状態とハイリスク群の用語についても作業を完了した。この作業では，用語の明確化と語句の表現方法の標準化に焦点を当てている。このような修正は編集上の小さな変更であるため，内容的な改訂とは見なしていない。したがって，編集上の用語の変更だけがあった診断は，表 1.2（p.8）には含まれていない。

1.6.1　翻訳の向上

　以前の版の用語については，翻訳者からさまざまな質問やコメントが寄せられ，この作業の必要性を再認識している。例えば：

・「似たような用語／句が多くあって，私の国の言語に翻訳すると全部が同じ訳語になってしまう。同じ用語／句の訳語を使ってもよいのか，それとも日頃の現場で異なる用語を使わないとしても，異なる用語に翻訳しなくてはいけないのか？」これまで，看護診断の提出者に対して，用語の標準化に向けて，用語集内に既にある用語／句を検索するように求めたことはなかった。その結果，用語集内の診断手がかり用語／句の数は長年にわたって増え続けてしまった。

・用語／句を翻訳する際に，翻訳者は，概念を確実に明確化することが重要になる。

　もしも英語の2つの用語に概念的な違いがあれば(例：helplessness〈無力感〉と hopelessness〈絶望感〉)，翻訳者は同じ用語を使用して2つの異なる概念を表すことはできない。しかし，元の英語の用語／句が標準化されてないことで，翻訳者は苦労することが多い。第11版から例を挙げてみる。英語の anorexia(食欲不振)は8つの診断で使われ，poor appetite(食欲不振)は3つの診断で，decrease in appetite(食欲低下)は2つの診断で使われ，さらには loss of appetite(食欲の喪失)が使われた診断も1つあった！　言語によっては，このような用語を明確に区別できるように翻訳することは，不可能ではないにしても難しいだろう。

　類似している診断手がかり用語のすべてに，1つの用語／句が常に使用されるように用語／句のばらつきを減らせば，翻訳作業は容易になるはずである。本書第12版から，可能な限り Medical Subject Headings(MeSH)の用語を組み込むことにした。MeSH はアメリカ国立医学図書館による統制語彙シソーラスの1つで，MEDLINE®/PubMED® データベースで文献の索引作成に使われている。MeSH 用語は定義づけされており，検索を容易にするシソーラスとして機能する。本書には MeSH 用語を表示していないが，翻訳者には MeSH 用語が組み込まれている用語では常にその定義を利用できるようにしてある。このような MeSH 用語とその定義によって，さらに精度の高い翻訳を翻訳者は生み出すことができるだろう。例えば，前述した appetite(食欲)にかかわる表現は，「食物への嫌悪感や飲食できないことに伴う食欲の欠如または喪失」と定義されている MeSH 用語の anorexia(食欲不振)を採用することにした。これはつまり，前述した他の3つの用語／句はすべてこの用語に置き換えられる。

　また可能な限り用語を簡略化し，標準化に向けて最善を尽くした。

1.6.2　用語の一貫性の向上

　他にも回答に困るような質問が寄せられている。例えば，「英語の inadequate(不十分)は，質の欠如を意味するのか，それとも量の不足を意味するのか？」。大抵の答えは「両方！」であろう。この言葉のもつ2つの意味合いは，英語圏ではよく認識されているものの，明確さを欠いていては，英語圏外の看護師を混乱させてしまう。また，意図する意味によって使う言葉が違う言語では，翻訳を非常に難しくしている。残念ながら用語集では insufficient(不十分・不足・足りない)や inadequate(不十分)や deficient(欠如・不足・不十分)のように，類似している言葉が他にも多く使われている。本書では，質と量の両方を欠く場合は inadequate を一貫して使用する。一方 insufficient は，量だけを欠く場合に使用する(日本語訳で「不十分」と「不足」で区別することを試みたが，厳密な使い分けはまだできていない)。さらに，deficient(欠如)は，何らかの要素や特性を欠く場合に用いる。例えば，第11版の

insufficient access to resources（利用可能な資源〈リソース〉の不足）と deficient immunity（免疫不全）の表現は，この第 12 版では inadequate access to resources〔リソース（資源）への十分なアクセスがない〕と immunodeficiency（免疫不全）に改訂している。

　また次の質問は，よく使われる用語を明確に区別する必要性を指摘している。「disease と illness の違いが少しでもあるとしたら，それは何か？」。2 つの用語は完全に排他的ではなく，定義も紛らわしい。しかし，用語集内でのこれらの用語を一貫して使用するには，いくつかルールを決めておく必要がある。MeSH の用語のdisease は「一連の特徴的な徴候と症状を伴う明らかな病的過程」と定義されている。そこで，disease（疾病・疾患・病）は，心血管疾患や炎症性腸疾患など，はっきりとした病名と症状があり，治療が必要な医学的状態に使用する。一方，illness（病気・疾患）は，慢性疾患や身体疾患など，管理する必要のある症状や不健康な状態といった，患者の主観的経験に使用する。

1.6.3　診断手がかり用語のコード化の向上

　長いリストの診断手がかり用語に混乱してしまう看護師や学生から寄せられる声も多い。「この診断が私の受け持ち患者に適切なのかどうか全くわからない。全部の診断指標や関連因子が患者になくてはいけないのか？」。現在の看護診断は発達段階にあり，多くの医学診断に存在するような診断基準は明らかになっていない。看護診断基準を研究に基づいて特定することが，看護界にとっては喫緊の課題である。診断基準なしでは，正確に看護診断することは難しい。さらに，同じような人間の反応に対して，世界中の看護師が同じ看護診断をしているという保証もない。

　この作業により，診断手がかり用語のコード化が容易になるので，電子カルテ内のアセスメントデータベースにデータを登録しやすくなるはずだ。多くの組織や電子カルテ提供業者からの要望に応えて，すべての用語は現在，電子カルテシステムで使用できるようにコード化してある。近い将来，看護診断が特定され記録されたときに，アセスメントのデータにはどの診断指標が存在していたのかを解明できるかもしれない。それが後に，重要な診断基準の特定につながる可能性もある。さらには，それぞれの診断の最も一般的な関連因子（原因）の特定は，適切な看護介入の発見と開発につながるだろう。これはすべて，正確に診断する，アセスメントを診断に連動させる，関連／危険因子を適切なケアプランに連動させる，意思決定支援ツールの開発を促進すると考えられる。

2 NANDA-I 看護診断使用に関する国際的留意事項

T. ヘザー・ハードマン
T. Heather Herdman

　NANDA インターナショナルは，北米の組織として始まったため，初期の看護診断は，主にアメリカやカナダの看護師によって開発されたものであった。しかし，20～30 年ほど前から，世界中の看護師が NANDA-I に入会するようになり，現在では会員の 2/3 が北米以外の約 40 か国に在住している。カリキュラム，臨床実践，研究，情報科学アプリケーションに，NANDA-I 看護診断を使った取り組みが，すべての大陸で行われている。さまざまな国で看護診断の開発と継続的な洗練作業は行われているが，NANDA-I 看護診断に関する研究の大部分が，今では北米以外で行われている。

　グローバルな活動，貢献，また利用の増加を受け，2002 年に北米看護診断協会はその視野を国際組織へと拡大し，名称を **NANDA インターナショナル**に変更した。したがって**本会を北米看護診断協会と呼ばないようにお願いしたい（北米看護診断協会インターナショナルでもない）**。ただし，2002 年より前の出来事について言及する際にはこの限りではない。このような呼び方は，本会のグローバルな視野を反映していないし，**正式で合法的な名称でもない**。看護界での認知度が高いため，今も"NANDA"を名称に入れてはいるが，元の名前を表しているわけではないので，組織の頭文字ではなく，商標あるいはブランド名だと考えていただきたい。

　NANDA-I 看護診断の利用が世界各地で増えるにつれ，看護業務範囲の違いに関する課題，看護実践モデルの多様性，法律や規制の違い，看護師の能力や教育の違いに対応する必要性が出てきた。そこで 2009 年，NANDA-I は国際シンクタンク会議を開催し，16 か国から 86 人がこの会議には参加した。会議では，一連の課題とその他の課題への対応策について，意義ある議論がなされた。一部の国の看護師は，現在の看護業務範囲と相いれないため，生理学的機能に関する看護診断を利用できないという。また他の国の看護師は，すべての看護実践が科学的根拠に確実に基づくことを目的とした規制に直面している。そのため，古い看護診断や，リンクしている介入に高いレベルの研究的裏づけのないことに困難を感じている。そこで，世界規模のコミュニティのニーズを満たす方向性を求めて，看護診断の活用や

研究の世界的リーダーたちが話し合った。

　議論の結果，世界中の看護師が国内外の看護師が使っている看護診断の概念を見て，話し合い，考えることができるように，またすべての診断の妥当性に関して議論，研究，討議できるように，完全な知識体系としての分類法をすべての言語で維持することが，全会一致で決まった。看護診断自体を紹介する前に，シンクタンク会議で合意された重要な部分を以下に記載する。

　　NANDA-I 分類法に含まれるすべての看護診断が，現場のあらゆる看護師に適切というわけではないし，今までもそうではなかった。診断によっては専門領域に特化し，必ずしも臨床現場のすべての看護師に使われる必要のないものがある。（中略）さらに分類法には，看護師が働いている特定の地域の看護の業務範囲や実践基準から，外れている診断があるかもしれない。

　このような場合，特定の地域で，看護の業務範囲や実践基準から外れている診断や関連／危険因子は，実践にふさわしくないし，使うべきではない。しかし分類法に，これらの診断を残しておくことは賢明である。なぜならこの分類法は，地域や国に限定したものではなく，世界中の看護師が行う臨床判断を表しているからだ。すべての看護師は，免許を与えられている，実践の基準と範囲を熟知しておく必要があり，そのなかで働かなくてはならない。しかしそれと同時に，すべての看護師が，グローバルに存在する看護実践の領域を知っておくことも重要になる。それがディスカッションにつながり，やがては他の国々での看護実践の広がりを後押しすることにつながるかもしれない。逆に，現在の分類法から診断を削除するための根拠を提供してくれる看護師がどこかにいる可能性が十分に考えられるが，翻訳版に診断が含まれていなければ，その可能性は低くなってしまう。

　したがって，自分が住んでいる国の1人の専門家が「適さない」と言っているから，あるいは出版された教科書に「適さない」と書いてあるからと，診断の使用を避けないことが重要である。筆者は，手術室の看護師は「アセスメントしないから診断できない」とか，集中治療室では「看護診断を含まない医師の厳格なプロトコルの下で業務をしなくてはならない」と主張する看護師に会ったことがある。このような話は事実ではなく，その看護師の意見にすぎない。それゆえに，看護診断に関して間違ったことを言っている個人やグループの言葉に従うのではなく，住んでいる国や働いている領域の規制や法律について，また専門的な実践基準について，しっかりと自分自身を教育しなくてはならない。

　結局のところ，看護師は，自分の実践領域に適した診断，業務範囲におさまり法的規制に則っている診断，自分に扱う能力のある診断を識別する必要がある。看護教育者，臨床のエキスパート，看護管理者は，特定の地域の看護業務範囲外にある

診断についても，看護師が知っておくようにすることが不可欠である。すべての看護診断を含む NANDA-I 分類法の書籍はさまざまな言語で入手可能である。NANDA-I の書籍から国ごとに診断を削除していたのでは，世界的に混乱が発生するおそれがある。この分類法の出版物は，すべての診断を看護師に使用することを求めてはいないし，また看護師のライセンスや規制の範囲外で実践することを正当化するものでもない。

用語集強化に向けた
研究の推奨事項

NANDA International, Inc. Nursing Diagnoses : Definitions and Classification 2021-2023, 12th Edition.
Edited by T. Heather Herdman, Shigemi Kamitsuru and Camila Takáo Lopes.
© 2021 NANDA International, Inc. Published 2020 by Thieme Medical Publishers, Inc., New York.
Companion website : www.thieme.com/nanda-i
NANDA-I 看護診断─定義と分類 2021-2023　原書第 12 版
訳　上鶴重美　発行　医学書院

3 NANDA-I 用語集の今後の改良点

上鶴重美, T. ヘザー・ハードマン, カミラ・タカオ・ロペス
Shigemi Kamitsuru, T. Heather Herdman, Camila Takáo Lopes

3.1 研究の優先順位

　前述したとおり，次の出版までの期間に優先すべき研究は，第一が，本書第12版で改訂できなかった約40の看護診断の改訂または削除にかかわる研究である。第二として，大きなサンプルサイズを使った臨床検証，できればさまざまな現場と患者集団を使った診断の検証を奨励する。これまでの研究の多くは，特定の医学診断（関連する状態）の患者を対象に行われてきた。例えば，Ferreira ら（2020）は，〈性機能障害（00059）〉について，乳がん患者を対象に研究している。他では，高齢者の〈歩行障害（00088）〉について，ハイリスク群の妥当性確認が行われている（Marques-Vieria et al, 2018）。このような研究は，特定の専門領域で働く看護師には役立つものの，すべての患者に対する診断の幅広い理解にはつながらない。例えば，入院中の患者にも，在宅ケアを受けている患者にも，あるいは外来に通院している患者にも，その診断は起こるかもしれない。診断手がかりについても，特定の患者にのみ存在すると思われるものに加えて，すべての患者に共通する，コアになるような臨床手がかりが存在する可能性が高い。

　アセスメントから得たどんな手がかりが，看護診断が表している状態の発症予測につながるのか，といった情報を提供する追加的な研究も重要になる。このような研究があれば，診断指標のリストを絞り込むことや，リストを主要診断指標——診断の確定に必須となる診断指標——と支持的診断指標の2つに分けることもできる。同様に，看護診断の関連因子や危険因子の調査研究はあまり注目されてこなかったが，看護介入を駆り立てるのは，主として関連因子である。したがって，われわれが強く支持したい研究は，どの関連因子がそれぞれの看護診断には最も重要か，といった情報を看護師に提供するものである。そうすれば，診断の原因あるいは診断の危険因子の影響を，排除したり最小限に抑えたりする介入研究にも着手することができる。

　「ハイリスク群」や「関連する状態」は，診断推論に役立つ情報ではあるものの，診断の中核になる要素ではないため，これらの要素だけに焦点を当てるような研究は推奨していない。

3.2 洗練と開発の必要な看護診断

専門用語というものは，進化し続けるのが常で，ゴールもなければ完成品もない。あるのはむしろ，知識の進化に伴う用語集の継続的な改訂と，用語の追加や削除である。進化といっても，診断の定義の表現の構造化や，診断手がかり用語の言い回しの改良など，編集的な性質の場合もある。これ以外の進化，NANDA-I用語集を最強で科学的根拠に一番基づいた，標準化された看護診断用語集に位置付けるような進化には，もっと複雑で広範囲にわたる議論や大規模な研究が必要になる。以下に示すのは重要課題であり，研究者による早急の対応が期待される。

症状か看護診断か？

NANDA-I看護診断は，多軸システムで構築される概念でもある。しかし，現在の診断名には，この仕様を満たさないものが多い。診断名のなかには，第1軸（診断の焦点）からの用語1つだけで構成されていて，「症状」と見なされるものがある。例えば，〈便秘（00011）〉，〈不眠（00095）〉，〈徘徊（00154）〉，〈絶望感（00124）〉，〈恐怖（00148）〉，〈高体温（00007）〉などである。他にも，第1軸と第6軸（時間）からの2つの用語で構成されている「症状」もある。例えば，〈急性混乱（00128）〉，〈慢性悲哀（00137）〉，〈急性疼痛（00132）〉などである。このような診断名には，明らかに第3軸（判断）からだとわかる用語は見当たらず，診断の焦点がそれ（判断）を含んでいることになっている。この場合，看護師はそもそも何をアセスメントし，どのような症状について何を判断するのか？　例えば，症状の存在，重症度，それとも自主管理なのだろうか？

「症状」を表す診断名には，他にも問題がある。現在，〈不安（00146）〉と〈倦怠感（00093）〉は，NANDA-I看護診断分類に診断として分類されている。しかし2つの用語は，さまざまな看護診断の診断指標の中にも見つかる。看護診断であると同時に診断指標でもあるというのは理解し難い。このことが多くのユーザーの混乱を招いている。よく耳にするのが，「〈不安〉そのものを診断するのか，それとも〈不安〉は他の看護診断の診断指標だとみなすべきなのか？」「受け持ち患者の問題は，〈倦怠感〉と〈非効果的コーピング（00069）〉だと考えている。両方の看護診断を記録しなくてはいけないのか。それとも〈非効果的コーピング〉だけでよいのか。〈倦怠感〉は〈非効果的コーピング〉の診断指標に含まれているから」。

このような問題を検討して，NANDA-I看護診断分類に「症状」を含めるべきかどうかを見極める必要がある。もしかすると，補助的に症状の分類を作る必要があるかもしれない。あるいは，症状は多軸構造に沿っていないので，分類からすべて削除したほうがよいのかもしれない。近年，看護学の文献では「症状コントロール（symptom control）」や「症状自主管理（symptom self-management）」の概念が大きな注目を集めている。最新のエビデンスを反映するように，NANDA-I分類内の

「症状」診断について改めて概念化する必要がありそうだ。例えば，単に症状の〈悪心(00134)〉を診断名にするのではなく，臨床現場で役立つ診断名は「非効果的悪心コントロール」や「非効果的悪心自主管理」なのかもしれない。同様に，「症状」を表している診断名の〈慢性疼痛(00133)〉よりも，「非効果的慢性疼痛コントロール」や「非効果的慢性疼痛自主管理」のほうが，臨床では役立つかもしれない。ただし肝心なことは，このような診断名はあくまでも患者の人間の反応を表すものであって，看護ケアの問題を意味しているわけではないということだ。

適切な診断の粒度（細かさ）

　よく議論されるもう 1 つのテーマが，用語集に含める看護診断はどの程度の粒度（細かさ）であるべきか，というものである。看護診断は，広範囲（抽象的），限定的（具体的），あるいはその両方であるべきか？　例えば，体重の問題に着目した 2 つの問題焦点型看護診断，〈過体重(00233)〉と〈肥満(00232)〉がある。これらは，体格指数(BMI)に基づく具体的な診断である。しかし，「非効果的体重コントロール(ineffective weight control)」や「非効果的体重自主管理(ineffective weight self-management)」など，連続的で全般的な体重管理に対応する広範囲の看護診断はまだ開発されていない。別の例として，食生活動態に着目した 3 つの診断〈非効果的青年食生活動態(00269)〉，〈非効果的小児食生活動態(00270)〉，〈非効果的乳児食生活動態(00271)〉がある。これらは，対象の年齢や発達段階に基づいた，具体的な診断である。しかし，「非効果的食生活動態(ineffective eating dynamics)」のような，全年齢層の食生活動態を網羅するような広範囲の診断はまだ存在しない。

　現在の NANDA-I 分類には，さまざまな粒度（細かさ）の看護診断が含まれている。例えば，〈組織統合性障害(00044)〉は，〈皮膚統合性障害(00046)〉や〈口腔粘膜統合性障害(00045)〉よりも広範囲である。〈組織統合性障害〉だけあれば十分，と強く訴えている看護師たちもいる。皮膚や粘膜に関係する問題はすべてこの診断を使用してケアできる，というのがその理由である。一方で，もっと具体的な診断を好む看護師たちもいる。ただし一般的には，より詳細で具体的な診断のほうが，的確な患者ケアにつながる可能性が高い。

　広範囲および具体的な看護診断の両方を備えていることは，組織化され階層的な分類法を開発するうえでは役立つ。さらに，さまざまな粒度（細かさ）の看護診断を備えた分類のほうが，看護師が臨床データを頭のなかでカテゴリー化する際に，抽象から具体へと臨床推論を導きやすい可能性がある。例えば，失禁症状のある患者のアセスメントでは，最初に〈排尿障害(00016)〉などの広範囲で一般的な診断を検討することができる。次いで，詳細アセスメントや熟考をするなかで，焦点をもっと具体的な診断の〈切迫性尿失禁(00019)〉に絞り込むことができる。

　詳細で具体的な看護診断は，的確なケアに直結しやすいため，その開発に反対しているわけではない。しかし，用語集にはどの程度の粒度（細かさ）が十分なのかは，

見極める必要がある。ここまでくると具体的すぎる，と見なされる粒度（細かさ）があるのだろうか？　例えば，「左手親指可動性障害」という診断は，本当に必要だろうか？

翻訳の向上には何が必要か？

　粒度（細かさ）の問題は，翻訳においても，多様な言語での診断の焦点の理解においても，世界中の臨床現場での診断の適用においても重要である。ちょうどよい例の 1 つが，転倒転落に関するリスク型の診断である。人は，階段から落ちたり，ベッドから落ちたり，部屋を歩いているときに転んだりする。しかし英語には "fall" という言葉しかなく，高い場所から低い場所への意図しない落下にも，平面上で立った状態から低い位置への落下にも使われる。言語によっては，この 2 つは全く異なる概念であるため，使われる言葉も違う。その結果，看護師は "fall" の種類ごとに異なる予防策を講じ，これらのできごとを分けて報告する。異なる 2 つの看護問題を 1 つの看護診断にまとめるのは，危険とすら見なされるかもしれない。英語から正確に 1 つの診断名に翻訳できない事態に対処するために，言語によっては，2 つの異なる看護診断を使う必要性があることを考慮する必要があるのかもしれない。

　この版では，診断名の activity intolerance（00092）が decreased activity tolerance〈活動耐性低下（00298）〉（日本語の診断名は変わらず）に改訂された。この改訂は，軸に関する議論，特に第 1 軸（診断の焦点）と第 3 軸（判断）に基づいている。activity intolerance（活動不耐性）の焦点は activity tolerance（活動耐性）であり，診断名には判断として "in-" が含まれていると以前には説明していた。英語の接頭辞 "in-" は，通常，"not" あるいは "impossible" を意味する。ただし，「活動耐性」という人間の反応を単に否定しても診断名としては意味がなく，言語によってはこの診断名の翻訳は難しいことがわかっている。そこで，定義を慎重に見直し，定義に反映されている判断用語は "decreased"（低下または減少）であると判断した。この変更によって，正確な翻訳がしやすくなるだけでなく，世界中どこでも一貫して診断名を使用できるようになるだろう。同じように，他にも考えるべき診断名がいくつかある。例えば，imbalanced nutrition：less than body requirements〈栄養摂取バランス異常：必要量以下（00002）〉や sexual dysfunction〈性機能障害（00059）〉も，言語によっては翻訳を困難にしている。

診断の焦点は人間の反応を適切に捉えているか？

　診断の焦点（第 1 軸）は，診断の中核である人間の反応（human response）を表現している。ただし，NANDA-I 分類の看護診断名の第 1 軸を注意深く調べてみると，問題のある診断名が明らかになる。例えば，deficient knowledge（00126）と readiness for enhanced knowledge（00161）である。2 つとも診断の焦点は明らかに knowledge（知識）である。しかし，「知識」は人間の反応を示しているだろうか？

　アメリカ国立医学図書館の MeSH データベースでは，知識を「あらゆる文明・時代・国で，時間の経過とともに蓄積された真実または事実の本体，累積した情報，その量と性質」と定義している。したがって「知識」には，内的・外的刺激に対する人間の反応は含まれていない。言語によっては，英語の readiness for enhanced knowledge の逐語訳が意味をなさないため，「知識」の後に "acquisition" を意味する「獲得」が追加されている。将来的には英語でも，診断の焦点が「知識獲得・知識習得(knowledge acquisition・knowledge attainment・knowledge acquirement)」に変更される可能性がある。

　同時に，判断軸の用語「不足・欠如(deficit)」も，おそらく「障害(impaired)」や「不十分・不足・不適当(insufficient)」に変更すべきかもしれない。そうなると診断名は，「知識獲得不足(insufficient knowledge attainment)」や「知識習得障害(impaired knowledge acquisition)」となるだろう。このような用語は，日常的な口語として英語では不自然に思えるかもしれなし，他言語でもその可能性はある。重要なのは，人間の反応を確実に反映し，多軸構造に則った命名をすることである。臨床現場では看護師はお互いに，あるいは他の医療専門職者と，患者の「誤解(misunderstanding)」や「知識のなさ(lack of knowledge)」について話し合うことがある。しかし，例えば〈知識不足(00126)〉のように看護記録に使う用語は異なるはずである。これは医学分野でも言えることで，患者との会話では「心臓発作」と言うが，カルテに記録する用語は「急性心筋梗塞」である。

NANDA-I 分類法は使い勝手がよいか？

　今回の分類では，診断の焦点(第1軸)に「自主管理(self-management)」という用語を組み込んだ6つの新しい看護診断が登場している。これらの診断をどこに(どの領域に)分類するかについては，かなりの時間をかけて議論した。問題は，これらの診断に対する人間の反応が単なる「自主管理」でなく，「自主管理」の対象を説明する特定の用語(健康，リンパ浮腫，ドライアイ)と組み合わされていることだ。「健康自主管理」の場合は，間違いなく領域1(ヘルスプロモーション)の人間の反応であることに異論はないだろう。しかし，〈リンパ浮腫自主管理〉や〈ドライアイ自主管理〉の場合，どこを探すだろうか？　以前は多くの看護師が，リンパ浮腫に関連する患者の反応には，領域4(活動／休息)にある〈非効果的末梢組織循環(00204)〉を診断して対応していた。ドライアイに焦点を当てた別の診断〈ドライアイリスク状態(00219)〉は，2012年から領域11(安全／防御)に組み込まれている。

　「自主管理」を含んだ新たな看護診断の定義のすべてが，領域1-類2(健康管理)の定義と似ている。しかし最終的には，それぞれの診断の使いやすさを考慮して分類することにした。例えば，看護師は，リンパ浮腫の患者に対する診断として，2つの異なる領域を探すだろうか？　結果として，〈リンパ浮腫自主管理〉の診断は領域4で，〈ドライアイ自主管理〉の診断は領域11に見つかる。分類構造の進歩や見解の

変化に応じて，これらの診断の領域と類は，将来的には変更されるかもしれない。しかしながら，われわれが目指すのは，臨床的に使いやすい一貫した方法で，診断を分類構造に仕分けることである。

　NANDA-I 分類法の臨床的有用性については，引き続き分類構造を検討することにしている。例えば，呼吸に関する看護診断を探し出すのが大変だ，という看護師は多い。実際に呼吸関連の診断は，領域 3(排泄と交換)，領域 4(活動／休息)，領域 11(安全／保護)の 3 つの領域に分類されている。また，情動反応の診断も，領域 6 (自己知覚)，領域 9(コーピング／ストレス耐性)，領域 12(安楽)の 3 つの領域に分類されているため，見つけるのが大変だという声も聞こえてくる。複数の領域に分類されている理由は，診断の定義を確認してみるとわかるだろう。ただし分類法は，使用する人に意味のある構造になっていることがまずは重要である。完璧な分類法はあり得ないとしても，それを目指して努力する必要はある。

　われわれは常に，看護師が診断する「人間の反応」についての，新たな課題，新たな知識，新たな見解に直面している。NANDA-I 用語集のさらなる向上のために，上記の問題やその他の問題に関するフィードバックや研究結果が寄せられることを期待している。

3.3　文献

Ferreira IS, Fernandes AFC, Rodrigues AB, Santiago JCDS, de Sousa VEC, Lopes MVDO, Moreira CB. Accuracy of the Defining Characteristics of the Sexual Dysfunction Nursing Diagnosis in Women with Breast Cancer. International Journal of Nursing Knowledge 2020; 31(1): 37-43.

Marques-Vieira C, Sousa L, Costa D, Mendes C, Sousa L, Caldeira S. Validation of the nursing diagnosis of impaired walking in elderly. BMC Health Services Research 2018; 18 (Suppl 2): P176.

4 診断提出時のエビデンスレベル　判定基準　改訂版

マルコス・ヴェニシオス・デ・オリベイラ・ロペス，ビビアン・マルティンス・ダ・シルバ，
ディナ・デ・アルメイダ・ロペス・モンテイロ・ダ・クルス
Marcos Venícios de Oliveira Lopes, Viviane Martins da Silva, Diná de Almeida Lopes Monteiro da Cruz

4.1　はじめに

　この章では，NANDAインターナショナル(NANDA-I)看護診断の妥当性を表す新たなエビデンスレベルの判定基準と，新しい診断の提案時に，どのようにエビデンスレベルの判定基準を使用すべきかについて述べる。以下ではまず，臨床のエビデンスと妥当性理論について簡単に解説し，次いで看護診断のエビデンスレベルとその例を示す。

　本書で使用しているエビデンスレベル(LOE)には，新たな判定基準はまだ反映されていない。既存のすべての看護診断のLOEを変換する作業を進めており，次の第13版から有効になる。ただしこれからは，新しく看護診断を提案するすべての人が，最新のLOE判定基準に注目しておく必要がある。

　このセクションは主として，研究者や大学院生など，新しい看護診断の開発や，既存の看護診断のエビデンスレベルの改善を検討している人々に関係する内容である。

　「エビデンス」は定義することが難しい用語であり，これまでに健康関連分野では多く議論されてきた(Pearson et al, 2005; Miller & Fredericks, 2003)。エビデンスという用語は，一般的には，介入の有効性を検証した研究結果を指す。複数ある介入から一番よい選択肢を明らかにしようとするエビデンスに基づく実践においては，中心的な役割を担っている。この考え方は拡大しつつあり，エビデンスに基づく実践の促進に力を入れている団体や組織は，次のような他の考え方を提案している。介入を受ける人々にとって介入がどのような意味をもつのかというエビデンスの評価，特定の状況下での介入の実現可能性(Pearson et al, 2007)，特定の診断検査の正確性のエビデンス(Pearson et al, 2005)。

　エビデンスは連続的な事象であり，そのロバスト性に応じて階層的に整理されている。つまり，エビデンスのタイプに関係なく，エビデンスは「より弱い」か「より強い」を意味する。非常に「強い」エビデンスは事実——あるいは一連の事実——つまり，疑う余地なく，主張が真実であることを裏づけている。エビデンスが非常に「弱い」と言われる場合は，今日の事実とは矛盾する新たな事実が現れる可能性が，広く

認められているということである。複数の学者や組織が，健康分野でのエビデンスの階層を定義すべく，判定基準作りに取り組んできた。これによって専門家は，介入や他のテーマについて，現場での意思決定が容易になる(Merlin et al, 2009)。

　NANDA-I は，看護診断に関する妥当性についてのエビデンスレベルの判定基準に関心をもつ唯一の協会である。標準化された診断用語を使用している他の分野でも，その妥当性についてのエビデンスレベルの判定基準は存在しない。後で詳しく説明するが，NANDA-I 看護診断の妥当性を示すエビデンスの階層は，研究の種類と関係する判定基準によって導かれる。しかしその前に，ここでは看護診断の妥当性のエビデンスレベルに着目し，「臨床エビデンス」と「妥当性理論」について説明しておく。

4.2　臨床エビデンスと妥当性理論の関係性

　妥当性理論は，19 世紀半ば，官公庁やヨーロッパと北米の大学の候補者選定で用いられた，認知能力と認知技能を評価するツール開発に端を発している(Gregory, 2010)。妥当性についての最初の定義は，ツールの特性，つまり，測定すると提案しているものを測定する，という表現であった。この定義を看護診断に置き換えると，妥当な看護診断は，表現しようとしている診断をその診断指標が測定する，と考えることができる。〈急性疼痛(00132)〉という診断自体が妥当なのではない。妥当なのは，臨床状況，母集団，環境，評価対象に関係なく，急性疼痛を「測定」するはずの一連の診断指標である。

　このような定義は，はっきりしていて比較的単純に思えるかもしれない。実際，確かにそうだ！　しかし，この初期の単純な定義には，時間の経過とともに疑問も浮上してきた。ツールの測定能力をどのように証明するのか？　あるツールが特定の母集団の現象を測定することが証明された場合，最初の母集団とは臨床的に異なる別の母集団でも同じ現象の測定に使用できるのか？　もしも評価そのものが，現象の有無で結論を出すように開発されている場合，ツール自体は，あるいはツールから得られた解釈は，妥当だと見なすことができるのか？

　理解をさらに深めるために，同じ疑問を看護診断で書き直してみる。ほとんどの人間の反応が，直接的には観察できない(つまり，ほとんどの看護診断には絶対的基準がない)場合，診断指標が看護診断を表すことをどのように証明するのか？　一連の診断指標が特定の母集団の看護診断を表すことが証明された場合〔例えば，青年期の〈絶望感(00124)〉〕，それらは臨床的に異なる別の母集団でも同じ診断を表すのか〔例えば，高齢のがん患者の〈絶望感(00124)〉〕？　アセスメント自体が，看護診断の有無で結論づけるようにつくられている場合，そこから得られた一連の診断指標や解釈(診断自体)は，妥当だと見なすことができるのか？

　このような疑問が，妥当性という概念の再構築，また，妥当性の概念を明らかに

するための方法(一般に妥当性確認と呼ばれる方法)の見直しにつながった。何十年にもわたる議論や開発を経て，心理学と教育学の学者によって妥当性の概念は徐々に発展してきた。そして，蓄積されたエビデンスと理論が，特定(アメリカ教育研究協会，アメリカ心理学会，アメリカ教育測定評議会，2014年)の検査(心理学的属性を評価するツール)の得点の解釈を裏づける程度，という妥当性の理解につながってきた。

　この定義を看護診断の文脈に置き換えてみると，診断の妥当性は，ある一連の症状や徴候(診断指標)を，決められた方法で臨床使用した際の診断が，適切な解釈だとエビデンスと理論が裏づける程度，だと考えることができる。この定義から，診断の妥当性は次のように推定できる。

　a) いくつかのレベル(程度)で示される。
　b) 入手可能なエビデンスで決まる。
　c) 基礎となる理論で決まる。
　d) 診断の属性であり，診断の構成要素ではない(妥当なのは診断であり，指標ではない)。
　e) 使用目的で決まる。

　看護診断の妥当性のエビデンス生成は，継続的で蓄積的で，相互に関連するいくつかの段階を含んでいる。段階は，名称の提示，つまり，看護に関係する人間の反応についての明確なおおむねの認識を示す用語あるいは表現から，経験的なデータの収集，つまり，「実際に概念を表すために選ばれた観察」にまで及ぶ。「運用化の妥当性の評価は，経験的探究を必要とする継続的なプロセスである」(Waltz et al, 2017, p.54)。

4.3　看護診断の妥当性のエビデンスレベル

　ここまで述べてきたように，診断の妥当性は，妥当性のエビデンスと直接的な関係がある。診断の妥当性のエビデンスは，それを生成するために使われる方法や診断が使われる臨床状況によって，異なるレベルがあると考えられる。つまり診断の妥当性は，継続的な探究にかかっている。このようなプロセスで臨床エビデンスは蓄積され，さまざまな患者集団での使用が拡大する。NANDA-I用語集における，診断のエビデンスレベルは，その開発や検証を裏づけるエビデンスの強度と関係がある(Herdman & Kamitsuru, 2018)。それゆえに，妥当性のエビデンスなのである。ここでは，診断の妥当性のエビデンスレベルは，蓄積されたエビデンスと理論が，診断名によって表される人間の反応の解釈を裏づける程度を指す。また，実証された臨床目的(すなわち，エビデンスが引き出された各状況や母集団のための)において，一連の属性(診断指標，関連因子，危険因子，関連する状態，ハイリスク群)は正しいという解釈でもある。そこでNANDA-Iは，エビデンスに基づく実践に関

表 4.1　看護診断のエビデンスレベル

診断開発レベル	分類に向けた判定基準
概念生成	**レベル 1　診断開発委員会が開発に向けて受理した提案** 1.1　診断名のみ 1.2　診断名と定義 1.3　診断の構成要素，アウトカムおよび介入との関係性
理論的裏づけ	**レベル 2　用語集への組み入れと臨床試験** 2.1　概念的妥当性 　2.1.1　構成要素の概念的妥当性 　2.1.2　理論的─因果的妥当性 　2.1.3　用語の妥当性 2.2　診断の内容妥当性 　2.2.1　診断コンテンツの初期妥当性 　2.2.2　診断コンテンツの潜在的妥当性 　2.2.3　診断コンテンツの高度な妥当性 　2.2.4　診断コンテンツの強固な妥当性
臨床的裏づけ	2.3　臨床的妥当性 ブロック 1　診断が適用可能な集団の特定 　2.3.1　定性的妥当性 　2.3.2　人口統計学的妥当性 ブロック 2　臨床目的のための診断指標の有用性 　2.3.3　臨床構成概念妥当性 　2.3.4　選択的妥当性 　2.3.5　弁別的妥当性 　2.3.6　予測的妥当性 　2.3.7　診断指標の一般化可能性（外的妥当性） ブロック 3　関連／危険因子，ハイリスク群，関連する状態の特定 　2.3.8　診断に特有の因果的妥当性 　2.3.9　曝露変数の因果的妥当性 　2.3.10　関連／危険因子の一般化可能性（外的妥当性）

する最先端科学を反映すべく，解釈や予想される用途に適合する結果を生成するタイプの研究と関連付け，診断の妥当性のエビデンスレベルの構造を改訂することにした。

　NANDA-I 看護診断のエビデンスレベルの妥当性の新たな分類は，2 つの主要なレベルに分かれている。

　エビデンスレベル 1 は，開発の初期段階であり，用語集に診断が組みこまれる前の段階を表している。

　エビデンスレベル 2 は，得られる最強のエビデンスに応じた，診断のさまざまな臨床開発段階であり，専門家の意見調査やその診断が発生しやすい母集団から生成されるものを含む。

　各エビデンスレベルには，研究方法に応じて構成されるサブレベルがある。診断には，それを生み出した研究のタイプ（概念の操作化研究から，質の高いシステマティックレビューまで）によって，エビデンスがロバストであればあるほど，より高いレベルのエビデンスになる。

　診断の妥当性のエビデンスレベルは，NANDA-I 診断開発委員会(DDC)が，用語集に新しい診断を含めるかどうかを判断する際に使われる。エビデンスレベル1は，用語集に含めるべく DDC に提案された診断に割り当てられる。最初のレベルは，DDC に提案された診断の構造的および概念的な一貫性を示す理論的レビューが提示されるまでの，初期の診断的構造の提出に対応する。エビデンスレベル1.3に達した提案には，理論的または臨床的な研究開発が推奨される。概念的妥当性確認から始まり，専門家による内容妥当性確認と，おそらく診断を経験したと思われる母集団の定性(質的)分析に移行する。エビデンスレベル2になると，徐々によりロバストな妥当性確認方法，疫学的アプローチに強く基づく妥当性確認方法が含まれる。妥当性確認の目的は以下を立証することである：臨床指標の正確性，診断のスクリーニング能力，予後の見込み，類似した概念の診断グループを区別する能力，因果関係(シンドロームを確定する因果関係を含む)，複数の母集団あるいは類似した母集団の複数の研究間での診断の構成要素の関係性確立を可能にするシステマティックレビュー，ケースコントロール手法やコホート手法に基づく病因的要素の研究。診断のエビデンスレベルの解釈は，常に相対的かつ段階的である。つまり，分類のサブレベルが高い診断ほど，低いサブレベルの診断よりもエビデンスはロバストになる。看護診断のエビデンスレベルの一覧を，表 4.1 に示す。

4.3.1　レベル1　DDC が開発に向けて受理した提案

　読者が NANDA-I 用語集にない人間の反応を見出した場合，最初に取るべきステップは，診断名，定義，考えられる構成要素(診断指標，関連／危険因子，関連する状態，ハイリスク群)，提案された診断と関係の予想される看護介入とアウトカムを含む診断を提案することである。レベル1の診断開発には，DDC による直接的モニタリングと提出者による実行が含まれる。レベル1は3つのサブレベルに分かれている。診断の提案は，3つのレベルの構造を連続して DDC に提示することも，2つまたは3つのサブレベルを同時に提示することもできる。

レベル1.1　診断名のみ

　最初のタスクは，看護診断として認定される可能性のある人間の反応を表すタイトル(診断名)を，多軸システムを活用して開発することである。エビデンスレベルの判定は，診断名によって決まる。診断名は，明快だと認められ，前もって行われた文献レビューで裏づけられ，形式の決まった文書で提示する必要がある。DDCは提案者と情報交換し，ガイドラインや書面による相談，またワークショップを通じて，診断開発に向けて指導する。このレベルの診断名は，「開発に向けた受理」に仕分けられ，そのように NANDA-I ウェブサイトに掲載される。

レベル1.2　診断名と定義

　このレベルのエビデンスの判定は，診断名と定義の提示によって決まる。定義は他のNANDA-I看護診断や定義とは明確に区別できるものであること。定義は診断指標とは異なっている必要があり，診断名や他の要素を定義に含めてはいけない。診断は，NANDA-Iの最新の看護診断の定義に一致していなければならない。つまり提案は，看護師が独自に看護介入できる人間の反応を表している必要がある。診断名と定義には，裏づけとなる文献レビューが必要で，DDCは提示された文献レビューを評価する。このレベルの診断名とその定義は，「開発に向けた受理」に仕分けられ，そのようにNANDA-Iウェブサイトに掲載される。

レベル1.3　診断の構成要素，アウトカムおよび介入との関係性

　このレベルの提案には，診断名，定義，その他の構成要素(診断指標，関連／危険因子，該当する場合は，ハイリスク群，関連する状態)と，レビューした文献のリストを提示する必要がある。このレベルの提案は，まだ用語集には組み込まれないが，概念についての議論，臨床での有用性や臨床応用の評価，ロバストな研究方法による妥当性確認を後押しする。さらに提案者は，開発中の診断と介入やアウトカムとの関係性を，標準化された他の用語集(例：看護アウトカム分類，看護介入分類)の用語を使って示す必要がある。この段階で提案された診断は「臨床開発と検証に向けた受理」に仕分けられ，NANDA-Iウェブサイトと最新の用語集が掲載された書籍の別セクションに掲載される。提出者は，レベル1.1から始めて1.2へと段階的に進まなくても，レベル1.3から提案を始めることができる。

4.3.2　レベル2　用語集への組み入れと臨床試験

　レベル2の妥当性のエビデンスが生成されると，新しい診断はNANDA-I用語集に組み込まれる。このレベルは，次の3つのサブレベル(2.1　概念的妥当性，2.2　内容妥当性，2.3　臨床的妥当性)に分かれる。分類に新しい診断を組み込もうとする提出者は，少なくとも最初のサブレベルの妥当性のエビデンス(概念的妥当性)づくりができる，理論的研究を特定するか実施する必要がある。ただし，分類に診断を維持できるかどうかは，3番目のサブレベルの妥当性のエビデンス(臨床的妥当性)を識別できるような研究が継続されているかどうかによる。それぞれのサブレベルにはさらに下位区分があり，以下に特徴と例を示す。

レベル2.1　概念的妥当性

　概念的妥当性(conceptual validity)とは，看護診断の構成要素から得られた解釈を裏づける，概念枠組みや独立した理論の開発を指す。最初のサブレベルで，開発された要素は概念分析され，診断の根底に知識体系が存在することを示す。概念分

析は，診断名と定義を裏づけるもので，診断指標と関連因子(問題焦点型看護診断)，危険因子(リスク型看護診断)，または診断指標(ヘルスプロモーション型看護診断)についての議論や裏づけも含んでいる。該当する場合，関連する状態やハイリスク群として知られる要素もこの議論に含まれる。このレベルは，診断の構成要素の特定に加えて，診断の根底にある臨床的関係性や心理社会的関係性の理解につながる理論構築を可能にする。このサブレベルにはさらに3つの下位区分があり，以下で説明する。

レベル 2.1.1　構成要素の概念的妥当性

最初の下位区分に入る診断は，エビデンスレベルの判定基準である概念分析が必要になる。概念分析を行う目的は，次の3つである。

1. 診断の範囲(適切な領域と類の特定を含む)，および診断の対象(個人，介護者，集団，家族，コミュニティ)を説明するため。研究には，完全に同じ臨床症状(関連する状態)の患者集団の分析が含まれる。例えば，乳がん患者のコーピング障害の分析など。
2. 診断(とその構成要素)の定義，診断指標に相当する臨床指標，一連の関連／危険因子に相当する病因的要素，適切な関連する状態／ハイリスク群を明らかにするため。
3. 分類法に存在する他の診断と区別するため。その際には，他との関係における臨床的境界を定める構成要素を特定し，固有の現象として特徴づける。シンドローム診断の概念分析では，シンドロームを構成する要素間の関係性を示し，単独の看護診断を表す臨床状況と区別する必要がある。

Cabaço ら(2018)による研究は，進化論的手法に基づく概念分析の例であり，スピリチュアルコーピングに関する3つの看護診断の開発に向けた構造要素を示している。分析は質的研究の文献レビューから発展し，可能性のある診断の開発(〈スピリチュアルコーピング障害〉，〈スピリチュアルコーピング障害リスク状態〉，〈スピリチュアルコーピング促進準備状態〉)につながった。

レベル 2.1.2　理論的─因果的妥当性

2番目の下位区分レベルでは，エビデンスレベルの判定基準のとおり，提出者は，診断の構成要素(診断指標，関連／危険因子，該当する場合は，関連する状態，ハイリスク群)が妥当である根拠を示す。臨床的および因果関係の仮説の証明を目的とした広範な理論的研究を，特定または実施する必要がある。この目的のための好ましいアプローチは，中範囲理論の開発である。つまり，臨床現場の状況の描写・説明・予測を目的とした，限られた数の概念で構成される理論の開発である(Lopes,

Silva & Herdman, 2017)。このアプローチの例として，Lemos ら(2020)による研究
がある。研究では〈人工換気離脱困難反応(00034)〉の統合的文献レビューに基づい
た中範囲理論のほか，主要概念，絵図，命題，臨床現場で使用する因果関係を提示
している。著者らは，人工呼吸器離脱失敗時に発生し，この看護診断に関連する，
13 の臨床的先行事項と発生した 21 の結果を特定した。

レベル 2.1.3　用語の妥当性

　用語の妥当性とは，カルテ(看護記録)から得られた，看護診断の構成要素を表す
と思われる用語の解釈の妥当性を指す。エビデンスレベルには，二次データに基づ
いて診断構成要素や診断発生率を同定すべく，妥当性確認に提出された診断が含ま
れる。診断用語の妥当性(terminological validity)は，カルテに記載されている構成
要素(診断指標，関連／危険因子)で確認される。これらの研究は，診断の構成要素
の特定に十分なデータが得られるように，カルテの大規模なサンプルに基づく必要
がある。このような研究で重要になる必要条件は，使用する記録の適切性，正確度，
精度の検証である。このタイプの研究の例が Ferreira et al.(2016)の論文に見られ
る。集中治療室の 256 人分のカルテで見つかった 832 の用語を，52 の NANDA-I
看護診断名に対応づけている。留意すべきは，用語の妥当性は，得た情報の質の検
証に使用したツールの描写次第であるということである。カルテに記載されていた
用語だけを集めても，得られた解釈が有効だという保証にはならない。

レベル 2.2　診断の内容妥当性

　提案された診断をエビデンスレベル 2.2 に引き上げるためには，これより前のレ
ベル(2.1.1, 2.1.2, 2.1.3)のいずれかの判定基準を満たしている必要がある。この
レベルのエビデンスの判定基準は，診断の焦点に関する知識を有する専門家グルー
プによる内容分析研究である。内容妥当性(content validity)とは，前のレベルで特
定された診断構成要素が，診断の臨床コンテンツや臨床領域でいかに典型的かを指
す。このレベルには，専門家のサンプルサイズと専門知識のレベルによって，さら
に 4 つの下位区分がある。内容妥当性の検証は，専門家のサンプルサイズよりも，
専門知識のレベルと強いかかわりがある。さらに診断について，臨床的視点からの
検討だけでなく，より広い理論的考察に向け，臨床経験を積んだ専門家だけでなく，
その診断に関するベテラン研究者も対象にすることが重要になる。DDC と研究担
当理事が主導して行う判定によって，診断は到達した最も高いレベルで用語集に分
類される。診断の内容妥当性検証研究の例として，Zeleníková ら(2014)による論文
がある。著者らは Fehring モデルを使用し，チェコとスロバキアの看護師を対象に
〈急性疼痛(00132)〉を検証した。17 の診断指標の妥当性が確認されている。

レベル 2.2.1　診断コンテンツの初期妥当性

　診断の検証が，少人数の専門家，主に初心者／一歩進んだ初心者により行われた場合はこのレベルになる。このレベルには，デルファイ法などのグループ評価法が使われる。分析はより質的なアプローチで，サブレベル 2.1 で構築された構造の確認に役立つ。さらに，このような特性を備えた検証により，診断の構造が初心者にとっていかに包括的かを検証でき，明確さと臨床現場での有用性を垣間見ることもできる。このレベルの診断は，コンテンツの妥当性としては，中程度の可能性がある。Grant & Kinney (1992) の論文に，看護診断のコンテンツ検証にデルファイ法を用いたという記述がある。このタイプの例として，Melo ら (2011) による研究があり，デルファイ法を 25 人の専門家で第 3 ラウンドまで行っている。この研究で専門家は，診断〈心拍出量減少 (00029)〉発症のリスクを高める 8 つの因子を明らかにした。

レベル 2.2.2　診断コンテンツの潜在的妥当性

　このレベルの検証は，大規模サンプルの専門家，初心者／一歩進んだ初心者により行われる。研究には一般的に，記述的分析と推測統計分析が含まれ，臨床経験の少ない看護師が使用する診断の適切さを検証する可能性がある。このタイプの研究で診断を評価する場合，意見の一般化を可能にするのに十分なサンプルサイズの専門家が必要になる。意見はたいてい質問票から得られ，統計分析には，統計的尺度のなかでもとりわけ，妥当性指数，比率検定，一致係数が含まれる。Paloma-Castroら (2014) の研究は一例ではあるが，サンプルにはおそらくさまざまな知識レベルの専門家が含まれている。この論文からは，研究に協力した専門家の知識レベルは特定できなかった。

レベル 2.2.3　診断コンテンツの高度な妥当性

　このレベルでは，高度な専門知識をもつ参加者による分析が求められる。専門知識の分析は学歴に基づく研究がほとんどで，専門的な知識レベルについての批判的分析を欠くことが多く，研究から識別することが難しい。妥当性確認は，主に熟練者／エキスパートレベルの専門知識をもつ少人数で行われる。このサブレベルの診断は，より深い知識と多くの経験をもつグループによる質的評価を受ける。エキスパートの評価は，診断を構成する要素の関連性，適切性，明確さを確認するのに十分である必要がある。

レベル 2.2.4　診断コンテンツの強固な妥当性

　前のレベルと区別する特徴は，主に熟練者／エキスパートレベルの専門知識をもつ専門家の大規模なサンプルであるという点である。サンプルの適切なサイズと質を確保する難しさに加えて，データ分析には，コンテンツの妥当性指数，比率検定，

一致係数，また専門家の評価の内部整合性の分析までもが含まれる。専門家の提案で，使用する方法に構造の改訂が含まれる場合，さらに複雑になる可能性がある。診断コンテンツの妥当性の最も重要かつ難しい下位区分である。このプロセスを強化する提案として以下がある：最初に必要と判断したサンプルよりも大きなサンプルを使うこと，客観的なツールを使うこと，電子的な連絡手段とデータ収集方法を採用すること，さまざまな国の専門家を探すこと，データ収集期間の長期化に配慮した研究スケジュールを立てること。

レベル 2.3　臨床的妥当性

　診断が分類に残るための最高かつ最も望ましいレベルである。臨床的妥当性（clinical validity）研究の前に，内容妥当性研究が完了している必要がある。臨床的妥当性確認の前に，診断の内容妥当性確認が行われたのかを確認しておく：診断はレベル 2.2 に分類されているか？　このレベルは下位区分の数が最も多いが，臨床現場における診断の活用と関係しているからである。エビデンスレベルは，臨床的要素から得られる臨床推論のタイプに対応する。期間としては，臨床的構成概念の確立から因果的プロセスの開発までが含まれる。分かりやすく体系化するため，このサブレベルは，臨床妥当性確認の目的に応じて 3 つのブロックに分かれる。

　1 番目のブロックには，2 つの下位区分（2.3.1 と 2.3.2）があり，現象を経験したであろう母集団での，診断の構成要素の初期の輪郭を得る記述的研究が含まれる。このブロックは，実際に診断を適用できる可能性のある母集団の特定を目的とした臨床的妥当性のエビデンスを表す。2 番目のブロックには，後続の 5 つの下位区分（2.3.3 から 2.3.7 まで）があり，臨床的なさまざまな目的のための，診断指標の有用性に焦点を当てた妥当性確認を指す。目的には，診断推論自体，スクリーニング能力，予測の確立，鑑別能力についての，複数の母集団にわたる一般化が含まれる。3 番目のブロックには，3 つの下位区分（2.3.8 から 2.3.10 まで）があり，関連／危険因子，ハイリスク群，関連する状態を特定する妥当性確認を指す。最後のブロックのエビデンスレベルに到達するための研究は，看護診断の発生に寄与する因子に関するエビデンスの生成を目的としている。

　サブレベルは，診断指標が看護診断確定上の主たる要素であり，特定の目的に対する妥当性を考慮して体系化されている。一方，関連因子は，診断指標を基にした診断推論に，ある程度の精度がある場合にのみ，識別できる因果関係を示す要素である。したがって，関連因子（およびその他の原因因子）を含む臨床的妥当性確認は，下位レベルの妥当性を確認した診断にのみ適切に計画や実施することができる。

レベル 2.3.1　定性的妥当性

　定性的妥当性（qualitative validity）とは，診断の解釈が，個人の主観的経験から得られた臨床要素で裏づけられる程度を指す。このレベルでは，エビデンスレベル判

定基準は，それを経験していると思われる個人の認識に基づく，現象の範囲を定める質的研究に依存している。診断は，その現象に影響するもしくは現象を特徴づける，個人の認識，信念，態度，微妙な差異に関する情報を得るために，診断がおそらく見られる少人数の患者グループによって評価される必要がある。通常，サンプル抽出は意図的または便宜的で，分析は質的アプローチである。Pinto ら (2017) の研究は定性的妥当性の例であり，解釈的内容分析を使い，緩和ケアにおける患者の安楽に関する診断を導き出した。著者らは，ポルトガルにある病院の外科病棟の患者 15 人が申告した経験から，17 の診断を導き出した。

レベル 2.3.2　人口統計学的妥当性

　1 番目のブロックの最後の下位区分であり，母集団の人口統計学的特性が，診断の構成要素から得られた解釈に，影響を及ぼす程度を表す。これは，原因となる要素 (関連／危険因子，関連する状態，ハイリスク群) と強く関係する妥当性である。エビデンスレベルの判定基準は，看護診断に関係している要素 (診断指標，関連／危険因子) を特定する横断的研究に基づいた妥当性確認研究で構成される。研究では，診断が特定できると思われる対象の大規模なサンプルを使う必要があり，対象の選択は，連続的に (例えば，患者の入院時に)，または無作為抽出法による。診断推論のプロセスは，小グループの看護師，特に診断に実績のある，および／または診断を突き止める特別な訓練を受けた看護診断の専門家に基づいている。

　データ分析では，社会人口統計学的変数間の関連性，診断指標，行われた診断推論に関連する要因の検証が必要になる。さらに，ロジスティック回帰などの多変量解析の手法を使って，一連の診断指標，関連／危険因子の階層モデル，人間の反応の共通関連性モデル (シンドロームを表す診断の場合) を構築する。例えば，Oliveira ら (2016) の研究は，関連因子と〈坐位中心ライフスタイル (00168)〉の存在との関連性を分析し，ブラジル人青年の性別を調整して，性別の影響による因果関係の違いを検証した。研究は 564 人の青年を対象に，〈坐位中心ライフスタイル〉と強く関連する 4 つの診断指標と 6 つの関連因子を特定した。性別による違いを示した関連因子では，男性と強い関連性があった。この場合，青年で特定した診断指標から得た解釈は，性別による原因の違いを考慮して分析する必要がある。

レベル 2.3.3　臨床構成概念妥当性

　一般的な探索的アプローチに焦点を当てたこれまでのレベルとは違い，このレベルは特定の構成要素 (診断指標) に焦点を当て，エビデンスレベルの主要カテゴリーを表す。臨床構成概念妥当性 (clinical construct validity) は，一連の診断指標が，決められた臨床状況において，正しい看護診断の解釈 (推論) を可能にする程度である。このレベルでは，エビデンスレベルの判定基準として，その診断が患者に存在するかしないかを，診断指標で正しく判定することができるかについての研究が含まれ

る。臨床構成概念妥当性のエビデンスとして，それぞれの診断指標の精度（感度と特異性）を測定する必要がある。また，診断推論を修正するために，一連の診断指標の重要性と臨床スペクトルの影響の検証もできる。

　研究に含める患者は，診断精度の計算を可能にするのに十分な人数を，自然主義的（連続した）方法で選択する。一般的に診断推論は，看護診断専門家パネルから，あるいは診断精度を直接計算する潜在変数モデルから得る。このタイプの妥当性の例として，Mangueira と Lopes (2016) による研究がある。著者らは，アルコール依存症患者 110 人を対象に，4 つの潜在クラスモデルを使用して，〈家族機能障害（00063）〉の 115 の診断指標について診断精度を評価し，統計的に有意な感度や特異性のある 24 の指標を特定した。

　臨床構成概念妥当性は，より正確な診断推論を可能にし，一番完全な形で看護診断を表している診断指標を追求する。以降の臨床的妥当性レベル（2.3.4 から2.3.6）は，より具体的な使用法と解釈を表すという点で，臨床的構成概念妥当性とは異なる。研究では以下の確定を目指す。

・スクリーニングと迅速な意思決定のための特定の診断指標
・類似診断との鑑別を可能にする診断指標
・臨床的悪化を表す診断指標

　最初の 2 つの下位区分レベルが適用できる看護診断は少ないが，最後のレベルはすべての診断に適用でき，縦断的研究（長期的な研究）の進展に依存している。

レベル 2.3.4　選択的妥当性（臨床スクリーニング）

　選択的妥当性（selective validity）とは，看護診断の存在についての容認できる解釈に，最小限の診断指標を，直観的に使用できる程度を指す。これにより，緊急事態や有事のような臨床状況でも，迅速な意思決定が可能になる。エビデンスレベル判定基準には，限られた診断指標で条件つき確率を明確にする研究が含まれ，リスク分類プロトコルや臨床スクリーニング状況で使える迅速な解釈を可能にする。

　すでに臨床構成概念妥当性確認が実施済みかを考慮する必要があり，データに基づいて，診断スクリーニングや迅速な臨床意思決定に使える，最少数の診断指標を特定することができる。このタイプの妥当性確認のデータ分析手法には，分類ツリー構築のためのアルゴリズム使用が含まれる。しかし，この手法では，意思決定モデルを構成している最少数の事前に確立された診断指標について，条件つき確率計算を可能にする大きなサンプルが必要になる。これらの研究では，診断推論には看護診断専門家パネルを使用し，分類ツリーの検証プロセスすべてを報告する必要がある。

　Chaves ら (2018) による研究は，このタイプの妥当性を確立するために使われたプロセスの例である。著者らは，急性呼吸器感染症の子どもに〈非効果的気道浄化（00031）〉を診断する際の，迅速な意思決定に向けた分類ツリーを開発した。この分

類ツリーは，サンプルとして急性呼吸器感染症の子ども249人における3つの異なるアルゴリズムの結果の比較に基づいている。最高のパフォーマンスを発揮したツリーには，診断指標の「効果のない咳」「呼吸副雑音」が含まれ，救急外来でケアを受けている〈非効果的気道浄化〉の子どものスクリーニングに適していることがわかった。

レベル 2.3.5　弁別的妥当性

弁別的妥当性（discriminant validity）は，同じような徴候と症状を共有している診断の鑑別を可能にする，一連の診断指標の確定を目的としている。このタイプの妥当性は，一連の診断指標によって，同様の臨床的要素のある診断間の解釈的境界の確立が可能になる程度，と定義される。したがって，2つの看護診断の弁別的妥当性を検討するには，両方の診断が臨床構成概念妥当性（レベル2.3.3）の判定基準を満たしている必要がある。エビデンスレベル判定基準には，同時概念分析から，鑑別する診断を発症しやすい母集団を使用した分析まで，さまざまな段階数の研究が含まれる。推定値の計算には十分なサンプルが必要であり，多重対応分析やファジー集合（ファジー論理）などの手法に基づいて分析する。

このタイプの妥当性の例として，Pascoalら（2016a）の研究があり，急性呼吸器感染症の子どもを対象に，〈非効果的気道浄化（00031）〉，〈非効果的呼吸パターン（00032）〉，〈ガス交換障害（00030）〉の弁別的妥当性確認を行った。著者らは，3つの診断で鑑別力を示す27の診断指標を特定した。

レベル 2.3.6　予測的妥当性

予測的妥当性（prognostic validity）とは，具体的な状況における看護診断に関して，特定の診断指標が，患者の臨床的悪化についての解釈を裏づける程度を指す。エビデンスレベルの判定基準は，そのような診断指標を有する患者の，低い生存率／回復率の特定に基づいている。判定基準には，予測評価を可能にする一連の診断指標の特定を目的とした，複雑な縦断的研究が含まれる。つまり，患者の臨床状態悪化のマーカーとなる臨床徴候の確立である。このタイプの妥当性を達成する診断には，臨床構成概念妥当性が必要である（2.3.3の判定基準をすでに満たしている）。

妥当性確認は，診断のコホート研究を基本とし，フォローアップ中のさまざまな時点で，診断指標の発生が評価・記録される必要がある。患者をフォローアップする期間は，個々の診断による。特に臨床経過が急性や慢性の傾向がある場合，確実な予測マーカーの樹立には，数日から数年のフォローアップが必要になる。サンプルは通常，連続的，および／または診断があると思われる対象の紹介で抽出する。このタイプの研究の分析には，相対危険度，発生係数，生存率などの特定の統計手法が含まれる。さらに，一般化推定方程式やコックス比例ハザードモデルなど，多変量法に基づく統計モデルが使用される。

　予測的妥当性の例が，Pascoal ら（2016b）の研究に見られる。急性呼吸器感染症で入院した子どもを対象に〈非効果的呼吸パターン（00032）〉の診断指標を予測分析し，この看護診断の臨床的予測マーカーを特定した。著者らは，136 人の子どもを 10 日間連続して追跡し，時間依存性の共変数に拡張された Cox モデルに基づく分析後，〈非効果的呼吸パターン〉の予後不良を示すと解釈できる 4 つの診断指標を特定した。

レベル 2.3.7　診断指標の一般化可能性（外的妥当性）

　このレベルには，診断指標のシステマティックレビューが含まれ，看護診断の一般的な解釈が全集団で可能になる，臨床所見の特定を目的としている。エビデンスレベルの判定基準は，異なる集団における同じ診断の臨床構成概念妥当性研究の識別を基本とし，同様の方法を用いて，診断指標による診断の正確性尺度を説明する。したがってサンプルは，臨床構成概念妥当性の判定基準 2.3.3 を満たす適切に計画された研究で構成される。一般化可能性を確認するために，研究にはメタ分析手法を適用し，感度と特異性の集約尺度を確立する必要がある。

　このタイプのエビデンスの例は，Sousa ら（2015）の論文である。異なる臨床状況（状態）でもより正確な診断を示す，〈非効果的気道浄化（00031）〉の診断指標を特定するために，メタ分析による系統的レビューを行った。この研究には最終的に，7 つの研究サンプルが含まれ，うち 5 つは子どもを対象にし，残る 2 つは成人が対象であった。当初は 7 つの研究すべてを分析したが，後に子どもを対象とした研究のみが分析された。著者らは，〈非効果的気道浄化〉の一般化可能な解釈に，8 つの診断指標が有効だと結論づけている。

レベル 2.3.8　診断に特有の因果的妥当性

　特有の因果的妥当性（specific causal validity）とは，1 つの診断の臨床所見が，複数の要因間の因果関係の解釈を確立する程度を指す。このエビデンスレベルの判定基準は，ケースコントロール（症例対照）研究でのこのような要因の特定，あるいは，要因と診断との関係性を証明する他の方法の使用を基本とする。このレベルの臨床的妥当性は，1 つの診断に対して，複数の危険／関連因子を特定するために行われる研究を指す。一般的に使用される方法には，考え得る原因因子の影響の大きさを見極めることができる，十分なサンプルサイズを使用した，適切に計画されたケースコントロール研究，および複数の関連／危険因子，関連する状態，ハイリスク群の階層構造と十分な原因の特定が含まれる。

　対象者を症例群（看護診断あり）と対照群（看護診断なし）に振り分けるための診断推論は，臨床構成概念妥当性研究によって確立された診断の正確性尺度に基づく必要がある。レベル 2.3.3 の基準を満たしていなければならない。

　このタイプの妥当性が，Medeiros ら（2018）の研究で使われ，集中治療室にいる成

人患者の褥瘡の危険因子を特定するべく，ケースコントロール研究が行われた。研究は 180 人の患者(各グループ 90 人)を対象に実施された。著者らはロジスティック回帰分析を使い，褥瘡の 6 つの危険因子を特定した〔第 12 版で〈成人褥瘡リスク状態(00304)〉に改訂〕。

レベル 2.3.9　曝露変数の因果的妥当性

　曝露変数の因果的妥当性(causal validity of exposure variable)とは，病因因子と診断群との因果関係についての解釈を指す。エビデンスのレベルの判定基準は，コホート研究から得られた結果，または一連の診断についての解釈(推論)を，そのような要因がいかに修正できるかを示す他の方法を基本とする。このタイプの妥当性確認では，危険/関連因子に曝露したグループと曝露していないグループの 2 つのグループに基づく曝露コホートデザインを使用し，複数の診断に対する関連/危険因子の重要性を確立できる。このような研究は因果連鎖の確立に役立ち，その際，複数の診断が臨床的に関連づけられ，フィードバックループとなり，シンドローム診断を特徴づける。

　要因への曝露に関連したリスクの大きさを決定し，多元的な病因および/または因果連鎖をもつ階層構造を特定するのに十分なサンプルでなければならない。最後に，同じ危険/関連因子によって生じていると考えられる診断は，臨床構成概念妥当性のエビデンスに基づいて評価する必要がある。分析するそれぞれの診断は，レベル 2.3.3 を満たしている必要がある。Reis と Jesus(2015)による研究は曝露コホートの例であり，施設に入所している高齢者 271 人の〈転倒転落リスク状態(00155)〉を評価した。

レベル 2.3.10　関連/危険因子の一般化可能性(外的妥当性)

　このタイプの妥当性は，同じ一連の病因的要素が，さまざまな状況における異なる母集団で，因果的解釈の生成を可能にする程度を指す。エビデンスレベルの判定基準は，診断の病因的要素を，同じような方法を使って，さまざまな母集団で検証し，診断に対するこのような要素の効果量の測定方法を説明している研究の特定が基本になる。このレベルは，診断指標の一般化可能性(外的妥当性)に似ているが，関連/危険因子についてのシステマティックレビューが必要になる。サンプルには，レベル 2.3.8 を満たしている，適切に計画された研究が含まれる。また研究では，看護診断の関連/危険因子についての効果量集約尺度の確立に，メタ分析手法が使われる。このタイプの妥当性の例はまだ見つかっていない。おそらく関連/危険因子についての研究が非常に少ないためだろう。ただし介入は，診断の原因となる要素によって決まることを強調しておく。妥当性のエビデンスに関する研究が奨励される。

4.3.3　終わりに

　エビデンスレベルは，診断を特徴づけているとして識別された所見が，実際に診断を特徴づけている程度を表す階層を意味する。NANDA-I 診断のエビデンスレベルの改訂によって，診断の開発段階や，専門的職業が関心を寄せる現象を診断が表す可能性を，臨床現場の看護師は理解しやすくなるだろう。さらに，この改訂によって研究者は，自分の研究を明確に示せるようになり，研究結果の活用の可能性を拡大することもできるだろう。妥当性確認は，臨床での意思決定プロセスを改善するだけでなく，用語集の一貫性を高めつつ，承認された診断や提案された診断の段階的な開発を加速化するだろう。

　用語集の次の出版サイクルに向け，新しい判定基準を使用して，看護診断のエビデンスレベルを見直す作業を，研究担当理事を中心に行うことになっている。

4.4　文献

American Educational Research Association. American Psychological Association. National Council on Measurement in Education. Standards for educational and psychological testing. Washington: American Psychological Association, 2014.

Cabaço SR, Caldeira S, Vieira M, et al. Spiritual coping: a focus of new nursing diagnoses. Int J Nurs Knowl 2018; 29(3): 156-164.

Chaves DBR, Pascoal LM, Beltrão BA, et al. Classification tree to screen for the nursing diagnosis Ineffective airway clearance. Rev Bras Enferm 2018; 71(5): 2353-2358.

Deeks JJ, Bossuyt PM, Gatsonis C. Cochrane Handbook for Systematic Reviews of Diagnostic Test Accuracy Version 1.0.0. The Cochrane Collaboration. 2013. Retrieved from http://srdta.cochrane. org/ on 24 June 2019.

Ferreira AM, Rocha EN, Lopes CT, et al. Nursing diagnoses in intensive care: crossmapping and NANDA-I taxonomy. Rev Bras Enferm 2016; 69(2): 285-293

Grant JS, Kinney MR. Using the Delphi technique to examine the content validity of nursing diagnoses. Nurs Diagn 1992; 3(1): 12-22.

Gregory RJ. The history of psychological testing. In: Gregory RJ. Psychological testing: history, principles, and applications. 6th ed. London: Pearson Education, 2010.

Herdman TH, Kamitsuru S. NANDA International nursing diagnoses: definitions and classification, 2018-2020. New York: Thieme, 2018.

Lopes MVO, Silva VM, Herdman TH. Causation and validation of nursing diagnoses: a middle range theory. Int J Nurs Knowl 2017; 28(1): 53-59.

Mangueira SO, Lopes MVO. Clinical validation of the nursing diagnosis of dysfunctional family processes related to alcoholism. J Adv Nurs 2016; 72(10): 2401-2412.

Medeiros ABA, Fernandes MICD, Tinôco JDS, et al. Predictors of pressure ulcer risk in adult intensive care patients: a retrospective case-control study. Intensive Crit Care Nurs 2018; 45: 6-10.

Melo RP, Lopes MVO, Araujo TL, et al. Risk for decreased cardiac output: validation of a proposal for nursing diagnosis. Nurs Crit Care 2011; 16(6): 287-294.

Merlin T, Weston A, Tooher R. Extending an evidence hierarchy to include topics other than treatment: revising the Australian 'levels of evidence'. BMC medical research methodology 2009; 9(1): 34.

Miller S, Fredericks M. The nature of "evidence" in qualitative research methods. Int J Qual Methods

2003; 2(1): 1-27.

Oliveira MR, Silva VM, Guedes NG, et al. Clinical validation of the "Sedentary lifestyle" nursing diagnosis in secondary school students. J Sch Nurs 2016; 32(3): 186-194.

Pascoal LM, Lopes MVO, Silva VM, et al. Clinical differentiation of respiratory nursing diagnoses among children with acute respiratory infection. J Pediatr Nurs 2016a, 31(1): 85-91.

Pascoal LM, Lopes MVO, Silva VM, et al. Prognostic clinical indicators of short-term survival for ineffective breathing pattern in children with acute respiratory infection. J Clin Nurs 2016b, 25 (5-6): 752-759.

Pearson A, Wiechula R, Court A, et al. A re-consideration of what constitutes "evidence" in the healthcare professions. Nurs Sci Q 2007; 20(1): 85-88.

Pearson A, Wiechula R, Court A, et al. The JBI model of evidence-based healthcare. Int J Evid Based Healthc 2005; 3(8): 207-215.

Pinto SP, Caldeira S, Martins JC. A qualitative study about palliative care patients' experiences of comfort: Implications for nursing diagnosis and interventions. J Nurs Educ Practice 2017; 7(8): 37-45.

Reis KMC, Jesus CAC. Cohort study of institutionalized elderly people: fall risk factors from the nursing diagnosis. Rev Lat Am Enfermagem 2015; 23(6): 1130-1138.

Sousa VEC, Lopes MVO, Silva VM. Systematic review and meta-analysis of the accuracy of clinical indicators for ineffective airway clearance. J Adv Nurs 2015; 71(3): 498-513.

Waltz CF, Strickland OL, Lenz ER. Measurement in nursing and health research. 5th ed. New York: Springer, 2017.

Zeleníková R, Žiaková K, Čáp J, Jarošová D. Content Validation of Nursing Diagnosis Acute Pain in the Czech Republic and Slovakia. Int J Nurs Terminol Knowledge 2014; 25: 139-146.

第 **3** 部

NANDA-I 看護診断の活用

5 看護診断の基本 …………………………………………… 53

6 看護診断：国際的用語集 ………………………………… 67

7 臨床推論：アセスメントから看護診断まで …………… 81

8 臨床応用：データ分析から適切な看護診断の確定まで ……… 97

9 NANDA-I 看護診断の分類法入門 ……………………… 108

10 NANDA-I 看護診断分類法の仕様と定義 ……………… 131

11 用語解説 …………………………………………………… 144

NANDA International, Inc. Nursing Diagnoses : Definitions and Classification 2021-2023, 12th Edition.
Edited by T. Heather Herdman, Shigemi Kamitsuru and Camila Takáo Lopes.
© 2021 NANDA International, Inc. Published 2020 by Thieme Medical Publishers, Inc., New York.
Companion website : www.thieme.com/nanda-i
NANDA-I 看護診断—定義と分類 2021-2023　原書第 12 版
訳　上鶴重美　発行　医学書院

5 看護診断の基本

スーザン・ギャラガー–レパック，カミラ・タカオ・ロペス
Susan Gallagher–Lepak, Camila Takáo Lopes

5.1 看護診断の本質：はじめに

　医療はさまざまな職種の医療従事者によって提供されている。少し例を挙げただけでも，看護師，医師，理学療法士というように。病院に限らず，ケアの連続性（continuum of care）（例：診療所，在宅医療，長期療養施設，公民館，刑務所，学校）の至るところで同じことがいえる。医療にかかわるそれぞれの専門分野には，患者ケアについての独自の知識体系がある。事実，独自の知識体系は，専門職を定義づける特徴の1つとして，よく引き合いにも出される。

　ケアを提供する専門職の間には，コラボレーション（協力，共同，協調，連携）だけでなく，ときには重複も起こる（図 5.1）。例えば，病院では医師が，患者に1日2回の歩行練習の指示を出すことがある。理学療法士は，歩行に必要な体幹の筋肉の動きに注目する。基礎に呼吸器疾患を抱えている患者に，活動耐性を可能にする酸素療法が必要な場合は，呼吸療法士がかかわるかもしれない。ソーシャルワーカーは，必要な装具への保険の補償範囲の確認にかかわるだろう。看護師は，患者を全人的にとらえ，自信やモチベーションを支援するだけでなく，歩行に関係するバラ

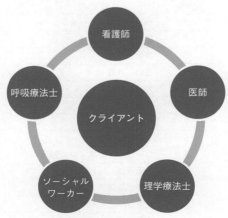

図 5.1　協力的医療チームの例

ンスや筋力について，また活動時のエネルギーを節約する呼吸パターンや酸素化について患者と協働し，歩行を助ける補助装置の使い方を患者に教えることもある。

　それぞれの医療従事者には，専門職として何（what）を知っていて，いかに（how）知っていることに基づいて行動するか，を説明する方法がある。ここでは，主として「何」の部分に注目する。専門職には，その知識を記述しコード化する共通言語がある。医師は疾病を治療するが，治療している医学問題を表現しコード化するために，国際疾病分類（International Classification of Disease：ICD）を使う。心理学者，精神科医，その他の精神保健の専門家は，精神疾患を治療するが，精神疾患の診断・統計マニュアル（Diagnostic and Statistical Manual of Mental Disorders：DSM）（アメリカ精神医学会，2013 年）を使う。看護師も ICD や DSM の診断についてたくさん学習する。しかし重要なのは，看護師が独自に診断して治療するのは，健康問題や生命過程に対する人間の反応であり，そのために使うのは NANDA International（NANDA-I）看護診断分類である。看護診断の分類法，診断プロセス，NANDA-I 用語集の使い方については後で説明する。

　NANDA-I 分類法は，看護師にとっての関心領域（すなわち診断の焦点）を，分類してカテゴリー化する方法を提供している。これには，267 の看護診断が含まれていて，13 の領域（domain）と 47 の類（class）にグループ分けされている。領域とは「知識の範囲」を意味し，NANDA-I の領域は看護という学問分野の特有の知識を明らかにしている（表 5.1）。NANDA-I の 13 領域は，さらに類（一般的な属性を共有するグループ）に分かれている。例えば「排尿機能」は，「排泄と交換」領域の類である。類には，関連する看護診断が含まれる。〈尿閉（00023）〉は，領域「排泄と交換」の類「排尿機能」の看護診断である。

表 5.1　NANDA-I の領域

領域	名称
1	ヘルスプロモーション
2	栄養
3	排泄と交換
4	活動／休息
5	知覚／認知
6	自己知覚
7	役割関係
8	セクシュアリティ
9	コーピング／ストレス耐性
10	生活原理
11	安全／防御
12	安楽
13	成長／発達

　NANDA-I分類法を理解しておくと，看護師は同じ類にある診断を識別して確認することができる。例えば，領域「安楽」の類「身体的安楽」に，看護師は疼痛・安楽・悪心に関係する看護診断を見つけることができる。　看護診断は，個人・介護者・家族・集団・コミュニティの，健康状態／生命過程に対する人間の反応，およびそのような反応への脆弱性についての臨床判断である。1つひとつの看護診断には，診断名，定義，診断手がかりがある。診断名には例えば，〈慢性疼痛(00133)〉や〈非効果的健康自主管理(00276)〉などがある。

　看護師は，個人・介護者・家族・集団・コミュニティにみられる健康状態／生命過程への反応を扱っている。このような反応は，看護ケアの主要な関心事であり，図5.1(p.53)では看護師を表す円を満たしている。看護診断が焦点を当てるのは，問題・潜在するリスク・強みである。

- ■ **問題焦点型看護診断(Problem-Focused Nursing Diagnosis)**　個人・介護者・家族・集団・コミュニティの，健康状態／生命過程に対する<u>好ましくない人間の反応</u>についての臨床判断である。
- ■ **リスク型看護診断(Risk Nursing Diagnosis)**　個人・介護者・家族・集団・コミュニティの，健康状態／生命過程に対する好ましくない人間の反応の発症につながる，<u>脆弱性</u>についての臨床判断である。
- ■ **ヘルスプロモーション型看護診断(Health-promotion Nursing Diagnosis)**　ウェルビーイングの増大や人間の健康の可能性の実現に関する<u>意欲と願望</u>についての臨床判断である。反応は特定の健康行動強化へのレディネスとなって現れ，どのような健康状態でも使うことができる。健康行動強化へのレディネスを表現できないクライアントの場合，看護師はヘルスプロモーションに向けた状態を見極め，クライアントのために行動できる。ヘルスプロモーション反応は，個人・介護者・家族・集団・コミュニティに存在する。

　NANDA-I分類法での数は限られるが，看護師は**シンドローム**についても診断する。シンドロームは，同時に起こる特定の<u>看護診断のまとまり</u>についての臨床判断であり，同じような介入によって，まとめて対処することが最善である。シンドロームには，例えば，〈慢性疼痛シンドローム(00255)〉がある。〈慢性疼痛(00133)〉は，反復性あるいは持続性の疼痛が，少なくとも3か月以上続き，日常的な機能やウェルビーイングに大きな影響を与える。〈慢性疼痛シンドローム〉は，慢性疼痛に加えて他の人間の反応にも大きく影響するという点で，〈慢性疼痛〉とは区別されている。このシンドロームには〈睡眠パターン混乱(00198)〉，〈倦怠感(00093)〉，〈身体可動性障害(00085)〉，〈社会的孤立(00053)〉といった他の看護診断も含まれる。

5.2　看護診断の本質：診断

　看護過程には，看護の知識（理論／看護学／基礎となる看護概念）（Herdman,
2013）が必要であり，アセスメント，診断，アウトカムと介入の計画，実施，評価が
含まれる（図 5.2）。看護師はアセスメントと臨床判断を行い，問題，リスク（危険
性），ヘルスプロモーションの機会についての仮説あるいは説明を考える。臨床デー
タのなかにパターンを見出すために，また正確に診断するためにも，看護学や看護
理論の基礎をなす概念の知識の応用が不可欠になる。

　看護過程の構成要素は，看護師の思考過程には，ほぼ同時に発生する。図 5.2 に
示したように，長方形の最も左側に開始線があり，最も右側に終了線がある。この
非対称はデータ収集の開始後の期間を表し，看護師は推論と臨床判断を使って診断
を特定し，患者特有のアウトカムを設定し介入を決定する。看護師はこれらの操作
を遂行しながら，決定したことを実施し始め，アウトカムも評価し始める（Bachion,
2009）。

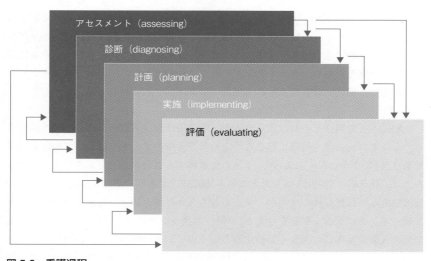

理論的枠組み

アセスメント（assessing）

診断（diagnosing）

計画（planning）

実施（implementing）

評価（evaluating）

図 5.2　看護過程
Bachion, M.M. (2009). Intrumentos básicos do cuidar: observação, interação e mensura-
ção.［ケアを提供するための基本的な手段：観察，相互作用および測定］I Simpósio Brasiliense de
Sistematização da Assistência de Enferma- gem,［看護ケアの体系化に関するブラジリアン・シ
ンポジウム］2009 年．ブラジル，ブラジリア．（ポルトガル語）．を著者の許可を得て複製．

5.3　看護診断の本質：看護概念の知識

　アセスメントを始める以前に，主要概念あるいは看護診断の焦点についての知識がまず必要である。看護実践に重要な意味をもつ概念として，例えば，呼吸，排泄，体温調節，身体的安楽，セルフケア，皮膚統合性などがある。このような概念を理解していることで，看護師はデータのなかにパターンを見出すことができ，正確に診断することができる。疼痛の概念のなかで理解しておく重要な領域は，例えば，疼痛の症状，疼痛理論，ハイリスク群，関連する病態生理学的概念(倦怠感，うつ病)，疼痛管理などがある。十分に主要概念を理解しておくことが，診断の鑑別にも求められる。

　例えば，移民層に特有のコーピングやストレス耐性に関する問題を理解するために，看護師はまず，潜在的な問題，リスク，ヘルスプロモーションの機会に関連する主要概念を理解しておかなくてはならない。コーピングやストレス耐性に関して起こりうる問題を簡単に検討したいのであれば，看護師は〈移住トランジション複雑化リスク状態(00260)〉や〈悲嘆不適応(00301)〉の診断を考慮する必要があるかもしれない。レジリエンスに関する懸念があれば，看護師は〈レジリエンス障害(00210)〉の診断を考えるかもしれない。一方，行動計画に関する問題ならば〈非効果的行動計画(00199)〉の診断につながる可能性がある。このように，これらの診断すべてがコーピングとストレス耐性に関係するが，同じ主要概念に関連しているわけではない。したがって，看護師が非常に多くのデータを集めていても，移住トランジション，悲嘆，レジリエンス，行動計画といった主要概念を十分に理解していないと，正確な診断に必要なデータを見逃したり，アセスメントデータ内に存在するパターンに気づかなかったりしてしまう。

5.4　アセスメント

　アセスメントには，主観的データと客観的データの収集(例：バイタルサイン，患者／家族歴聴取，診察，検査や画像診断の結果など)と，患者／家族から提供された，あるいは患者カルテから入手した病歴情報のレビューが含まれる。看護師はまた，患者や家族の強み(ヘルスプロモーションの機会を特定するため)や，リスク(潜在的な問題を予防または先送りするため)のデータも集める。アセスメントは，手厚い看護(Careful Nursing)，文化的ケア理論(Culture Care Theory)，対人的ケアの理論(Theory of Transpersonal Caring)に限らず，何らかの理論的枠組みに基づいて行うべきである。理論的枠組みの要素は，マージョリー・ゴードン(Marjory Gordon)の機能的健康パターン(Functional Health Patterns：FHP)のようなアセスメント枠組みを通じて操作可能になる。ゴードンの FHP に関しては，アセスメントの章(7.3)(p.84)で詳述する。看護重視の枠組みは，膨大なデータを扱いやすく

なるように，関連するパターンやデータのカテゴリーにまとめる方法を提供してくれる。アセスメントに関する次の章で，さらに詳しく説明する。ただし，アセスメントにはさまざまなアプローチがあると理解しておくことが重要である。少し例を挙げただけでも，焦点が非常に広いものから非常に狭いものまで，リスクアセスメントツールを含むもの，患者報告型アセスメントツール，詳細な看護アセスメントツールなどがある。

　看護診断の基盤となるのは臨床推論（clinical reasoning）である。臨床推論には，患者の問題が何であるのかの判定と，何をすべきかの臨床上の意思決定が含まれる（Levett-Jonese et al, 2010）。臨床判断（clinical judgment）は，「患者のニーズ，心配事，健康問題，あるいは行動を起こす（起こさない）についての解釈や結論」（Tanner, 2006, p.204）である。アセスメントの早い段階で重要な問題あるいは診断の焦点が明らかになれば（例：皮膚統合性の変化，孤独感），看護師は診断プロセスに取り組むことができる。例えば，患者が不眠・興奮性（易刺激性）・怒りを報告したり，緊張した表情・手の震え・発汗の増加を示したりすることがある。経験豊富な看護師であれば，患者の報告や不安行動に基づいて，患者の〈不安（00146）〉を認識するだろう。エキスパートナースは，一連の臨床的手がかりをアセスメントデータから素早く見出し，そのまま看護診断へと進むことができる。しかし新人看護師の場合は，的確な看護診断を決定するまでに，もっと段階的なプロセスが必要になるだろう。

　例えば，活動時に呼吸困難のある患者の最初のアセスメントの後，予測される診断をいくつか検討するだろう。看護師は，有効で信頼性の高いツールを活用して実際の反応を測定し，考えた診断についてさらにアセスメントし，診断仮説を確定あるいは否定する。例えば，呼吸困難に関連する多領域を包括した評価尺度（Multi-dimensional Dyspnea Scale）（Kalluri et al, 2019），国際座業測定指標（International Sedentary Assessment Tool）（Prince et al, 2019），座位行動質問票 Sedentary Behavior Questionnaire（Rosenberg et al, 2010）などのツールを使用する。

5.5　診断

　看護診断とは，個人・介護者・家族・集団・コミュニティの健康状態／生命過程に対する人間の反応，およびそのような反応への脆弱性についての臨床判断である。診断推論のアウトカムであり（Gordon, 1994），通常は 2 つの部分，①記述語あるいは修飾語句，②診断の焦点あるいは診断の主要概念（表 5.2），で表現する。例えば診断の〈非効果的行動計画（00199）〉。しかし例外的に，〈不安（00146）〉，〈便秘（00011）〉，〈倦怠感（00093）〉，〈悪心（00134）〉のように，1 語だけの看護診断もある。このような診断では，修飾語と焦点が 1 つの用語に含まれている。

　看護師は，健康問題，リスク状態，ヘルスプロモーションへのレディネスを診断する。問題焦点型看護診断のほうがリスク型看護診断よりも重要，と考えるべきで

表 5.2　看護診断名の構成

修飾語	診断の焦点
非効果的	行動計画
リスク状態	感染
慢性	混乱
障害	身体可動性
促進準備状態	健康自主管理

はない。ときには，リスク型看護診断のほうが患者にとっては最優先のこともある。例えば，高度看護ケア施設(skilled nursing facility)に入所したばかりの患者の看護診断が，〈口腔粘膜統合性障害(00045)〉，〈記憶障害(00131)〉，〈健康自主管理促進準備状態(00293)〉，〈成人褥瘡リスク状態(00304)〉だったとする。問題焦点型看護診断の〈口腔粘膜統合性障害〉と〈記憶障害〉はあるが，〈成人褥瘡リスク状態〉がこの患者にとって最優先の診断になるかもしれない。アセスメントで，関係する危険因子（例：身体可動性の低下，タンパク-エネルギー栄養障害，脱水症，介護者の褥瘡予防方法についての知識不足）や，ハイリスク群に含まれる人（高齢者，在宅ケアを受けている人，老人介護施設《老人ホーム》にいる人，リハビリテーション環境にいる人，身体障害者）であることが明らかになっていれば，特にその可能性は高い。

　看護診断1つひとつには，名前と明確な定義がある。単なるラベル，あるいはラベルの一覧表ではないことを強調しておく。看護師は，一番よく使う診断の定義を熟知しておくべきである。さらに，「診断手がかり(diagnostic indicators)」——診断するために，また，診断を別の診断と鑑別するために使うデータ——を知っておく必要もある。診断手がかりには，診断指標，関連因子，危険因子が含まれる（表5.3）。

　診断指標は，診断の所見としてまとまった観察可能な手がかり／推論である（例：徴候，症状）。アセスメントで多くの診断指標の存在を確認することが，正確に看護診断するうえで重要になる。

　関連因子は，すべての問題焦点型看護診断に不可欠な構成要素である。関連因子は病因的要素とも呼ばれ，人間の反応とパターン的な関係の認められる先行要因である（例：原因，寄与因子）。このような要因は，独自の看護介入によって修正可能でなければならず，可能な限り，介入は病因的要素に向けられる。一般的には，クライアントの病歴のレビューから，関連因子を特定することができる。看護診断に内在している原因を取り除くために，看護介入は可能な限り，問題を発生させている要因に狙いを定める。

　危険因子は，個人・介護者・家族・集団・コミュニティの好ましくない人間の反応に対する脆弱性を高める先行要因である（例：環境的，心理的）（表5.3）。

　観察可能な手がかり／推論は，問題焦点型診断とヘルスプロモーション型診断の所見としてまとまる。看護師が目で見ることのできるものだけでなく，見る，聞く

(例：患者／家族から)，触る，嗅ぐことも意味する。

看護診断に，すべての種類の診断手がかり(すなわち，診断指標，関連因子，危険因子)を含める必要はない。問題焦点型看護診断には，診断指標と関連因子が入る。ヘルスプロモーション型看護診断では，ほとんどが診断指標のみだが，診断の理解に役立つのであれば関連因子も含めることができる。リスク型看護診断だけに危険因子は含まれる。

看護計画にそれぞれのタイプの看護診断を含める必要はない。以下に，問題焦点型とリスク型看護診断の使用，看護診断を決定するまでのダイナミックなプロセスの例を示す。

入院中の82歳の女性の看護計画は，〈成人転倒転落リスク状態(00303)〉，〈急性疼痛(00132)〉，〈体液量不足(00027)〉に関して書かれている。女性の夫と面談した看護師は，次のシフトの同僚への引継ぎ時に，夫はこの1年で妻のケアが増えて困っているが，ケアを全部1人で行っている，と知らせた。そして看護計画に〈介護者役割緊張リスク状態(00062)〉を追加することを伝えた。

看護診断を学習中の学生がよく使う書式は，○○○○(原因／関連因子)に関連した，○○○○(看護診断)，○○○○(症状・徴候／診断指標)によって明らか。例えば，〔母親の不安，家族支援の不足，おしゃぶりの使用〕に関連した，〔〈非効果的母乳栄養(00104)〉〕，〔乳児が授乳中に泣く，乳児が母親の乳房に正しく吸着できない，乳児の持続的な体重減少〕によって明らか。

表5.3　主要用語の早見表

用語	簡単な説明
看護診断	・個人・介護者・家族・集団・コミュニティの健康状態／生命過程に対する人間の反応およびそのような反応への脆弱性についての臨床判断 ・看護診断は看護師が責任をもって結果を出すための看護介入の選択根拠になる
診断指標	・問題焦点型看護診断，ヘルスプロモーション型看護診断，シンドロームの所見としてまとまった観察可能な手がかり／推論 ・看護師が目で見ることのできるものだけを意味するのではなく，見る，聞く(例：患者／家族からの話)，触る，嗅ぐことができるものも含まれる
関連因子	・人間の反応とパターン的な関係の認められる先行要因(病因的要素) ・このような要因は，独自の看護介入によって修正可能であり，可能な限り介入は，これらの病因的要素に向けられる
危険因子	・個人・介護者・家族・集団・コミュニティの好ましくない人間の反応に対する脆弱性を高める先行要因 ・このような要因は，独自の看護介入によって修正可能であり，可能な限り介入は，これらの要因に向けられる
ハイリスク群	・社会人口統計学的特性，健康／家族歴，成長／発達段階，特定の人間の反応に影響を及ぼしやすいイベント／経験を共有する人々のグループ ・このような特性は，看護師によって修正・変更されない
関連する状態	・医学診断，診断法／外科的処置，医療機器／外科装置，あるいは医薬品など ・このような状態は，看護師によって修正・変更されない

あるいは，○○○○（看護診断），関連するのは○○○○（原因／関連因子），根拠として○○○○（症状・徴候／診断指標）。例えば，〔〈非効果的母乳栄養（00104）〉〕，関連するのは〔母親の不安，家族支援の不足，おしゃぶりの使用〕，〔乳児が授乳中に泣く，乳児が母親の乳房に正しく吸着できない，乳児の持続的な体重減少〕によって明らか。

この書式を多くの看護教育者が，学生がじっくり考え学習するうえで役立つ方法であり，学生の臨床推論を教員が評価しやすい方法，として支持している。さらに，すべての看護診断を，このような3部形式で看護記録に記述すべき，と主張する人もいる。しかしNANDA-Iでは，患者のアセスメントデータや看護（経過）記録や看護計画の様式内に，看護診断の裏づけとなる関連／危険因子や診断指標が認識できる場合は，診断名だけの記録でもよい，という立場を常にとっている。

さらに今日では，医療施設で使用されている電子カルテの多くに，「○○に関連した」や「○○によって明らか」に該当する部分がない。したがって，患者問題リストを看護診断名だけにするには，電子カルテシステムの看護アセスメントツールに，診断に必要な診断指標を含めることが不可欠となる。結局のところ，診断名だけの記録では，その正確性を証明することができない。医師がしているのと同じように，診断の裏づけとなる診断手がかりを，患者の記録に示しておく必要がある。このようなデータがないと，診断が正確かどうかを検証できないだけでなく，看護ケアの質も問われかねない。

5.6　計画／実施

診断を特定したら，優先するケアを直ちに決めるために，看護診断の優先順位づけが必要になる。問題解決に向けたケアができるように，あるいは（リスク型看護診断の場合）重症化や発生の危険性を減らせるように，優先性の高い看護診断（すなわち，緊急性，診断指標・関連因子あるいは危険因子と一致度の高い診断）を特定する。

看護診断は，ケアで目ざすアウトカムを設定するために，続けて，看護独自の介入を計画するために使われる。看護アウトカムは，看護成果分類（Nursing Outcome Classification：NOC）の著者らによれば，「個人・家族・集団・コミュニティによって示される測定可能な行動あるいは知覚，すなわち，看護介入に対する反応」である。看護成果分類は，ケアの計画時に使用できる標準化された看護言語の一例であり，看護診断に関連したアウトカム指標を表す（Moorhead, Swanson, Johnson, & Maas, 2018, p.3）。看護師はたいてい，また間違って，アウトカムを考えずに看護診断から看護介入へと移ってしまう。それよりも，介入を決める前にアウトカムを設定しておく必要がある。この順番は，車での長旅の計画に似ている。とりあえず車に乗って運転すれば，どこかに到着する。しかし，本当に行きたいと思っていた

場所ではないかもしれない。だからこそ，まずはっきりと場所（アウトカム）を念頭におき，次いで希望場所へのルート（介入）を選択するほうがよい。

　介入は，看護介入分類（Nursing Interventions Classification：NIC）の著者らによると，「患者／クライアントのアウトカムを高めるために看護師が行う，臨床判断と知識に基づく治療」（Butcher, Bulechek, Docterman, & Wagner, 2018, p.xii）である。看護介入分類は，看護師がさまざまなケア環境で使用できる標準化された看護介入言語の一例である。看護の知識を使い，看護師は単独でまた多職種と協力して介入する。多職種的協同介入では，他の医療従事者（例：医師，呼吸療法士，理学療法士）の提供するケアと重複する場合もある。

　「高血圧」は医学診断だが，看護師は，さまざまなタイプの問題やリスク状態を抱えているクライアントに対して，独自の介入と多職種的協同介入の両方を行う。看護師はたいてい，プロトコルを開始して患者の医学診断を管理するが，これを独自の看護介入の提供だと誤解している人も多い。プロトコルの着手には医師からの直接の指示は必要ないためである。しかしこのようなプロトコルは，実際には，医師の指示に沿った看護師の行為や観察であり，独自の看護介入ではない。ただし看護師は，多くの状況でよく見られる看護診断〈血圧不安定リスク状態（00267）〉など，看護診断したクライアントに対しては独自の介入を行う。この診断の関連因子（病因的要素）を見直し，まず看護師は患者に適切なアウトカムを見極め，次に診断の関連因子に向けて，アウトカムを達成するために着手する看護介入について決める。

5.7　上鶴の看護実践の 3 部構造モデル

　上鶴による看護実践の 3 部構造モデルは，看護師が行う介入のタイプと，タイプごとの介入の根拠・裏づけや，基盤となる知識について，明確な理解を提供する。

　看護師は多くの場合，医学的な問題を抱える患者に対応している。しかし法律上，医学的な問題の診断と治療の責任は，医師にある。同じように考えると，看護的な問題の診断と治療の責任は，看護師にある。重要なポイントは，看護問題は医学問題とは違う，ということである。さらに，看護診断をつくるために医学診断や医学用語を言い換えるべきではないし，すべての看護介入や行為の裏づけとして看護診断が必要なわけでもない。

　この点をはっきりさせておくために，看護実践が保健医療分野でどのように行われているのかを「看護実践の 3 部構造モデル（Three Pillar Model of Nursing Practice）」（Kamitsuru, 2008）（図 5.3）を使い，少し広い観点から見ておく。このモデルでは，看護実践を 3 つの主要領域に分けている。3 つの領域は明確に区別できるが，相互の関連性もある。臨床実践においては，看護師はさまざまな行為を行うことが期待されている。

　1 番目の領域に，医学診断に基づいた実践・介入がある。看護行為としては，医学

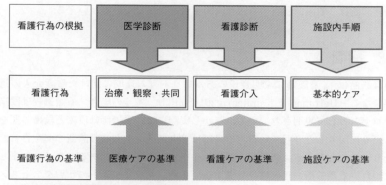

図 5.3　上鶴の看護実践の 3 部構造モデル

的な治療に関連するもの，患者の観察やモニタリング，他分野の専門家との共同作業などが含まれる。例えば医師は，意識のない患者を脳梗塞と診断して，静脈注射（IV）の指示を出す。看護師はこの指示通りに IV を行い，投与した薬剤に対する患者の反応を注意深く観察する。このように看護師は，医学診断（医師の判断）に基づいて行為を遂行するが，実施する看護行為の裏づけとしては，医療ケアの基準（医学的なケアのスタンダード）を使う。

　2 番目の領域に，看護診断に基づいた実践・介入がある。看護独自の介入であり，医師の許可や承認を必要としない。例えば，上記の脳梗塞の患者の場合，看護師は誤嚥や褥瘡を予防するために，患者の体位を慎重に調整する。患者の配偶者が自宅で認知症の親を介護しているのであれば，配偶者に対して支援的なケアを提供することもある。看護師は，看護診断に基づいてこれらの行為を遂行するが，この領域の看護行為の裏づけとしては，看護ケアの基準（看護ケアのスタンダード）を使う。

　そして 3 番目の領域に，施設内手順に基づいた実践・介入がある。シーツ交換や清拭や日常的ケアなどの，基本的なケアに関連する行為が含まれる。このような看護行為は，医学診断や看護診断とは直接的に関係なく行われるもので，裏づけには，施設ケアの基準（施設ケアのスタンダード）を使う。

　看護実践はこのような 3 つの領域の行為で成り立っている。それぞれの領域には，それぞれの知識基盤が必要であり，それぞれ負うべき責任がある。3 つの領域に関する理解は，看護師には同じくらいに重要である。しかし 3 つのうちの 1 つが，看護専門分野の独自の知識に関係するもの，つまり，看護診断として知られる領域である。このモデルは医学診断を言い換えて看護診断にする必要がないことも示している。医学診断は医学の領域に既に存在しているからである。しかし，患者について看護師が理解していることや，人間の反応についての判断や，患者に対して行う介入など，医学診断ではこれらすべてを説明することはできない。そこで，患者に対する看護師独自の臨床判断を説明するために，看護診断が使われる。このよう

に看護診断は，看護師独自の看護介入の土台を提供しているといえる。

5.8 評価

　看護診断は，「看護師に説明責任のあるアウトカム達成に向けた看護介入の選択根拠になる」(Herdman & Kamitsuru 2018, p.133)。多くの場合，看護過程は段階的なプロセスとして説明されている。しかし実際には，看護師は段階と段階の間を，進んだり後戻りしたりしている。看護師はアセスメントと看護診断の間を行ったり来たりすることがある。例えば，追加データが集まり，意味あるパターンにまとまるにつれ，看護診断の正確性を評価する。また，クライアントの状態をアセスメントしながら，介入の効果や設定したアウトカムの達成状況について，継続的に評価する。計画したケアを実施したらすぐに評価するが，結局のところ，看護過程の各段階で評価を行っている。以下の質問を考えておく必要がある：見逃したデータはないか？　間違った判断をしていないか？　どれくらい診断に自信がもてるのか？　もっと経験ある人に相談したほうがよいのか？　患者・家族・集団・コミュニティと診断について確認したか？　看護実践にかかわる国／地方自治体／地域の規制，患者の実際の状態，患者の価値観／信念，専門的知識や技術，利用可能な資源(リソース)をふまえて，設定したアウトカムは，現在の状況のこの患者に適切か？　研究に裏づけられた介入か，それとも慣習的なものか(例：「いつもやっている」ことか)？

5.9 看護診断の本質：臨床応用

　ここでは看護診断の基本について解説した。看護診断を学習中の看護学生や新人看護師を対象に書いたが，多くの看護師にも役立つであろう。看護診断の重要なステップを明らかにし，不適切な看護診断が起こりうる状況も示した。常に重視しておくべきことは，基本的な看護概念の知識をアセスメントに結びつけるプロセス，つまり，看護診断である。看護師が理解している主要概念(または診断の焦点)が，アセスメントのプロセスやアセスメントでのデータ解釈を誘導する。さらに看護師は，問題，リスク，強みの反応について診断する。どのタイプの診断も優先度の高い診断になりうるし，看護師はそれについて臨床判断する。

　看護学の知識の表現という視点からすると，NANDA-I 分類法は，看護診断を伝達するための標準用語に構造を提供している。NANDA-I 用語集(看護診断そのもの)を使用することで，看護師間で，またほかの医療分野の専門家に対して，看護師が独自に知っている「何か」を伝えることができる。患者や家族とのコミュニケーションに看護診断を使うと，看護師が注目している課題について患者や家族は理解しやすくなり，また自分のために行われるケアに参加しやすくもなる。用語集は，看護師が健康問題，リスク状態，ヘルスプロモーションの機会に取り組むための共

通言語を提供している。NANDA-I の看護診断は，20 近い言語に翻訳され，世界中で使われている。グローバル化と電子化が世界中で進む今，NANDA-I は，知的探究に取り組む看護師に，論文でも学術集会の場でも，看護が関心を寄せる現象について，標準的な方法で情報交換できるようにしている。つまり，看護学を前進させているともいえるだろう。

　NANDA-I には，世界中の臨床現場の看護師，看護教育者，看護研究者から採択や改訂に向けて看護診断が提案されるが，看護診断は相互審査（ピアレビュー）の対象である。NANDA-I 用語集への新たな診断の提案や既存の診断の改訂案は，50年以上にわたり増え続けている。NANDA-I に新たな提案（また改訂の提案）を続けることは，用語集の領域，範囲，裏づけとなる根拠のよりいっそうの強化につながっていくだろう。

5.10　章の要約

　本章では，看護診断のタイプ（すなわち，問題焦点型，リスク型，ヘルスプロモーション型）と看護過程の各段階について解説した。看護過程は看護学にとっての基本的な概念と看護理論の**理解**によって始まる。**アセスメント**には，データ収集と意味あるパターンへとデータをまとめるクラスタリングが含まれる。**診断**には，健康状態や生命過程に対する人間の反応，あるいは，個人・介護者・家族・集団・コミュニティによるそのような人間の反応への脆弱性についての臨床判断が含まれる。看護診断の構成要素である，診断名，定義，診断手がかり（すなわち，診断指標，関連因子，危険因子，ハイリスク群，関連する状態）についても言及した。患者のアセスメントからは，たいていは多くの看護診断が導き出される。実際に介入を提供するためには，看護診断の優先順位づけが必要になる。重要な次の段階である**計画／実施**には，診断の原因または危険因子を排除するため，または個人・介護者・家族・集団・コミュニティのウェルビーイングへの影響を最小限に抑えるための，看護アウトカムと看護介入の特定が含まれる。評価は，看護過程全体を通して，また患者ケアの最後に行われる。

5.11　文献

American Psychiatric Association. Diagnostic and Statistical Manual of Mental Disorders. 5th ed. Arlington, VA: American Psychiatric Association; 2013. Available at: dsm.psychiatryonline.org

Bachion MM. [Basic instruments for delivering care: observation, interaction and measurement]. I Simpósio Brasiliense de Sistematização da Assistência de Enfermagem. Brasília, Brazil, 2009 (Portuguese).

Butcher HK, Bulechek GM, Dochterman JM, Wagner CM (eds.). Nursing Interventions Classification (NIC). 7th ed. St. Louis, MO: Elsevier, 2018.

Butryn ML, Arigo D, Raggio GA, Kaufman AI, Kerrigan SG, Forman EM. Measuring the Ability to

Tolerate Activity-Related Discomfort: Initial Validation of the Physical Activity Acceptance Questionnaire (PAAQ). Journal of physical activity & health 2015; 12(5): 717-726.

Herdman TH. Manejo de casos empleando diagnósticos de enfermería de la NANDA Internacional [Case management using NANDA International nursing diagnoses]. XXX Congreso FEMAFEE 2013. Monterrey, Mexico.

Kalluri M, Bakal J, Ting W, Younus S. (2019). Comparison of MRC breathlessness scale to a novel multidimensional dyspnea scale (MDDS) for clinical use. In: B46. Idiopathic interstitial pneumonia: natural history (pp. A3371-A3371). American Thoracic Society International Conference, 2019.

Kamitsuru, S. Kango shindan seminar shiryou [Nursing diagnosis seminar handout]. Kango Laboratory, 2008 (Japanese).

Leininger M. Culture care theory: a major contribution to advance transcultural nursing knowledge and practices. J Transcult Nurs 2002; 13(3): 189-201.

Levett-Jones T, Hoffman K, Dempsey J. The "five rights" of clinical reasoning: an educational model to enhance nursing students' ability to identify and manage clinically "at risk" patients. Nurse Educ Today 2010; 30 (6): 515-520. https://pubmed.ncbi.nlm.nih.gov/19948370/.

Meehan TC, Timmons F, Burke J. Fundamental care guided by the Careful Nursing Philosophy and Professional Practice Model. Journal of Clinical Nursing 2018; 27: 2260-2273.

Moorhead S, Swanson E, Johnson M, Maas ML (eds.). Nursing Outcomes Classification (NOC): Measurement of health outcomes. 6th ed. St. Louis, MO: Elsevier, 2018.

Prince SA, Butler GP, Roberts KC, Lapointe P, MacKenzie AM, Colley RC, et al. Developing content for national population health surveys: an example using a newly developed sedentary behaviour module. Archives of Public Health 2019; 77(1): 53.

Rosenberg DE, Norman GJ, Wagner N, Patrick K, Calfas KJ, Sallis JF. Reliability and validity of the Sedentary Behavior Questionnaire (SBQ) for adults. Journal of Physical Activity & Health 2010; 7 (6): 697-705.

Tanner CA. Thinking like a nurse: a research-based model of clinical judgment in nursing. J Nurs Educ 2006; 45 (6): 204-211. https://pubmed.ncbi.nlm.nih.gov/16780008/.

Watson, J. Caring science as a sacred science. In: McEwen M, Wills E (eds.). Theoretical basis for nursing. Lippincott Williams & Wilkins, 2005.

6 看護診断：国際的用語集

スーザン・ギャラガー–レパック，T. ヘザー・ハードマン
Susan Gallagher-Lepak, T. Heather Herdman

6.1 看護の世界的共通点

　世界保健機関によると，世界には約1,900万人の看護師と助産師がいる（WHO, 2013）。世界中のさまざまな医療現場で，さまざまな言語を話し，さまざまな機器や科学技術を使い，数え切れないくらいさまざまな機関のプロトコルに従って，看護ケアを提供している大勢の看護師が思い浮かぶ。明らかに違いはあるものの，この職業集団とメンバーによる集団的な看護ケアの提供には，多くの共通点もある。

　看護師には似通った職業的価値観（例：ケアリング，患者の尊厳，協働）があり，基本となる看護の知識を共有している。看護の焦点の中心は個人（あるいはケアの受け手）である。看護師は，個人・介護者・家族・集団・コミュニティの健康問題や生命過程に対する人間の反応に対応している。

　看護師は，患者が経験している健康状態/生命過程に対する人間の反応，あるいはそのような反応への脆弱性についての臨床判断を，NANDA-I看護診断を使って伝える。また看護師の臨床判断は，「看護師に説明責任のあるアウトカム達成に向けた看護介入の選択根拠になる」（Herdman & Kamitsuru, 2018, p.133）。

6.2 看護教育と実践

　看護学校の多くには，看護診断をアウトカムと介入のリンクに統合したカリキュラムがある。カリキュラムに関して極めて重要なことは，看護診断の特定やその検証を導く，アセスメントに重きを置くことである。さらに，教員や管理スタッフが看護診断用語集の知識を重視し，看護診断用語集の知識を持ち合わせていることも重要である。

　書籍『NANDA-I看護診断　定義と分類』は，必須教材・教科書として多くの看護教育プログラムで採用されており，20を超える言語で出版されている（表6.1）。前の第11版が新たに，アフリカ・アジア・東ヨーロッパ・インド亜大陸の国々の言語で翻訳・流通したことは，われわれの活動に対する幅広い関心を反映している。近年では，国際的なワークショップ，NANDA-Iネットワークグループの設立，NANDA-I学術集会への参加，オンラインセミナーの要請，その他のNANDA-I分

表 6.1　「NANDA-I 看護診断：定義と分類」の翻訳

・繁体字中国語	・クロアチア語	・チェコ語	・オランダ語
・イギリス英語	・エストニア語	・欧州スペイン語	・フランス語
・ドイツ語	・中南米スペイン語	・インドネシア語	・イタリア語
・日本語	・韓国語	・ラトビア語	・ポーランド語
・ポルトガル語	・ルーマニア語	・簡体字中国語	・スロベニア語
・スウェーデン語	・トルコ語		

類法・用語集に関する知識形成に向けた学習活動を通じて，多くの国が NANDA-I の採用に関心を寄せていることがわかる。

　看護教育で，看護過程に触れ，看護過程を使い，看護診断を深く理解することによって，看護師志望者(看護学生)は，専門的な看護実践に必要な知識とスキルを身につけることができる。カリキュラム全体に NANDA-I 看護診断を統合させるためには，その内容を講義・技術学習・シミュレーション・臨床実習に組み込む必要がある。NANDA-I 看護診断を含む標準看護言語 (standardized nursing language：SNL) を，カリキュラムに統合する方法にはいろいろある。臨床実習の課題としてのケアプラン作成はかなり一般的であり，学生が看護診断について学んだ後であれば，効果的な学習機会になるだろう。問題のある方法としては，看護診断を医学診断と直接結びつけて教える，アセスメントデータを看護診断と結びつけずに看護診断ごとの標準看護計画(標準的なケアプラン)を使う，患者ごとのカスタマイズなしに介入とアウトカムを教える，などがある。看護アセスメントでは，医学診断について考慮する必要はもちろんあるが，医学診断だけを看護診断の根拠にするべきではない。同様に，ケアプランの土台として標準看護計画を使うことがあるかもしれないが，看護アセスメントを通じて明らかになってくる，患者 1 人ひとりの懸念やニーズに合わせて，患者ごとに看護計画をカスタマイズする必要がある。

　医療現場では，看護診断や「患者問題」を使い，看護の関心領域を明らかにして優先順位をつけている。看護ケアの文書保管は，紙ベースの診療録(カルテ)から電子カルテへと，多くの医療機関が移行している。NANDA-I は主要な電子カルテ提供業者と契約し，NANDA-I 用語集の使用許可を与えている。電子カルテ提供業者は，各医療機関の電子カルテに合わせて用語集をカスタマイズすることが多い。カスタマイズによっては，アセスメントデータを看護診断に結びつけているシステムもある。用語集の使用許可に関しては，NANDA-I は出版社を通じて，組織(例：病院，在宅医療サービス，介護施設)と直接契約することもある。電子カルテの普及が進む現在，NANDA-I の許可なしに NANDA-I 用語集を電子カルテで使うことは，著作権侵害に問われる点に注意が必要である。電子カルテ内での使用に当たっては，デジタル権利を管理している各言語の出版社と，書面による正式な契約が必要になる。

　電子カルテ内に標準看護言語が存在していれば，診断の精度(アセスメントデー

タと現在の患者の健康状態との対応づけ)の調査や看護記録の研究に，新しい方法が生まれる。学生と現場の看護師の診断推論と精度を向上させる必要性を示す研究もある(Johnson, Edwards, & Giandinoto, 2017; Larijani & Saatchi, 2019; Freire, Lopes, Keenan, & Lopez, 2018)。標準看護言語が電子カルテで使われ，標準的看護アセスメントツールのデータを通じて診断を検証することができれば，豊富な臨床情報を取り出す(利用する)ことができるだろう。

6.3　専門職協会と看護分類

　専門職協会として NANDA-I は，診断用語の開発や改良の探究に関心をもつ，あるいは NANDA-I 用語の最高の教育・研究・使用に関心をもつ看護師(看護診断に関心のある人々)を結びつけている。協会メンバーには，学生・現場の看護師・管理者・教育者・情報学者・研究者などがいる。メンバーには Web サイトやソーシャルメディアを通じたつながりだけでなく，NANDA-I 学術集会での研究発表で経験を共有する機会もある。NANDA-I 学会誌である International Journal of Nursing Knowledge は，看護知識を特定する，また実践・教育・情報科学・研究分野で標準看護言語を開発・利用する，世界的な研究の取り組みを発表している。

　NANDA-I は一部の看護分類と関連づけられており，許可を得て，実践・教育・研究目的の開発物に長年にわたり NANDA-I 診断を組み込んでいる(以下の* 印)。以下はその例である。

・ベルギー看護ミニマムデータセット(NMDS)
・クリニカルケア分類(CCC)システム*
・ヨーロッパ看護ケアパスウェイ(ENP)
・国際生活機能分類(ICF)
・看護実践国際分類(ICNP)*
・メンテナンスサービス作業記録(LEP)
・アイオワ大学看護介入分類(NIC)
・アイオワ大学看護アウトカム分類(NOC)
・オマハシステム(オマハ)*
・周術期看護データセット(PNDS)*
・デンマークのヘルスケア分類システム(SKS)

　標準看護言語に関する研究の大部分が，NANDA-I 診断に関係するもので，NANDA-I，看護アウトカム分類(Nursing Outcomes Classification：NOC)，看護介入分類(Nursing Intervention Classification：NIC)を組み合わせた「NNN」関連の研究，さらにこれらのリンケージ研究が続く(Tasten et al, 2014; Herdman & Kamitsuru, 2018; Moorhead, Swanson, Johnson, & Maas, 2018; Butcher, Bulechek,

Dochterman, & Wagner, 2018)。

　NANDA-I 用語の多くが，国際的な臨床参照用語集である SNOMED-CT (Systematized Nomenclature of Medicine-Clinical Terms)に含まれている。この執筆時点で，NANDA-I は SNOMED メンバーと協力して，ユーザーが電子カルテ内の NANDA-I 用語にアクセスできるように，SNOMED-CT 内に参照セット開発が可能かどうかについて検討している。

6.4　世界的な導入状況

　看護診断用語集の教育や導入に向けて，大学・医療機関・専門職協会・政府機関が協力してきた例が数多く報告されている。一部の国では，看護診断用語の使用を義務づけたことによって，全国的な導入が進んでいる。看護過程と看護診断の使用が，看護専門職の規制や政府法に含まれている国が，ラテンアメリカにはある(ペルー，メキシコ，ブラジルなど)。以下に，世界的な視点から(一部ではあるが)，NANDA-I 用語集の導入状況を，国名のアルファベット順に紹介する。

6.4.1　ブラジル連邦共和国

　連邦看護評議会(COFEN)が 1986 年以来看護を規制している。看護過程に従った看護ケアの実施をすべての医療機関に義務づけ，看護師にはその権利があると言明している(Brazil, 1986, 1987; COFEN, 2002, 2009, 2017)。この規制が制定される前から，ブラジルの看護師は，看護の科学的進歩を推進してきた。1960 年代と 1970 年代に，サンパウロ大学の Wanda de Aguiar Horta 博士が，科学的方法・看護診断・看護過程の活用を奨励した(Paula, Nara, & Horta, 1967; Horta, Hara, & Paula, 1971; Horta, 1972; Horta, 1977)。1980 年代後半に，2 つのグループ，サンパウロ大学(Edna Arcuri 博士率いる)とパライバ連邦大学(Marga Coler 博士率いる)が NANDA 診断を採用した(Coler, Nóbrega, Garcia, & Coler-Thayer, 2009; Cruz, 1991)。

　NANDA 分類法と用語集に関する知識は，出版物や学会を通じてさらに広まった。1990 年に発行された手引書『看護診断：概念的で実践的なアプローチ』には，NANDA 分類法 I 改訂版の翻訳が含まれていた(Farias, Nóbrega, Perez, & Coler, 1990)。1991 年に第 1 回全国看護診断シンポジウムが，ダンテパザネーゼ心臓病研究所と現パウリスタ看護学校によって開催された。その後 1995 年に，サンパウロ大学主催による第 1 回国際看護診断シンポジウムが開催された。そして 1999 年に，初めての NANDA 分類法の公式翻訳が完成した。2002 年にパウリスタ看護学校が第 1 回国際看護分類シンポジウムと，第 6 回全国看護診断シンポジウムを開催した。これらのイベントが，看護師の NANDA・NOC・NIC リンケージ理解には役立った。

　現在，すべての看護プログラムで看護過程が教えられている。これは 2001 年に

制定され，看護師による診断を認めた，学部看護コース全国カリキュラムガイドラインに一部起因している(Conselho Nacional de Educação, 2001)。2006年にブラジル看護協会(ABEn)によって設立された看護実践組織委員会(全国ブラジル看護協会委員会)は，看護過程について看護師を教育し，看護過程と標準看護言語の効果的な導入を促進している(ABEn, 2017a; ABEn 2017b)。ブラジルでの看護診断活用において，大学院の貢献は大きく，2006年から2016年の間でみると，アクセス可能な216の修士論文や博士論文の85％が，看護診断やNANDA-I看護診断に焦点を当てている(Hirano, Lopes, & Barros, 2019)。その他の教育イニシアチブとして，2013年からブラジルで導入されている遠隔学習の看護診断更新プログラム(PRONANDA)が含まれる(NANDA International, Herdman, & Carvalho, 2013)。電子カルテへの標準看護言語の導入は，NNN使用拡大に貢献している。出版社Grupo Aは2013年以来，合計32の医療機関に400近くの使用許可を認めている。

　このような好ましい状況にもかかわらず，国内における看護過程と標準看護言語の実際の導入と活用は，一貫しない状態が続いている。例えば，サンパウロ州に40の施設を持つ416セクターでは，アセスメントの記録は78.8％に，診断の記録は78.8％にあったが，アセスメント・診断・介入・アウトカムの記録は56.0％であり，5.8％には看護過程や看護記録の記載がなかった(Azevedo, Guedes, Araújo, Maia, & Cruz, 2019)。看護過程と標準看護言語に関する知識の生成・統合・共有を目的に，国内の複数の地域の研究者によって，2020年に看護過程研究ネットワークが設立された(REPPE, n.d.)。ブラジル看護協会によるイベントの継続的な推進，ダンテパザネーゼ心臓病研究所・ポルトアレグレ臨床病院・サンパウロ大学病院などが押し進めている，委員会活動や標準看護言語を使用したベッドサイドでの討論は，看護過程と標準看護言語の現場への導入の発展につながる重要なイニシアチブである。

6.4.2　日本

　1990年代，専門的な知識に基づいた独自の実践を探し求めていた多くの日本人看護師が，看護診断に興味を持った。使用を義務づけるような法令は存在しないが，60％近くの病院，約50％の看護教育機関で看護診断が使われ，教育されている。標準的な看護カリキュラムに看護診断は含まれていない。看護診断を学部課程(基礎看護教育)で教えるかどうかは，各教育機関の教員の専門知識と考え方による。看護診断教育についてのガイドラインがないため，教員は何をどのように教えるか困惑していることが多い。

　この20年間，全国的に電子カルテの導入が進み，看護診断は不可欠な標準的看護言語と見なされるようになった。看護診断用語を活用する病院の多くが，その研修を院内教育に組み込んでいる。外部講師を定期的に招聘して研修機会をスタッフに提供する病院もあるが，一般的には必要時に内部や外部講師を活用してスタッフの

診断スキルと知識を強化している。多くの病院にとって，内部講師を独自に育成して保持し続けることは課題でもある。

　電子カルテで活用されてはいても，医療の改革・改善のために，看護管理者が看護診断データを十分に活用しているとはいえない（例：スタッフの配置，患者アウトカムの評価）。診断的判断における看護師の知識と自信の強化に向けて，継続的な取り組みが日本では必要である。看護管理者が電子カルテでの使用を重視し，長期的視点でスタッフ教育に取り組んでいる病院で，看護診断は最も効果的に使用されるようだ。

6.4.3　メキシコ合衆国

　1970年代初頭以来，看護過程に焦点を当てた教育活動が，教育やサービス組織・機関，特に全国看護学校協会，全国大学高等教育協会，全国看護師協会によって推進されてきた。コラボレーションによって，標準的なケアプランの指導や基準が統一され，看護パフォーマンスを改善する看護過程の教育と使用にも基準がもたらされた（Moran, nd）。

　2007年，常設看護委員会（PNC）の創設が，連邦（政府）のオフィシャル新聞，連邦公式ジャーナルで報告された。この常設看護委員会は，看護師の実践と訓練に関する方針の確立を目的とする連邦政府の看護諮問機関であり，医療機関の看護サービスの質と文化，看護ケアの標準化の強化に向けて，9つの推奨事項を発表した。なかでも特筆すべきは3つあり，看護過程と病棟への看護過程の導入に関連するもの（推奨1），主な健康問題に対して診断名を使用した看護計画による看護の標準化（推奨2），看護計画のカタログ作成（勧告9）（Hernández, 2011），である。

　看護過程は看護カリキュラムに組み込まれている。しかし，理論と実践にはギャップがあり，医療現場での活用は最小限にとどまっている。専門職者は一連の固有の価値観で知識を活用するが，教育機関における看護過程の活用方法と，臨床現場における実施状況には違いがある。病院での看護活動では，専門職としての実践の発展に役立つツールとしてNNNを活用する看護師はほとんどいない。看護師は概して，ケアの計画に必要な方法論的知識よりも技能面の成長を重視する。データ収集，すなわちアセスメントは素早く行われ，たいてい不完全でもあるため，人間の反応についての意思決定は限られている。病院では，患者の病態生理学的反応を重視する，生物医学モデルが主流である。

　メキシコの看護は，看護ケア様式と標準言語使用の面では進歩を遂げた。看護診断用語開発に貢献するために，さらに研究を重ねる必要がある。

6.4.4　ペルー共和国

　ペルーの看護は，教育と臨床実践の両面で発展と移行を遂げてきた。ペルー大学法が1983年に採択されて以来，専門職学位を取得できるのは大学だけになり，看護学校のカリキュラムは強化されてきた。また患者問題あるいはニーズの特定を含む看護過程が，看護コースに組み込まれるようになった。看護過程に関しては，アセスメント・実施・評価の3段階が教育されていた。これにより看護師は，個人・介護者・集団・家族・コミュニティの看護計画の策定に向け，患者のニーズを特定できるようになった。

　1980年代，看護過程のさらなる発展により，アセスメント・診断・計画・実施・評価の5段階が使用されるようになった。看護過程の教育と広まりに，大学の役割が不可欠であった。NANDA看護診断分類が広まり始め，ペルアナカジェタノエレディア大学が初めて，病院（Arzobispo Loayza州立病院）との共同作業を開始した。大学の教員は，この病院の看護師にNANDA看護診断分類に関する教育を始めた。さらにこのような取り組みが，3つの州立病院でも繰り返された。

　看護専門職大学による支援と，看護記録に看護過程を含めることを義務づけた法律のペルー看護師法が2002年に成立したことで，看護診断用語の使用はさらに拡大した。しかし，大学・病院・地域によって教授法は異なっている。NANDA-I分類を導入済みの環境もあれば，まだ進行中の所もある。看護専門職大学による専門家認定は2010年に始まり，評価および単位認定と大学の質認定にかかわる全国的なシステムが認める，専門職アセスメント・評価センターによって導入された。さらにNANDA-I看護診断の使用が，2015年の専門職能力規制によって正式決定した。これによって，患者の安全ケアで標準看護言語を使用する重要性を示す看護経過記録など，看護過程で使う評価ツールにNANDA-I分類が含まれるようになった。さらに，保健省などの政策機関は，全国の州立病院の臨床現場でNANDA-I分類の使用を強化する看護介入指針を承認しただけでなく，「看護経過記録」も承認し，機関のWebページで公開している。

　NANDA-I看護診断の大幅な組み入れが，複数の州立病院で行われている。現在，全国的な電子臨床記録登録機関による導入計画に基づいて，電子カルテの導入が進んでいる。

　大学教員によるNANDA-I看護診断知識の習得，また看護師の教育においてこの知識を広めようという教員らの関心が，NANDA-I看護診断の導入を推し進める原動力になっている。ペルーのNANDA-Iネットワークは，標準看護言語の理解と導入を強化し続けている。ネットワークはまた，社会と看護専門家の利益のために看護を可視化するべく，業界関係者にも接触している。

6.4.5　アイルランド共和国

　アイルランド共和国は，教育および医療環境に NNN を統合している興味深い例であろう (Murphy, McMullin, Brennan, & Meehan, 2017)。「手厚い看護 (Careful Nursing) 哲学」と「専門的実践モデル」の導入が 2009 年から進んでいる。モデルの「実践能力と卓越性」面における看護実践の中心に，概念・診断-アウトカム-介入・NANDA-I 看護診断を使用したケア計画構造が含まれている。このケア計画構造で不可欠な最初のステップは，患者の NANDA-I 看護診断の特定である。現在，アイルランド共和国の南西部と南部を中心に，10 の病院と 4 つの看護学校で「手厚い看護」が導入されている。

　アイルランド共和国で NANDA-I 看護診断が導入された背景には，病院の看護師が使用を望んだ，あるいは使用が義務づけられたこと（当初は「手厚い看護」のため）によるが，病院の看護部長が「ベッドサイドで」NANDA-I 看護診断が使用できることに気づいたことにもよる。現場の看護師は，NANDA-I 看護診断で，自分が知っていることに名前をつけられるようになること，ケアを提供する人々の看護ニーズを診断できるようになることを認識している。その結果，看護教育者は，NANDA-I 看護診断の知識に優先順位をつけ，すべてのレベルの学部カリキュラムに組み入れることができるようになった。現場の看護師と看護教育者が認識を共有したことが，理論と実践のギャップを埋める上で実際に役立っている。

6.4.6　スペイン王国

　標準看護言語は 20 年以上前にスペインに導入された。看護師が現場で標準看護言語を使い始めたのは，主に電子カルテに組み込まれたことによるが，保健省が看護記録に標準看護言語（特に NNN）の使用を求める法律を制定した結果でもある。臨床現場の看護師と大学看護学部の教員とが協力し，標準看護言語を電子カルテに含める方法を決めた。スペイン領で電子カルテへの導入が始まってから，取り組みは倍増している。看護現場での NANDA-I 看護診断使用はまったく疑問視されていない。スペイン保健省は，あらゆる看護手順の更新時に NNN 言語を含めている。

　看護大学や病院やプライマリヘルスケアで働く多くの臨床看護師は，標準看護言語に関する変革力の一部になっている。プライマリヘルスケアサービスの発展は，標準看護言語がすべてのレベルで教育される主な推進力になり，看護大学では継続教育を通じて看護専門家への教育も行われた。1996 年に設立されたスペイン命名分類法看護診断協会 (AENTDE) は，何千人ものスペインの看護師が，NANDA-I や他の国際協会の仲間と，標準看護言語，特に看護診断の使用の重要性に関して，学習し討議するうえで極めて重要であった。

　スペイン保健省は，標準看護言語の導入と活用に深くかかわってきた。スペイン

の看護師の全国組織(Consejo Nacional de Enfermería)と AENTDE による最初の
プロジェクトの1つが，病院とプライマリヘルスケア両方のさまざまな臨床現場・
状況で，NNN を含む標準看護計画を使用した看護ケアのコスト計算であった
(Ministerio de Sanidad y Consumo, nd)。2010 年までに，「GACELA」と呼ばれる
NANDA-I 看護診断を組み込んだ電子カルテを使う病院はスペイン領で 100 を超
えた。スペイン領の一部では，あらゆるレベルの臨床ケアでこのシステムを使って
いる。

　電子カルテによって，NANDA-I 看護診断の導入が明らかに円滑に進んできた。
電子カルテでは，看護には最も全面的に標準看護言語があり，アセスメント・診断・
アウトカム・アウトカム指標・介入・活動などが含まれ，すべて相互に関連してい
て最も複雑でもある。電子的な記録は，使用する専門職者の仕事を容易にしてくれ
るツールでなければならず，実際のところ，そうなっている。電子カルテは，ケア
の計画や記録を容易にしつつ，管理の促進に向けたデータを生成する。

　全般的な標準看護言語，特に NANDA-I 看護診断用語の今後の継続的な使用に
関しては疑いようがない。考慮すべきもう1つの重要な分野として，多くのヨー
ロッパの国々が電子カルテに体系的な医療用語集(Systemized Nomenclature of
Medicine Clinical Terms：SNOMED CT)を組み込んでいることであり，それほど遠
くない将来にスペインでも始まることになっている。情報技術の革新は，看護ソフ
トウェアや情報管理を改善し続けるだろう。また，ビジネスインテリジェンスや
データウェアハウスなどの革新的技術の活用によって，膨大な量のデータ分析が可
能になり，管理・リーダーシップ・研究・根拠に基づく看護介入・実践の改善など，
看護分野を強化していくだろう。

6.4.7　アメリカ合衆国

　アメリカ看護師協会(ANA)は，看護師が患者記録に看護過程を使って記録する
ことを推奨し，13 の標準看護言語を承認している。NANDA-I は，ANA のリスト
の中でも最も広く認識され，研究されている言語である(Tastan, Linch, Keenan,
Stifter, McKinney, Fahey, Lopez, Yao & Wilkie, 2014)。しかし ANA は，臨床現場
でどの標準看護言語を使用すべきかの明言を避けている。そのために，全国的なコ
ンセンサスがなく，教育でも臨床現場でも，診断推論や看護過程にかかわる全般的
な臨床推論の重要性が損なわれている。残念ながら，看護診断やアウトカムや介入
に関する標準看護言語の使用に関する指針になるような専門職の規制や要件はな
い。そのため，NANDA-I 看護診断用語，あるいは他の標準看護言語を，どの程度
カリキュラムに含めるかについては，個々の看護学校が決めている。電子カルテか
らデータを収集できなければ，看護師の患者ケアへの貢献，看護ケアの実際のコス
ト，どの看護診断が入院期間の延長・再入院・予防できる後遺症につながる可能性

があるか，についてよく理解できず，アメリカ合衆国は明らかに不利になっている。

　電子カルテ(看護記録)に標準看護言語を導入し使用している医療機関の数は，アメリカ合衆国では不明である。希少な研究として，ミネソタ州で電子カルテの使用調査が行われ，州内の医療機関(例：病院，診療所，保健所)の92%が電子カルテを使用していた。電子カルテを使用している機関のうち，標準看護言語を使っていたのはわずか30%だった(Huard & Monsen, 2017)。しかし，多くの医療機関がライセンスを実際には取得せずにNANDA-I看護診断名を記録システムに組み込んでいることはよく知られている。このようなケースの多くでは，適切な参照もないため，看護師はNANDA-I診断名を使って記録していることに気づいていない。また多くの看護師，特に短期大学卒の看護師が，カリキュラムで看護診断を学習していないことも関係している。このような問題はアメリカ合衆国に限ったことではなく，おそらく専門的で独立した学問分野である看護に対する，経済的支援の継続的な欠如を反映しているのであろう。

　電子カルテは，アメリカ合衆国の医療環境の一部になっている。2009年の経済的および臨床的健全性のための医療情報技術に関する法律(Health Information Technology for Economic and Clinical Health：HITECH)のインセンティブにより，医療機関は電子カルテの採用を急いできた。政府(保健社会福祉省)の発行した基準では，ユーザーが電子的に入力や修正できる診断の最新の問題リストを，電子カルテに含めるように求めている。ただし，問題リストで使用すべき言語の標準はないため，問題リストは医療機関によって大きく異なり，医学診断のみの問題リストも多い。繰り返すが，この一貫性の欠如は，明確に定義され質の高いビッグデータセットを看護研究が利用できる可用性を，かなり制限している。

　明らかに標準看護言語は使われていないため，看護学校が学生の実践に向けた準備に使用する知識と，看護師が実際に医療現場で見たり使用したりする知識とにギャップが生じている。とはいえ，多くの大学の学部ではNANDA-I看護診断をカリキュラムで教えてはいるが，初期の授業で教えることが多く，学生の進級に合わせた高度な内容にはうまく組み込まれていない。さらに，看護診断が医学診断に誤って関連づけられていることも多く，診断推論についての教育や，アセスメントからどのように看護診断に至るのかの教育は，全くかほとんど提供されていない。看護教員自身も診断に関してほとんど教育を受けていないか，紛らわしい教育を受けていることが多いため，看護診断の教え方に確信が持てないことが多い。希望の持てる出来事の1つに，ボストンカレッジとNANDA-Iとの新しい関係性があり，「知識開発と臨床推論のマージョリー・ゴードンプログラム」が共同設立されている。このパートナーシップは，診断推論や看護診断用語を教える看護教員を支援するための教材・ツール・学習方式の開発を向上させ，看護知識の開発と発展につながるであろう。

6.5　要約

　NANDA-I看護診断用語について情報を提供し，教え，導入するためには，地球規模のコミュニティが必要になる。実際に，地球規模の現象だといえる！NANDA-I看護診断分類法は，看護師やわれわれがケアを提供する患者にとっての関心領域（診断の焦点）を分類する方法を提供している。NANDA-I看護診断は，健康問題/生命過程に対する人間の反応を表現し，アウトカムと介入の特定を導く。明らかなのは，NANDA-I看護診断は臨床推論プロセスを助け，看護専門分野の独自の知識を説明する分野固有の言語を提供するものであるということだ。

　看護診断を導入するための革新的な取り組みが，世界のさまざまな場所（例：エストニア，スロベニア，イタリア，スペイン，ブラジル）で行われており，とても全部はあげられないほどだ。臨床現場の看護師・看護教育者・管理者・情報学者・研究者など，多くの専門家がこのような取り組みに力を注いでいる。

　NANDA-I看護診断用語集は，最新のエビデンスで絶えず更新され，看護実践の全範囲を最大に反映すべく，エビデンスレベル判定基準の割り当てられた唯一の標準看護言語である。看護診断は，臨床現場の看護師・看護教育者・大学院生・看護研究者から，採択（新しい診断）あるいは改訂（既存の診断）のためにNANDA-Iに提案される。NANDA-Iは世界中に展開していることは明らかであり，何百万人もの看護師による，患者の健康上の問題・リスク・強みに関する臨床判断（看護診断）や，関連する介入とアウトカムの特定を支援している。

6.6　本章への寄稿者

　看護診断について世界各地から情報提供してくれた以下の専門家に感謝する。

ブラジル連邦共和国
- Camila Takáo Lopes, PhD, RN, FNI, Director of the Diagnosis Development Committee of NANDA International, and Adjunct Professor at *Escola Paulista de Enfermagem, Universidade Federal de São Paulo* (EPE-Unifesp)
- Alba Lucia Bottura Leite de Barros, PhD, RN, FNI, Full Professor at EPE-Unifesp, Coordinator of the Research Network on the Nursing Process (REPPE) and Researcher of the National Council for Scientific and Technological Development (CNPq)
- Diná de Almeida Lopes Monteiro da Cruz, BSN, PhD, FNI, Full Senior Professor at Escola de Enfermagem da Universidade de São Paulo (EEUSP), CNPq Researcher
- Emilia Campos de Carvalho, PhD, RN, FNI, Director at Large of NANDA International (2012-2016), Full Senior Professor at *Escola de Enfermagem de Ribeirão Preto, Universidade de São Paulo* (EERP-USP), CNPq Researcher (1987-2019)
- Marcos Venícios de Oliveira Lopes, PhD, RN, FNI, member of the Education and Research Committee of NANDA International since 2014, Associate Professor at *Faculdade de Farmácia, Odontologia e Enfermagem, Universidade Federal do Ceará* (UFC), member of the Nursing

Assessor Committee of CNPq
- Miriam de Abreu Almeida, PhD, RN, FNI, member of the Diagnosis Development Committee of NANDA International (2010-2018), Full Professor at *Escola de Enfermagem, Universidade Federal do Rio Grande* do Sul (UFRGS), CNPq Researcher
- Viviane Martins da Silva, PhD, RN, FNI, member of the Education and Research Committee of NANDA International since 2018, Associate Professor at *Faculdade de Farmácia, Odontologia e Enfermagem, Universidade Federal do Ceará* (UFC), CNPq Researcher.

日本
- Shigemi Kamitsuru, PhD, RN, FNI, Nurse Consultant, President of NANDA International

メキシコ合衆国
- Prof. Dr. Hortensia Castañeda-Hidalgo
- Prof. Ángeles Fang Huerta
- Prof. Dr. Florabel Flores Barrios
- Prof. Dr. Rosalinda Garza Hernández
- Prof. Dr. Nora Hilda González Quirarte
- Prof. Dr. Dolores Eunice Hernández
- Prof. Dr. Concepción Meléndez Méndez

ペルー共和国
- Dr. Ruth Aliaga Sánchez
- Dr. Roxana Obando Zegarra
- Mg. Rossana Gonzáles de la Cruz
- Lic. Elver Luyo Valera

アイルランド共和国
- Therese Meehan, PhD, RGN, Adjunct Associate Professor of Nursing, University College Dublin
- Mary Kemple, MSc., RGN, Assistant Professor of Nursing, University College Dublin
- Catherine (Kay) O'Mahony, MBA, RGN, Assistant Director of Nursing, South/South West Hospital Group

スペイン王国
- Carme Espinosa i Fresnedo, MSN, FNI, President Elect NANDA International
- Rosa González Gutiérrez-Solano, European Master in Quality, FNI, Former President of AENTDE (Spanish Association of Nomenclature, Taxonomy and Nursing Diagnoses)
- Rosa Rifà Ros, PhD, Professor of Fundamental Concepts in Nursing. Ramon Llull University, Barcelona

6.7　文献

Associação Brasileira de Enfermagem. Regimento Interno. 2017a. Available from: http://www.aben nacional.org.br/site/wp-content/uploads/2019/01/regimento_COMSISTE.pdf.

Associação Brasileira de Enfermagem. Comissão Permanente de Sistematização da Prática de Enfermagem Relatório 2017. 2017b. Available from: http://www.abennacional.org.br/site/wp-content/uploads/2019/01/relatorio_COMSISTE_ABEn-Nacional2017-1.pdf.

Azevedo OA, Guedes ES, Araújo SAN, Maia MM, Cruz DALM. Documentation of the nursing process in public health institutions. Revista da Escola de Enfermagem da USP. 2019; 53: e03471. https://doi.org/10.1590/s1980-220x2018003703471.

Brasil. Presidência da República. 1986. Lei n. 7498, de 25 de Junho de 1986. http://www.cofen.gov.br/lei-n-749886-de-25-de-junho-de-1986_4161.html.

Brasil. Presidência da República. 1987. Decreto n. 94.406/87 de 08 de Junho de 1987. http://www.cofen.gov.br/decreto-n-9440687_4173.html.

Butcher HK, Bulechek GM, Dochterman JM, Wagner CM (eds.). Nursing Interventions Classification (NIC). 7th ed. St. Louis, MO: Elsevier, 2018.

Coler MS, Nóbrega MML, Garcia TR, Coler-Thayer M. Linking the nature of the person with the nature of nursing through nursing theory and practice and nursing language in Brazil. In: Roy C, Jones DAA. Nursing Knowledge Development and Clinical Practice. New York: Springer, 2007, p.79-91.

Conselho Federal de Enfermagem [COFEN]. 2002. Resolução COFEN-272/2002. http://www.cofen.gov.br/resoluo-cofen-2722002-revogada-pela-resoluao-cofen-n-3582009_4309.html.

Conselho Federal de Enfermagem [COFEN]. 2009. Resolução COFEN-358/2009. http://www.cofen.gov.br/resoluo-cofen-3582009_4384.html.

Conselho Federal de Enfermagem [COFEN]. 2017. Resolução COFEN-564/2017. http://www.cofen.gov.br/resolucao-cofen-no-5642017_59145.html.

Conselho Nacional de Educação. 2001. Resolução CNE/CES Nº 3, de 7 de Novembro de 2001. Institui Diretrizes Curriculares Nacionais do Curso de Graduação em Enfermagem. Available from: http://portal.mec.gov.br/cne/arquivos/pdf/CES03.pdf

Cruz DALM. Classificações em enfermagem: tensões e contribuições. Revista Saúde 1991; 1(1): 20-31. http://revistas.ung.br/index.php/saude/article/view/65/104.

Farias JN, Nóbrega MML, Perez VLAB, Coler MS. Diagnóstico de enfermagem: uma abordagem conceitual e prática. João Pessoa: Ccs/UFPB, 1990.

Freire VECS, Lopez MVO, Keenan GM, Lopez KD. Nursing students' diagnostic accuracy using computer-based clinical scenario simulation. Nurse Education Today 2018; 71: 240-246. https://pubmed.ncbi.nlm.nih.gov/30340106/.

Herdman TH, Kamitsuru S (eds). NANDA International nursing diagnoses: Definitions and Classification, 2018-2020. New York: Thieme, 2018.

Hernández E. 2011. Proceso enfermero en México y generalidades del proyecto places. Available in: http://www.enlinea.cij.gob.mx/Cursos/Hospitalizacion/pdf/proceso.PDF.

Hirano GSB, Lopes CT, Barros ALBL. Development of research on nursing diagnoses in Brazilian graduate programs. Revista Brasileira de Enfermagem 2019; 72(4): 926-932. https://doi.org/10.1590/0034-7167-2018-0259.

Horta WA. Diagnósticos de enfermagem: estudo básico da determinação da dependência de enfermagem. Revista Brasileira de Enfermagem 1972; 25(4): 267-273. https://www.scielo.br/pdf/reben/v25n4/0034-7176-reben-25-04-0267.pdf.

Horta WA. Diagnóstico de enfermagem-representação gráfica. Revista enfermagem em novas dimensões 1977; 3(2): 75-77.

Horta WA, Hara Y, Paula NS. O ensino dos instrumentos básicos de enfermagem. Revista Brasileira de Enfermagem 1971; 24(3): 159-169.

Huard RJC, Monsen KA. Standardized Nursing Terminology Use in Electronic Health Records in Minnesota. Modern Clinical Medicine Research 2017; 1(1). https://dx.doi.org/10.22606/mcmr.2017.11003. Retrieved from http://www.isaacpub.org/images/PaperPDF/MCMR_100004_2017052511033162338.pdf.

Johnson L, Edwards KL, Giandinoto J. (2017). A systematic literature review of accuracy in nursing care plans and using standardised nursing language. 2017. Retrieved from https://doi.org/10.1016/j.colegn.2017.09.006.

Larijani TT, Saatchi B. Training of NANDA-I nursing diagnoses (NDs), Nursing Interventions Classification (NIC) and Nursing Outcome Classification (NOC), in Psychiatric Wards: A randomized controlled trial. Nurs Open 2019; 6(2): 612−619. DOI: 10.1002/nop2.244

Ministerio de Sanidad y Consumo, Consejo General de Enfermería. NIPE Project; Normalización de las Intervenciones para la Práctica de la Enfermería. 2002. Retrieved from https: //www. mscbs.gob.es/estadEstudios/estadisticas/normalizacion/proyec−NIPE.htm.

Moorhead S, Swanson E, Johnson M, Maas ML (eds.). Nursing Outcomes Classification (NOC): Measurement of health outcomes. 6th ed. St. Louis, MO: Elsevier, 2018.

Moran Aguilar Victoria (n.d.). El proceso de atención de enfermería Asociación Nacional de Escuelas de Enfermería, A. C. Undated. Available from: http://publicaciones.anuies.mx/pdfs/revista/Revista19_S2A1ES.pdf.

Murphy S, McMullin R, Brennan S, Meehan TC. Exploring implementation of the Careful Nursing Philosophy and Professional Practice Model in hospital−based practice. J Nurs Manag 2018; 26: 263−273. https://doi.org/10.1111/jonm.12542.

NANDA International, Inc.; Herdman TH, Carvalho EC, organizadoras. PRONANDA Programa de Atualização em Diagnósticos de Enfermagem: Ciclo 1. (Sistema de Educação Continuada a Distância, v. 1). Porto Alegre: Artmed Panamericana, 2013, p.11−145.

North American Nursing Diagnoses Association. Diagnósticos de Enfermagem da NANDA: Definições e Classificação 1999−2000. Porto Alegre: Editora Artes Médicas Sul, 2000.

Paula NS, Nara Y, Horta WA. Ensino do plano de cuidados em fundamentos de enfermagem. Revista Brasileira de Enfermagem 1967; 20(4): 249−263. http://www.teses.usp.br/teses/disponiveis/5/5131/tde−09032010−181608/en.php.

Rede de Pesquisa em Processo de Enfermagem [REPPE]. Undated. Available from: https: //repperede.org/.

Tastan S, Linch GCF, Keenan GM, Stifter J, McKinney D, Fahey L, Lopez KD, Yao Y, Wilkie DJ. Evidence for the existing American Nurses Association−recognized standardized nursing terminologies: A systematic review. International Journal of Nursing Studies 2014; 51: 1160−1170. https://doi.org/10.1590/S0080−62342010000200008.

World Health Organization [WHO]. World Health Statistics 2013. 2013. Retrieved from https: //www.who.int/gho/publications/world_health_statistics/2013/en/.

7 臨床推論：
アセスメントから看護診断まで

ドロシー・A. ジョーンズ，T. ヘザー・ハードマン，
リタ・デ・カシア・ゲンゴ・エ・シルバ・ブッチャー
Dorothy A. Jones, T. Heather Herdman, Rita de Cássia Gengo e Silva Butcher

7.1 臨床推論：はじめに

　臨床推論（clinical reasoning）は，医療分野ではさまざまに定義されている。
Koharchik ら（2015）は，臨床推論には有効な結論に到達するためのアイデアと経験
の活用が必要であり，看護では看護師が「患者の状況を分析・理解し，結論を導く」
方法を表す，と述べている。また Tanner（2006）は，看護師が，選択肢から選び，エ
ビデンスを検討し，直観とパターン認識を用いて臨床判断を下すプロセス，ととら
えている。同様に，Banning（2008）は，1964 年から 2005 年までの論文を対象とした
臨床推論の概念分析から，臨床推論を，臨床状況への知識と経験の応用，と定義し
ている。その研究では，看護実践における臨床推論を測定するツールの必要性を指
摘している。
　臨床推論はプロセスであり，新しいデータやエビデンスから情報を得ることもあ
れば，修正されることもある点に注意が必要である。段階的で直線的なプロセスで
はなく，むしろ発展的なプロセスである。臨床推論は時間の経過とともに，たいて
いは，たくさんの患者や家族と接することで起こる。このプロセスはまた，相互作
用的でもある。多くの情報が集まれば，より多くの情報を組み合わせて，問題が明
らかになっていくような，パターン形成に気づくようになる。キャリアの早い段階
の新人看護師では，このプロセスには時間がかかるかもしれない。経験を積んだ看
護師は，長い期間に多くの患者と会って知識を蓄積しているので，このプロセスを
もっと早く進めることができる。とはいえ，患者の状況は 1 人ひとり違うため，パ
ターン形成を明らかにして問題を特定するためには，看護師は推論プロセスのすべ
ての要素に集中する必要がある。

7.2 看護過程における臨床推論

　多くの著者が看護過程を重視しているが，看護学の概念について，私たちが確実

に理解できるような時間を十分にかけてはいない。しかし看護過程は，基本となる看護の概念と人間の経験の理解から始まるのであり，もちろん始めるべきである。専門分野の概念(私たちの知識によって規定されるアイデア)を理解していなければ，患者・家族・コミュニティの経験についての全体を，いかにパターン形成して特定するかに苦労するだろう。

　概念とは，イメージあるいは抽象的なアイデアである。看護という専門分野の中心的概念には，環境・健康・看護・人が含まれる(Walker & Avant, 2019)。看護が関心を寄せる現象としては，他にも，ウェルビーイング・ストレス・活動などといった，概念が浮かび上がってくる。看護師として，正常な人間の反応や通常の反応に合致しないパターンを認識して，健康へのリスクや脅威を特定し，健康やウェルネスを促進できるように，このような概念を私たちが学習(教育)しておくことは極めて重要である。基本的な概念を理解していなければ，看護過程(アセスメント，診断，計画，介入，評価)に取り組んだところで無意味である。なぜならば，アセスメントで集めるデータに現れてくる個々のパターンを特定できないのだから。

　概念や知識，また看護が関心を寄せる現象についてのしっかりとした土台がなければ，患者について，また患者の経験について仮説を立てることも，起こりそうな出来事を指摘することもできない。このような知識がなければ，暫定的な問題や診断を確定したり排除したりするために必要な，もっと掘り下げた詳細アセスメント(in-depth assessment)を行って新しいデータを取得することもできない。一般的な看護過程は，概念的知識について言及していないが，このような情報を知っていることで，人間の経験を理解する私たちの能力を最大限に発揮できる。

例　パターン形成あるいはデータ統合とは何を意味するのだろうか。私たちの脳がいろいろな点状データをまとめて，見ているものを頭で思い描き，名前を認識することである。まず，臨床とは大きく異なるシナリオを見てみよう。

　あなたが散歩に出かけたとしよう。公園でピクニックベンチに座っている男性グループの前を通り過ぎる。そのとき，彼らは小さな複数の四角い物体で何かをしていて，テーブルの上にある物体をたたきつけながら，とても大きな声で話をしていて，なかには叫んでいる人もいる。男たちはとても真剣で，その物体のことで何か言い争っているようにも見えるが，あなたはその物体が何なのか，男たちがいったい物体で何をしているのかを理解することができない。のぞいてみようと歩くスピードを落とすと，小さな取り巻きができていたことに気づく。集まった人のなかには，時折うなずいたり，応援するように声をかけたり，心配しているようだったり，あなたのように見ているものに困惑したりしている人もいる。

概念とデータを結びつける　いったい何が起きているのだろうか？　あなたは何を見ているのだろうか？　もし，あなたがまったく経験したことのないものだとした

ら，見ているものをはっきりと言い表すことはむずかしいだろう。人は概念を理解していないと，思考プロセスを前に進めることができない。では仮に，あなたは私たちから，男たちが興じていたのは「麻雀」で，それはパイを使ったボードゲームの一種だと聞いたとしよう。パイはカードのように使われるもので，カードよりも小さいが，伝統的には象牙製や竹製の長方形の物体である。あなたは麻雀のことは知らないが，「ゲーム」という概念は理解している。ゲームだとわかると，目の前に展開している場面について，違った見方をし始めるに違いない。4人の男たちはゲームの参加者に見えるだろうし，それぞれがゲームに勝ちたいと思っているから，真剣だということもわかってくる。大声を上げているのも，怒って叫んでいるというよりも，相手への悪意などはなく，からかっているだけだと考えるようになる。「ゲーム」という概念を理解することで，この場面で何が起きているのか，頭の中の絵に色をつけられるようになる。また，集めたデータ（手がかり）を，ゲームという状況下で意味あるように，解釈できるようにもなる。「ゲーム」の概念がなければ，やはり，自分が見ているものの理解に苦しむだろう。

　では今度は，看護概念（知識）の考え方について，臨床のシナリオでみてみよう。リサは，看護学生としての初めての臨地実習を，介護施設もあるサービス付き高齢者住宅で，施設担当教員のレナード教授の監督の下で行っている。実習中のある日，リサは教授の助けを借りてスミス氏をアセスメントする。スミス氏は75歳で，施設には12か月住んでいる。いつもエネルギーがないと感じていて，集中することができず，ほぼ毎日歯も磨いていない，とリサに話す。自分の心臓に何か問題があるのではないか，と大変心配している。リサはスミス氏のバイタルサインをチェックしながら，施設に住み始めてからあなたの人生に何が起こっているのかを話してほしい，とお願いする。妻が心臓発作で亡くなった後，自分だけでは家事や雑用をこなせず，また一人娘には夫と4人の子どもがいて海外に住んでいるため，ここに引っ越して来なければならなかった，と言う。スミス氏には，胸の痛み，動悸，息切れはない。レナード教授がスミス氏に，なぜ心臓が心配なのかをたずねると，「そう，毎日何度も頭の中に同じ考えが浮かんでくるんだよ。もっと早く心臓専門医に診てもらうように自分が強く言っていたら，妻は死ななかったかもしれない」と答える。

　リサは，娘がどれくらいの頻度で会いにくるかをたずねる。娘夫婦は多忙な仕事の関係で，妻の葬式後はすぐに帰らなければならなかった。それ以来，会えていないが，普段は週に1回は電話で話している，とスミス氏は言う。住んでいる施設が提供している活動にはあまり興味がなく，通りの向かい側に住んでいた夫婦と親しくしていたので，この地域を離れがたいことにも，スミス氏は言及する。この夫婦とは少なくとも週に3回は会う機会があり，一緒に夕食をとったり，テレビを見たり，ボードゲームをしたり，一緒に旅行したことも何回かある。今は彼らとは電話

でしか話していない。彼らと話せることはうれしいが，妻と一緒に彼らと夕食を楽しんだ頃とは違う，とスミス氏は言う。妻が隣人との関係における強いつながりだった。というのは，いつも妻が，いろいろな活動を提案したり計画したりしていたからだ，とスミス氏は指摘した。週末には皆で一緒にパーティーに行きませんか，という妻からの音声メッセージが電話に残っていて，それを毎日聞いている。

　リサはスミス氏に，バイタルサインはとてもよいことを伝える。レナード教授はリサに，悲嘆プロセスの変化に苦しんでいる可能性を示唆し，何点か調整を試みて，それがスミス氏の安らぎや穏やかな気持ちに影響するか確認するように提案する。まず，2 人でスミス氏と話をして，次に環境業務責任者と話し合って，スミス氏を遺族サポートグループに登録してもらい，悲嘆を表現できるように施設内の精神保健スタッフとのカウンセリングも開始してもらう。教授はまた，スミス氏はうつ病の発症について診断を受ける必要があるとリサに告げる。最後に教授は，親しくしてきた夫婦と直接会ってみることをスミス氏と話し合うこと，またどうすればスミス氏が友人宅を訪問できるか，どうすればスミス氏の友人に新しい住まいを見てもらうために施設に来てもらうことができるか，どうすればスミス氏が新しいコミュニティに徐々にかかわっていけるか，居住生活責任者に相談してみることを提案する。

　リサは，レナード教授がスミス氏の潜在的問題をほぼ即座に特定したので驚いた。レナード教授はリサの関心を看護診断の〈悲嘆不適応（00301）〉に引きつけ，リサは教授がアセスメントで得ていたデータは，この看護診断の診断指標と関連因子であることに気づいた。教授は，悲嘆プロセスと，それに影響する可能性のある物事——例えば，ソーシャルサポートが不十分であること（スミス氏の最近の引っ越し，娘や友人とのつながりの欠如）——についてリサに説明する。教授は正常な悲嘆プロセスを理解していて，正常なパターンを阻害する因子を特定できたので，すぐにこの看護診断を思いついた。さらに教授は，考えられる病因（関連）因子を特定した。一方，看護学生のリサには，この診断を想い描くための概念的知識がなかったので，この診断は明らかになっていなかった。

　これが，診断の基礎にある概念の学習が非常に重要だといっている理由である。私たちが看護過程全体を通して概念的な知識を利用しなければ，人間の反応の正常なパターンを理解することはできない。

7.3　看護過程

　完全な看護アセスメントなしに患者中心の看護診断はありえないし，エビデンスに基づいた，患者中心の看護独自の介入もありえない。アセスメントを，アセスメント用紙やコンピュータ画面の空欄を埋めるだけの作業にしてはいけない。もしもこのような機械的手順によるアセスメント方法に思い当たるふしがあるとしたら，アセスメントの目的を考え直す機会にしてほしい！

アセスメント　看護師がアセスメントを行う理由は，人(患者)とその人の経験を知り，患者の懸念事項を正確に特定し，最も望ましい患者ケアのアウトカム達成を目的に，看護介入を実施するためである。学問分野として看護は，看護学という知識を開発してきた。看護診断は臨床判断であり，また看護アセスメントのアウトカムであり，健康状態／生命過程に対する人間の反応，またはその反応への脆弱性を表す。看護診断は，<u>看護師に説明責任のあるアウトカムを達成するための看護介入</u>の選択根拠になる。ここでの焦点は「人間の反応」である。

　　看護アセスメント枠組みを使った<u>人間の反応</u>のアセスメントは，看護師が目を向けている，関心を寄せている現象を特定し，専門職としての看護実践の範囲内で問題に対処する方法でもある。人間は複雑でダイナミックであり，同じ状況であっても，独自の比類ない反応をする。人間の反応は，遺伝的特徴，生理機能，健康状態，病気やけがの経験など，多くの要因の影響を受ける。人間の反応はまた，患者の年齢，文化，民族性，宗教／スピリチュアルな信念，経済状態，性別，家族の経験にも影響される。

　　包括的な看護アセスメント枠組みは，人間の独自の病気・健康・ウェルネスに対する反応を，他者と共有できるようにしている。看護診断は，看護知識を表す明確な定義とアセスメント基準を含み，人間の反応を表現する標準用語である。

　　看護師はアセスメントを，患者とかかわる機会であり，データを共有し情報に変換し，看護診断として知られる看護コンテンツに意味あるカテゴリへと編成するプロセス，と見なしている。アセスメントは，患者ケアを実現するうえでの看護師の知識と貢献を示す重要な機会でもある。

看護師-患者関係　看護師-患者関係は，ベストな看護実践における中核にある(Roy & Jones, 2007, Watson, Smith, 2019)。この関係性のなかで看護師は，個人を全人的に理解し，病気を健康の一部として見るようになる(MacLeod, 2011; Smith, 2011, Jones, 2013)。Dossey と Keegan (2013, p.17)は，看護師／患者／家族／コミュニティの関係性について，「自己認識，患者の健康と病気の経験，ケアリング関係と効果的なコミュニケーションの発展と維持」の1つ，と説明している。

　　看護の知識・専門知識・スキル・価値観は，人との信頼関係の構築や，有意義な形でのつながりに寄与する。臨床現場では，ケア環境により看護師は関係性を通して人を理解できるようになる。患者や家族と一緒にいるということは，そこにいて，気づき，注意深く話を聞き，よく観察すること，が求められる。このような対応は，費用効率が高く，高品質で，安全で，知識主導型の患者ケアを提供するうえでの，専門職としての看護師の役割実現に役立つ(Jones, 2013 年)。

　　看護師と患者のかかわりは，相互ケア経験である(Newman, 2008)。それは，看護の<u>行為(doing)</u>(ケアの管理に役立つタスクに焦点を当てる)を超え，患者の経験の全人的な<u>理解(understanding)</u>へ，また相互に関心を寄せる領域の<u>特定(identify-</u>

ing)へ，さらには人が変化に関与して変容をもたらしえる行動を助ける情報の提供
(providing)へと進む(Newman, 2008; Jones, 2013)。

意図的で真正な存在　意図的な存在(intentional presence)には，「誠実な対話，献身，
深い関与と寛容さ，自然な気づかいと卓越した一体感」が必要になる(Smith, 2011)。
看護師が誰かと一緒にいるとき，看護師はその瞬間に没頭し，自分たちがいる環境
を意識的に自覚する。
　患者ケアリング経験における看護師の真正な存在(authentic presence)は，関与
を促進し，関係性を強化する(Newman, 2008; Newman, Smith, Pharris and Jones,
2008)。このような経験は，看護師と患者の双方に転機をもたらす可能性がある。
存在は意識の問題であり，看護師と患者双方の全体論的存在に反映される(Chase,
2011)。
　意図的に存在することによって，看護師にその瞬間の，ある状況への，言語的・
非言語的な表現と反応の経験を可能にする。患者の経験を探求することは，何がそ
の患者にとって意味あるのかを明らかにし，内省を促し，健康を増進する選択なら
びに行動，行動についての意識を高め，発見や変化，個人的変革につながりうる洞
察を提供する(Jones, 2013, 2006; Newman, 2008; Jones & Flanagan, 2007; Doona,
Chase & Haggerty, 1999)。
　看護師が安全な空間をつくることができれば，患者は自分の懸念事項(心配事)を
遠慮なく明かし，自分が恐れていることについて自由に表現できる(Jones, 2013)。
看護師と患者がアセスメントに集中するにつれて，患者は新しい気づきや洞察を経
験し(Newman, 2008)，自己変革をもたらす人生の新たな機会を認識し，ヘルスプロ
モーション活動に関与する可能性がある。Willis らによると，「意味とは，人間が人
生経験とその意義の理解に達することで，そのような経験のプロセスに由来する」
(2008, p.E34)。

人を知る　「患者を知るということは，看護師が特定の患者をかけがえのないひと
りの人間として理解する複雑なプロセスであり，臨床意思決定を強化する」
(Whittemore, 2000, p.75)。Benner(1984)は当初，人とその環境を意識し，状況を見
極める「直観的」反応を経験する，看護師のスキルと説明していた。これはたいてい，
看護師の臨床における専門知識と関連している。看護師がある経験について，「何
かはわからないが，何かおかしいのはわかる」と表現することがある。これを直観
的に知ること(intuitive knowing)と呼ぶ人もいる。このとき看護師は，必ずしも反
応に名前をつけられないが，潜在的問題や状況に注意を引きつける複雑な一連の手
がかりを認識できる。
　看護師は経験を積んで長い年月をかけて母集団の反応を観察するにつれ，知識を
深めて情報(手がかり)をより迅速に処理するようになり，反応が普通なのかそれと

も問題なのかがわかる。看護師は長期にわたって患者の世話をするため，患者の反応パターンの変化に次第に敏感になる可能性がある。看護師がアセスメントに関与するにつれ，患者の反応パターンについての知識が蓄積され，迅速に判断できるようになる（Gordon, 1994）。看護師にはあらゆる状況で，臨床判断や看護診断を検証するための，適切なアセスメントデータの入手が欠かせない。

　看護アセスメントおよび看護師-患者関係は，患者満足度を高め，現場の看護の可視性も高める。Watson と Smith（2004）は，ケアリング関係（caring relationship）の重要性を論じ，学問分野の顕著な特徴だと説明している。Somerville（2009）が実施した研究では，患者が看護師に知ってもらっていると思えたのは，「かけがえのないひとりの人間として認識され，ケア環境が安全だと感じ，看護師とのつながりを経験し有意義だと感じ，積極的に自分のケアに参加する力を看護師に与えられたと感じた」時だった，と説明している（p.3）。この最初の質的研究が，看護師に知ってもらっていると感じる患者の認識尺度 Patients' Perceptions of Feeling Known by Their Nurse Scale（PPFKNS, Somerville, 2009 年）の開発につながった。PPFKNS は，看護師に「知ってもらっている」という患者の認識の評価に使用できる，有効で信頼性の高い，4つの構成要素からなる尺度である。

看護アセスメント：全人的プロセス　「病気に対する人の反応や，健康的なライフスタイルを促進する行動を理解するために，看護師には使用できるさまざまな手法がある」（Jones, 2013, p.95）。看護理論（Newman, 2008; Roy, 2007）は，人間の経験を理解する独自の方法を提供し，単独で使用することも，また機能的健康パターン（Functional Health Pattern：FHP）（Gordon, 1994）などのアセスメント枠組みに組み込むこともできる。それぞれの理論は，患者の経験を表すデータを検討するための枠組みになる。FHP の枠組みで患者の反応を整理することは，理論から発生した知識を看護実践から得た知識で補完する方法なのかもしれない。得られた知識は，看護学の発展に役立つだろう。

アセスメントとデータ収集方法　プロセス／対話と問題解決は，看護師が患者の経験を知る際に役立つ2つの方法である。このような方法は，データへのアクセスとデータ分析に異なる手段を提供し，また介入とアウトカムは構造と種類で変化する。どちらも，いかに人生経験が生き方に作用し，健康とウェルビーイングに影響を及ぼすか，理解できるようにデザインされている。

対話プロセス型のアセスメント　プロセス型のアセスメントは，対話あるいは話し合いのコンテクスト（状況）で起こる。この方法のアセスメントは帰納的（inductive）であり，「看護師と患者の双方に変化をもたらす関係の性質」に重点を置く（Newman et al., 2008）。データ収集はそれほど体系的ではなく，看護師-患者関係の

中での意図的な話し合いを通じて，内容は発展する。例えば「あなたにとって，1日がどうだったのか教えていただけますか？」のように，看護師は自由回答式の質問で会話を始める。

　看護師がその瞬間に居合わせて，注意深く耳を傾けると，患者の話が展開する。必要に応じて看護師は質問し，新しい情報を明らかにするために，また説明を求めるために，追加情報を探すことができる。その人の経験の一部であるできごとや人々は，人生のできごとや反応に意味を与えるのに一役買う。意思の疎通には，看護師と患者の相互作用が含まれる。対話で話し合われた意味あるデータが助けになり，展開しつつある全体のパターンを知らせてくれる(Flanagan, 2009; Newman, 2008)。マーガレットニューマンの「拡張する意識としての健康(Health as Expanding Consciousness：HEC)内の理論的枠組みは，プロセス型アセスメントの1例である。プロセス／対話型方法の目標は，「意味を把握」し，全体のパターンをよく知ることである。内省と話し合いは，意識の高まり，変化の機会を促進する(Newman, 2008)。

問題解決型アセスメント　問題解決型は，体系的なデータ収集方法を含む演繹的(deductive)推論プロセスである。このプロセスを直線的に考える人もいるが，新たなデータが利用可能になることで，臨床判断は見直され，診断は再評価されると主張する人もいる(Gordon, 1994)。問題解決型アセスメントの視点で人間は，全人的で，環境内で相互作用(機能)している生物心理社会的な存在であり，年齢・発達段階・健康状態・文化・民族によって形成される，と見なされる(Jones, 2007)。

　問題解決型アセスメントでは，主観的データと客観的データの両方を取り入れ，アセスメントとそれに続く問題の特定に情報を提供する。問題の命名(看護診断)と推定原因の特定(関連因子)は，発生している問題を排除または軽減・緩和し，リスクを減らすようにデザインされた直接的介入へと向かわせる。機能的健康パターンアセスメントは，問題解決型アセスメントの一例である。

主観的および客観的データ　看護師は患者の体験に関する2種類のデータ，主観的(subjective)データと客観的(objective)データを集めて記録する。医師が医学診断するために主観的データよりも客観的データを重視するのに対して，看護師は看護診断するためにどちらのデータも重視する(Gordon, 2008)。看護師はアセスメントや問診によって，主観的データを収集する。

　主観的データは，自身の健康・日常生活・安楽・関係性などに関連する，患者の認識・考え・経験についての，患者の口頭報告から得られる。例えば，患者が「私は自分の健康をもっと管理する必要がある」や「私のパートナーは大事なことは何も話してくれない」と言うことがある。

　家族メンバーや親しい友人が主観的データを提供してくれることもあるが，患者

のデータは患者自身のデータであり，可能な限りその人（家族・コミュニティ）から入手する必要がある。ただし，患者が主観的データを提供できないときには，このようなほかの情報源に頼らなくてはならない。例えば，患者が重度の認知症を患っていて，会話できない状態ならば，家族はその患者の行動に関してもっている知識に基づいて，主観的データを提供できる。患者の成人した子どもが「母は，食事のときに心地よい音楽を聴くのが好きです。音楽で落ち着くみたいです」と看護師に伝えるといった例が考えられる。

　客観的データは，看護師が患者を観察することで得られる。このようなデータは，経験的または測定可能な証拠，と呼ばれることもある。客観的データは，フィジカルアセスメントを通して，また診断検査の結果から収集する。ここでの「観察」は，視覚の意味だけではなく，すべての感覚と計測ツールの使用を意味している。例えば，看護師は患者の全般的な印象をまず見て，呼吸音を聴診し，創部からの排液のいやな臭いを感じることもあるし，触れて皮膚温を感じることもできる。さらに看護師は，数値データ（例：体重，血圧，酸素飽和度，疼痛レベル）を得るために，さまざまな機器やツールを使う。看護師が信頼性の高い正確な客観的データを入手するためには，フィジカルアセスメントの実施に必要な，また標準的ツールやモニタリング装置の使用に必要な，適切な知識とスキルをもっていなくてはならない。

問題解決と看護アセスメント　現時点では，看護にはまだ標準的なアセスメント方法はない。データを収集するために看護師によってつくられた多くのアセスメント用紙（様式）があり，医師の診察とは違い，看護師は患者情報を得るためにさまざまな方法を使う。施設によっては，看護師が頭からつま先までのアセスメントをしたり，チェックリストでアセスメントしたり，さらには焦点アセスメント様式（例：痛みや転倒リスクアセスメント）を開発する看護師もいる。

　このようなツールによってデータは得られるが，多くの場合，情報は不完全で，患者の主訴についての話し合いや，健康上の懸念の提示のように，病気の経験に焦点を当てている。このような方法は，看護師-患者関係における，健康と病気に対する患者の反応を理解するための，全人的なアプローチに欠けている。問題解決型アセスメントである，ゴードンの11の機能的健康パターン（Gordon, 1994）は，病気とヘルスプロモーションに対する人の反応を理解する，看護師主導型の組織的なアプローチである。

機能的健康パターンアセスメント枠組み　Gordon（1994）は，系統立った（構造化された）アセスメントは，看護師の主観的・客観的な臨床データへの注目・整理・統合に役立つと指摘している。機能的健康パターン（FHP）アセスメントは，あらゆる臨床現場・文化・対象集団・年齢・健康状態における主観的・客観的データ収集に役立ち，標準的で全人的なケア方法を看護師に提供する。看護師は看護の枠組みで

データを集め，看護師-患者ケア経験内で使い，患者問題(暫定仮説)を明らかにし，臨床判断／看護診断を検討および検証する。アセスメントの目標は，最適な機能的健康に対する個人の認識の判定であり，これは 11 の FHP の評価で決まる(Gordon, 2008, 1994)。

　FHP アセスメントが描写する(示す)のは，クライアントの長所や機能，ライフスタイルの管理，各パターンの全般的な健康状態である。表 7.1 に，FHP と，各パターンで検討する想定問答の一部を示している。看護師が関心を寄せる現象を特定することで，ケアが導かれ，患者アウトカムに対する看護の貢献の可視性も高まる。

　アセスメントでは，各パターンで得たデータは，患者の健康(急性・慢性疾患に対する反応を含む)についての情報を組み込んだストーリーを生み出す。看護師が個人を FHP アセスメントに関与させるとき，看護師は意図的な質問と枝分かれする(発展的)質問を使って，次々に明らかになる機能的健康像を手に入れる。データが収集されて検討されるにつれ，推測された情報は，健康に関する個人の客観的(測定可能)なデータとともに，個人の機能についての認識についての洞察を提供する。アセスメントを完了すると，看護師は 11 パターンすべての情報を統合し，リスク・問題・強みを特定する(Jones, 2013)。

　したがって，11 の健康パターンすべてのアセスメントを終えてから，分析している情報に関する臨床判断を下すことが重要になる。表 7.1 を使うと，その人の通常の反応に関する重要なデータを獲得できるだけでなく，パターン内の変化をとらえることもできる。さらに，各パターン内のすべてのアセスメントデータが，修正可能であることを忘れてはならない。データが変わった場合，データの再統合や，最初に特定した看護診断の再評価が必要になる。

FHP アセスメント様式の種類　FHP アセスメント枠組みには，データ収集様式として，いくつかの種類があり，部分アセスメント，スクリーニングアセスメント，詳細アセスメントが含まれる。

　部分アセスメントは，任意の時点における，いくつかのパターンのデータ収集を意味する。たとえば看護師は，肥満の患者に対して，栄養-代謝パターンと活動-運動パターンに関するデータを収集することがある。この場合，これらのパターンに関するアセスメントデータを収集しても，11 パターンすべてのデータを入手するまでは，臨床判断を最終決定してはならない。

　スクリーニングアセスメントは，部分アセスメントに似ているが，11 の機能的パターンすべてについての限られた情報が含まれる。例えば，データ収集様式に，バイタルサインを含める場合がある。看護師はそれらのデータを得て，アセスメント様式に記入(入力)する。様式によっては，患者の基本的な心理社会的・精神的データとともに，さまざまな生理学的システムに関するデータを収集する必要があり，該当するすべての空白スペースに(心拍リズム，雑音の有無，足背動脈の脈拍，肺音，

表7.1　機能的健康パターン（FHP）と質問サンプル

パターン	質問サンプル
健康知覚-健康管理パターン	・一般的に，自分の健康をどのように評価しますか，理由は？ ・自分の人生に，健康はどんな意味がありますか？ ・現在の健康状態に満足していますか？ ・健康維持のためにいつもやっていることがありますか？
栄養-代謝パターン	・いつもの食事パターンと毎日摂る食物と水分の量は？ ・毎日3回食事しますか？ ・十分な食料が手に入りますか？ ・日中はおやつを食べますか？ ・ストレスを感じた時に何か食べますか？（話し合う）
排泄パターン	・1日に何回，排尿しますか？ ・通常，夜間に排尿に起きますか？ ・通常の排便パターンを教えてください。 ・下剤を定期的に服用していますか？
活動-運動パターン	・通常の日常活動について教えてください。 ・毎週定期的に運動していますか？（詳細説明） ・運動した後，どのように感じますか？ ・階段を上るのはどんな感じですか？
睡眠-休息パターン	・毎晩，何時間の睡眠をとりますか？ ・夜起きてトイレに行きますか？ ・目覚めたとき，体が休まったと感じますか？ ・毎日の活動に十分なエネルギーがありますか？ ・昼寝しますか？（詳細説明）
認知-知覚パターン	・一番簡単な学習方法は何ですか？ ・いつも痛みがありますか？ ・痛みにどう対処していますか？
自己知覚-自己概念パターン	・どんなことで自分がよく思えるようになりますか？ ・成し遂げたことに満足していますか？ ・今後やりたいことはありますか？ ・自分の長所は何だと思いますか？ ・自分について変えたいことはありますか？
役割-関係パターン	・一番支えになるのは誰ですか？ ・現在の人間関係に満足していますか？ ・現在の家族内の役割と責任について教えてください。拡大家族ではどうですか？ ・現在の仕事に満足していますか？
セクシュアリティ-生殖パターン	・自分のセクシュアリティに満足していますか？（話し合う） ・性的に活発ですか？ ・交際していますか？ ・子どもはいますか？
コーピング-ストレス耐性パターン	・現在のストレスはどの程度ですか？ ・ストレスだと感じる事柄が今の生活にありますか？（話し合う） ・ストレスの状況にどう対処しますか？ ・ストレスが人間関係／仕事の邪魔になっていますか？
価値-信念パターン	・人生で最も大切なことは何ですか？ ・人生に意味を与えてくれるものは何ですか？ ・健康は人生に意味がありますか？ ・健康であるために何をしますか？ ・人生で何を成し遂げたいと思っていますか？

腸音など），看護師は記入する。患者の話を含む，もっと完全な基本データがアセスメントに含まれるまで，看護診断の確定に必要な情報は十分とはいえないだろう（Jones & Lunney et al., 2011; Lunney, 2009）。

詳細アセスメントには，すべての健康パターンの完全な評価が含まれる。この様式は通常，完了までに30分から1時間を要する。看護師は糸口になる一連の質問を考えて行い，次いで徹底的に追及（探究）する補足質問をして，各パターンに関する患者の認識を探る（Herdman & Kamitsuru, 2018; Gordon, 2004, 1994; Jones & Lepley, 1986）。11の健康パターンすべてを詳細にアセスメントすることで，懸念事項・リスク・ヘルスプロモーションの機会を示唆する，人間の反応が他にも発生しているかどうか，看護師は判断できる。詳細アセスメントは，データの統合や看護診断の特定に不可欠である。さらに詳細アセスメントは，病因的要因や関心を寄せる領域の増悪因子の特定においても不可欠であり，このような要因・因子が，介入を導き，患者にとって望ましいアウトカムの達成を促進できる。

FHP の測定に使用されるツール　標準的で包括的な看護アセスメントスクリーニングツールを更新するために，研究・教育・臨床現場で看護師が使用する重要な患者データを特定することを目的に，統合的文献レビューが最近行われた。さまざまなアセスメントツールを取り上げている膨大な量の出版物をふまえて，FHPまたはミニマムデータセット（MDS）の要素に基づくツールに，検索を絞り込んだ。この検索方法で，3つのデータベースから384の論文がヒットしたが，最終サンプルに含めたのは14の論文である。この中から，11の有効な記事あるいは看護アセスメントツールが特定された。

選択された8つの研究では，生理学的および心理社会的機能に焦点を当てていた。Ranegger, Hackl と Ammenwerth（2014）は，オーストリア看護 MDS の要素として，患者の人口統計・病状・問題（看護アセスメントと診断，リスクアセスメント）・看護アウトカム・看護介入・看護強度（intensity）・医療機関データを特定した。Shimanouchi, Uchida, Kamei, Sasaki と Shinoda（2001）は，家族・介護者・生活状況・看護ケアに関する情報を含む在宅ケアのアセスメント様式を改良したことで，記録時間が大幅に短縮し，クライアントのニーズの特定に役立つことを見出している。

3つのツールは，FHP 枠組みを，頭頸部がんの患者と高齢者のアセスメントと，臨床および教育現場で使用していた。すべてのツールで，追加・削除・名称変更・2つのパターンの結合など，何らかの変更が FHP に加えられていた。Beyea と Matzo（1989）および Fernández-Sola, Granero-Molina, Mollinedo-Mallea, Gonzales, Aguilera-Manrique と Ponce（2012）は，フィジカルアセスメントを FHP アセスメントに統合せず，新たに診察部分を追加したツールを開発した。Rodrigues, Cunha, Aquino, Rocha, Mendes, Firmeza などによって開発された

ツール(2018)では，活動-運動と睡眠-休息パターンが，活動-休息とよばれる1つの
パターンに統合されたほか，安全／防護セクションが追加され，FHPの名称も変更
されている。

　Gordon の FHP に沿って開発された標準的ツールは，文献から入手可能である
(Rodriquez, Cunha, et al., 2018, Zega, D'Agostino, 2014, Jones, Barrett, et al., 1997)。
特に機能的健康パターンアセスメントスクリーニングツール(Functional Health
Pattern Screening Assessment Tool；FHPAST)は，患者の FHP のスクリーニング
を目的とし，包括的で信頼性が高く有効なツールである(Jones & Foster, 1999)。

機能的健康パターンアセスメントスクリーニングツール(FHPAST)　スクリーニ
ングアセスメントツールは，時間的制約と患者利用可能性といった課題に対応する
ためによく使われている(Jones, 2013)。各項目は，FHP の定義と関連文献に基づい
て，平叙文で表現されている。当初のツールが，追加調査に基づいて長年かけて改
良され，現在のツールは 11 の FHP を描写する 57 項目からなる(Jones, Foster,
Flanagan & Duffy, 2012; Beyea & Matzo, 1989)。現在も改訂が進んでいる。

　FHPAST は，臨床現場において，健康問題やリスクを描き出し，病気に対する反
応や，健康状態の経時的変化について，患者に情報提供する際に役立つ。さらには，
臨床家や研究者に健康に向けた患者の準備状態(レディネス)に関する情報を提供
し，看護介入への反応性を説明し，患者アウトカムのデータを提供する(Jones,
Foster, Flanagan & Duffy, 2012)。

　スクリーニング質問への回答は，患者や患者が指名した人(例：家族メンバーや看
護師)によって記入される。実際には，看護師は患者と会う前に FHPAST のデータ
を確認し，患者の問題やリスクを探し出し，より詳細なアセスメントをする中で，
追加情報を求めたりパターンを検討したりすることができる。FHPAST は看護ア
セスメントの指針として役立つ。なぜならば，看護師は患者の懸念事項に迅速に対
応できるようになり，変化する患者の健康状態についての情報を提供することもで
き，さらには強みやリスクの特定にも役立つからである。

翻訳と FHPAST　長年にわたって，FHPAST は多くの言語に翻訳されてきた。北
米以外の文化で臨床家や研究者が FHPAST を使用できるようにするには，翻訳，
文化的適応，その文化の代表サンプルでの検証が必要になる。たとえば，Barros,
Michel，および Nobrega(2003)は，FHPAST の 58 項目版をブラジルで検証した。
ポルトガル語に翻訳されたツールにはすぐれた信頼性があったが，FHPAST がブ
ラジル文化を繊細に反映するためには，さらなる言語適応の必要性を著者は言及し
ている。よりいっそうの FHPAST の妥当性確認のために，ブラジル版は改訂され
ており(FHPAST-VBR)，最新のツールは再検討中である。

7.4 文献

Barros ALBL, Michel JLM, Nóbrega MML. Translation, utilization and psychometric properties of the functional health assessment screening tool with patients in Brazil. International Journal of Nursing Terminologies and Classifications 2002; 14: 17.

Banning M. Clinical reasoning and its application to nursing: concepts and research studies. Nurse Education in Practice 2008; 8(3): 177-183.

Beyea S, Matzo M. Assessing elders using the functional health pattern assessment model. Nurse Educator 1989; 14(5): 32-37.

Capovilla FC, Capovilla AGS, Macedo EC. Analisando as rotas lexical e perilexical na leitura em voz alta: efeitos da lexicalidade, familiaridade, extensão, regularidade, estrutura silábica e complexidade grafêmica do item e de escolaridade do leitor sobre o tempo de reação, duração e segmentação na pronúncia. In: Pasquali L. Instrumentação psicológica: fundamentos e práticas. Porto Alegre: Artmed, 2010.

Chase S. Response to the concept of nursing presence. State of the Science Scholarly Inquiry for Nursing Practice: an International Journal 2001; 15: 323-327.

Chase SK. Clinical judgment and communication in nurse practitioner practice. Philadelphia, PA: F.A. Davis, 2004.

Doona ME, Chase SK, Haggerty LA. Nursing presence: As real as a milky way, bar. Journal of Holistic Nursing 1999; 17(1): 54-70.

Dossey BM, Keegan L. Holistic nursing: A handbook for practice. 6th ed. Burlington, MA: Jones and Bartlett Learning, 2013.

Fernández-Sola C, Granero-Molina J, Mollinedo-Mallea J, de Gonzales MHP, Aguilera-Manrique G, Ponce, ML. Development and validation of an instrument for initial nursing assessment. Revista da Escola de Enfermagem da USP 2012; 46(6): 1415-1422. https://dx.doi.org/10.1590/S0080-62342012000600019.

Flanagan J. Patient and nurse experiences of theory-based care. Nursing Science Quarterly 2009; 22 (2): 160-172.

Gordon M. Nursing diagnosis: Process and application. New York, NY: McGraw-Hill, 1982.

Gordon M. Nursing Diagnosis: Process and application. 3rd ed. St. Louis: Mosby, 1994.

Gordon M. Assess Notes: Nursing assessment and diagnostic reasoning. Philadelphia, PA: FA Davis, 2008.

Gordon M. Manual of nursing diagnosis. Philadelphia, PA: F. A. Davis, 2010.

Herdman TH. Manejo de casos empleando diagnósticos de enfermería de la NANDA Internacional. [Case management using NANDA International nursing diagnoses] . XXX CONGRESO FEMAFEE 2013. Monterrey, Mexico: 2013 (Spanish).

Ives Erickson J, Jones D, Ditomassi M. Fostering nurse-led care at the bedside. Indianapolis, Indiana: Sigma Theta Tau International, 2013.

Jones D, Baker B, Lepley M. Health assessment across the lifespan. New York, NY: McGraw Hill, 1984.

Jones D, Lepley M. Health assessment manual. New York, NY: McGraw-Hill, 1986.

Jones D, Barrett F. Development and testing of a functional health pattern assessmentscreening tool. In: Rantz M, LeMone P. Classification of nursing diagnoses: proceedings of the twelfth conference. Glendale, CA: CINAHL Information Systems, 1997.

Jones D, Foster F. Further development and testing of a functional health pattern assessment-screening tool. In: Rantz M, LeMone P. Classification of nursing diagnoses: Proceedings of the thirteenth conference, North American Nursing Diagnosis Association. Celebrating the 25th anniversary of NANDA. Glendale, CA: CINAHL Information Systems, 1999.

Jones D. Health as expanding consciousness. Nursing Science Quarterly 2006; 19(4): 330-332.

Jones D. A synthesis of philosophical perspectives for knowledge development. In: Roy C, Jones DA (eds.) . Nursing Knowledge Development and Clinical Practice. New York, NY: Springer

Publishing, 2007, p. 163-176.

Jones D, Flanagan J. Guest editorial. International Journal of Nursing Terminologies and Classifications 2007; Winter-Feb/March.

Jones D, Lunney M, Keegan G, Moorhead S. Standardized nursing languages: Essential for nursing workforce. In: Debisette A, Vessey J (eds.). Annual Review of Nursing Research, Volume 28: Nursing Workforce Issues. New York, NY: Springer, 2010, p. 253-294.

Jones D, Duffy ME, Flanagan J, Foster F. Psychometric evaluation of the functional health pattern assessment-screening tool (FHPAST). Int J Nurs Terminol Knowledge 2012; 23: 140-145. https://doi.org/10.1111/j.2047-3095.2012.01224.x

Jones D. Nurse patient relationship: Knowledge transforming practice at the bedside, In: Ives Erickson J, Jones DA, Ditomassi M (eds.). Fostering nurse-led care at the bedside. Indianapolis, Indiana: Sigma Theta Tau International, 2013, Chapter 5, p. 55-121.

Lunney M. Critical thinking to achieve positive health outcomes: Nursing case studies and analysis. 2nd ed. Ames, IA.: Wiley Blackwell, 2009.

Koharchik L, Caputi L, Robb M, Culleiton AL. Fostering Clinical Reasoning in Nursing: How can instructors in practice settings impart this essential skill? American Journal of Nursing 2015; 115 (1): 58-61.

MacLeod C. Understanding the experiences of spousal caregivers in health as expanding consciousness. Advances in Nursing Science 2011; 24(3): 245-255.

Newman MA. Health as expanding consciousness. 2nd ed. Sudbury, MA: NLN Press, 1994.

Newman MA. Transforming presence: The difference that nursing makes. Sudbury, MA: Jones and Bartlett, 2008.

Newman MA, Smith M, Pharris M, Jones D. Focus of the discipline revisited. Advances in Nursing Science 2008; 31(1): E16-27.

Picard C, Jones D. Giving voice to what we know: Margaret Newman's theory of health as expanding consciousness in nursing practice, education and research. Sudbury, MA: Jones and Bartlett, 2005.

Ranegger R, Hackl WO, Ammenwerth E. A Proposal for an Austrian Nursing Minimum Data Set (NMDS): A Delphi Study. Applied Clinical Informatics 2014; 5(2): 538-547. http://doi.org/10.4338/ACI-2014-04-RA-0027.

Rodrigues AB, Cunha GH, Aquino CBQ, Rocha SR, Mendes CRS, Firmeza MA, et al. Head and neck cancer: validation of a data collection instrument. Rev Bras Enferm 2018; 71: 1899-1906. http://dx.doi.org/10.1590/0034-7167-2017-0227.

Roy C, Jones DA. Nursing knowledge development and clinical practice. New York, NY: Springer, 2007.

Shimanouchi S, Uchida E, Kamei T, Sasaki A, Shinoda M. Development of an assessment sheet for home care. International Journal of Nursing Practice 2001; 7(3): 140-145.

Simmons, B. Clinical reasoning: concept analysis. Journal of Advanced Nursing 2009; 66(5): 1151-1158.

Smith M. Integrative review of research related to Margaret Newman's theory of health as expanding consciousness. Advances in Nursing Science 2011; 24(3): 256-272.

Somerville J. Development and psychometric testing of patient's perception of feeling known by their nurse scale. International Journal of Human Caring 2009; 13(4): 38-43.

Tanner C. Thinking like a nurse: a research-based model of clinical judgment in nursing. Journal of Nursing Education 2006; 45(6): 204-211.

Walker LO, Avant KC. Strategies for Theory Construction in Nursing. 6th ed. New York, NY: Pearson, Prentice Hall, 2019.

Watson J. Unitary caring science: The philosophy of praxis in nursing. Louisville, CO: Press of Colorado, 2018.

Willis DG, Grace PJ, Roy C. A central unifying focus for the discipline: facilitating humanization, meaning, choice, quality of life, and healing in living and dying. Advances in Nursing Science 2008; 31(1): E28-40.

Young AM, Kidston S, Banks MD, Mudge AM, Isenring EA. Malnutrition screening tools: comparison against two validated nutrition assessment methods in older medical inpatients. Nutrition 2013; 29(1): 101-106.

Zega M, D'Agostino F, Bowles KH, De Marinis MG, Rocco G, Vellone E, et al. Development and validation of a computerized assessment form. Int J Nurs Terminol Knowledge 2014; 25: 22-29. https://doi.org/10.1111/2047-3095.1200.

8 臨床応用：データ分析から適切な 看護診断の確定まで

T. ヘザー・ハードマン，ドロシー・A. ジョーンズ，カミラ・タカオ・ロペス
T. Heather Herdman, Dorothy A. Jones, Camila Takáo Lopes

8.1 情報のクラスタリング／パターンを見出す

　前章では，客観的および主観的なデータ収集について説明した。データを集めて情報に変換すると，次のステップは，患者にみられる人間の反応は何か，という質問に答えることである。質問に答えるには，看護だけでなく，関連するいくつかの専門領域のさまざまな理論やモデルに関する知識も必要になる。さらには，前に述べたとおり，それぞれの看護診断の根底にある概念に関する知識も欠かせない。

　つまり私たちが，集めたデータの使い方を知らなければ，アセスメントスキルは無意味になってしまう！　看護知識を使用することで，客観的および主観的なデータをどのように情報に変換することができるのか，例を図 8.1 に示している。H さんは 36 歳の女性で，HbA1c が 9.0％で，内果付近に滲出性潰瘍がある。もしも H さんをアセスメントした看護師が，血糖値の正常範囲を知らなかったら，H さんのHbA1c が異常だとは解釈できなかっただろう。また，組織統合性，疼痛，血糖値管理に関する理論を看護師が理解していなかったら，H さんが示している他の脆弱性や問題となる反応を特定しなかったかもしれない。

8.2 看護診断候補（診断仮説）を特定する

　意思決定におけるこのステップで，あるいは問題解決過程で，看護師はパターンを形成しつつある情報のまとまりに目を向ける。そうすることで，患者が経験しているかもしれない人間の反応は何か，を看護師は考える。はじめのうちは，思いつくすべての診断候補を検討してみる。エキスパートレベルの看護師には，これが瞬く間に起こる。新人看護師や看護学生は，思考を方向づけるために，経験を積んだエキスパートや教員のサポートが必要かもしれない。

　データの中にパターンを見出すには，それぞれの看護診断を下支えしている，概念の理解が必要になる。例えばあなたは，感染した足首の潰瘍から敗血症になり，14 日間入院している K 氏をケアしているとする。K 氏は，主な介護者でもある娘

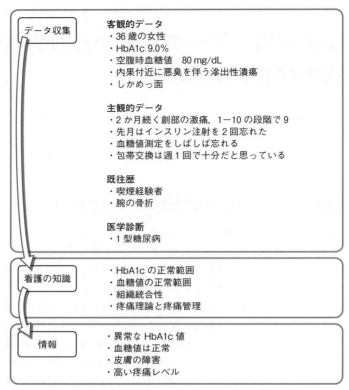

図 8.1   データを情報に変換する：H さんの事例

のジャニーン，義理の息子のドン，そして 2 人の孫（3 歳と 6 歳）と一緒に暮らしていた。2 か月前，ジャニーンとドンは離婚することになった。離婚手続き中に，ジャニーンは仕事を探し始め，K 氏を介護してくれそうな人との面接も始めていた。その頃に K 氏の足首の傷が感染し，呼吸苦もあったため，病院に搬送されることになった。

　来週，K 氏は退院する予定になっている。面会に訪れているジャニーンは，見るからに疲れ果てている。仕事はまだ見つからず，あまり眠れてないことを認める。父親の K 氏を老人ホームには入れたくないが，介護人を雇う金銭的余裕がなくなってしまうのではないか，と心配している。

　あなたはジャニーンとの会話を通して，彼女がいらだっているようで，不安げでもあることに気づく。ジャニーンは，自分が K 氏や子どもたちのために正しいことをしているのかどうかわからない，と何度も言っている。ジャニーンは，離婚手続き中に父親へのケアがおろそかになり，感染させてしまったと固く信じている。ジャニーンは本当に父親をとても心配している。また，前日には，娘がもう少しで

車にひかれるところだったと言う。遊んでいる娘を見守りながらつい居眠りしてしまい，娘が車に向かって走って行くのを見逃してしまった，とのことだ。

以上から，何が見えてくるだろうか？　家族ダイナミクス，ストレス，コーピング，役割緊張，悲嘆理論をよく理解していなければ，何も見えてこないかもしれない！　K氏が重症感染症であることはわかるだろう。しかし，家族にも注目して，ジャニーンの診断を正確に見極めるための原因(関連因子)や他のデータ(診断指標)も探すことを知っていただろうか？

あなたはK氏の担当ではあるが，家族に発生している問題にも気を配らなければ，本当にK氏のニーズに対応しているといえるだろうか？　そんな状況だと看護師は，カルテに名前のある患者にだけ注目して，家族について，また家族が患者のアウトカムにどう影響するのかを考えなくなってしまう。あるいは，看護師がジャニーンに起きていることにも対処が必要だと気づいても，前述した理論についての基本的知識が十分になかったら，看護師は反応を表すリストから単に「診断を選ぶ」ことになる。それぞれの看護診断の概念的知識を持ち合わせることで，看護師は患者から集めたデータに正確な意味を与えることができ，詳細アセスメントに向けて準備することもできる。

概念的知識があると，集めたデータをさまざまな方法で確認できるようになる。データを情報に変換して，いかに情報がパターン形成に向けてまとまってくるのかを観察し始める。あるいは，患者に何が起きているのか「絵で描く」作業を始めるかもしれない。図8.1(p.98)をもう一度見てみよう。血糖値，組織統合性，疼痛理論と疼痛管理といった看護の概念的知識があれば，情報を看護診断の候補として見始めるだろう。例えば，

- 血糖不安定リスク状態(00179)
- 組織統合性障害(00044)
- 急性疼痛(00132)

これらの診断名を単に「選択する／選ぶ／選び出す」だけでは十分とはいえない。残念ながら，多くの看護師がこの段階で止まって，看護診断リストを作成し，すぐに行動を始めて(介入を決めて)しまう。あるいは，看護診断名から意味を推測し，患者の医学的状態に最も合いそうな看護診断を1つ「選び」，選んだ看護診断にふさわしい介入の選択へと移ってしまう。さらには，到達すべきアウトカムを決め，そのアウトカムにふさわしい介入を目ざしてしまう。このようなやり方は診断として適切な方法ではないし，好ましくない患者アウトカムにつながる可能性もある。

看護診断を確定するには，利用可能なすべての情報を統合する必要がある。客観的および主観的なデータ(診断指標)に基づいて，実際に起きている問題が何かを考え，最も適切な介入を計画し，好ましいアウトカムの達成に向け，何がそのような

反応を引き起こしているのか(関連因子)を考える。問題だけでなく，その原因(病因)がわからないと，選択した介入は，ある特定の患者には，まったく適切ではないものになるかもしれない。診断が正確かどうかは，検証してみないとわからない。つまり，候補とした診断を確定または否定する，あるいは「除外する」ための，もっと掘り下げた，詳細アセスメントが必要になる。私たちが看護の知識を使い，健康／病気の経験に対する患者の反応の現れ(徴候)についてよく考えた時に，看護診断を導き出すことができる。これが，個人，介護者，家族，集団，コミュニティの反応を診断する本質である。

8.3　診断を洗練する

　アセスメントから得た情報をレビューする時は，反応(可能性／見込み)が正常な反応であるのか，異常(普通ではない反応)であるのか，リスク(脆弱性)や強さを表しているのか，見極めが重要になる。正常と思われなかった項目や脆弱性があると考えられた項目は，問題焦点型看護診断あるいはリスク型看護診断について検討すべきである。患者が何かを改善・向上したい(例：栄養状態の強化)と意欲を示した領域は，ヘルスプロモーション型看護診断の候補として検討すべきである。

　もしも，異常だと解釈されたデータがあれば，正確に患者を診断するためには，より詳細なアセスメントが不可欠になる。覚えておいてほしいことは，看護師がデータの重要性を考慮せずに，決められた様式に記入するためだけにデータを集めているとしたら，重要なデータが見落とされる可能性があるということだ。この章の最初の事例，Hさんをもう一度見てみよう(図8.1，p.98)。看護師はアセスメントをここで終え，〈血糖不安定リスク状態〉〈組織統合性障害〉〈急性疼痛〉と診断することもできた。看護師は，鎮痛薬を投与して創部を手当し，例えば，確実なインスリン注射方法や，包帯の交換方法や，家での鎮痛薬の内服方法を指導したかもしれない。診断はすべて適切かもしれないが，看護師はもっと大きな問題，もし対処しなければ，Hさんの健康問題が今後も続くような重要な問題を放置してしまった危険性もある。

　しかし，Hさんの担当看護師は，詳細アセスメントの必要性を理解していたので，最近の再婚，家族機能，人間関係，自己同一性に関しての潜在的な懸念事項を特定することができた(図8.2)。Hさんには，ストレスが多い新しい生活状況(最近の再婚，夫の家への引っ越し，家族のトラブル，運動パターンの変化，インスリン注射を忘れること，職場での口論)に一致する問題があることを看護師は理解した。看護師はまた，Hさんには母親からのサポートという重要な強みがあることもわかった。またHさんは，現在の状況への対応を改善したい，ということも言葉で表している。これらはすべて，看護計画を立案するうえでとても重要になる！　そこで，追加で行った詳細アセスメントを基に，看護師はHさんの診断候補を修正した。

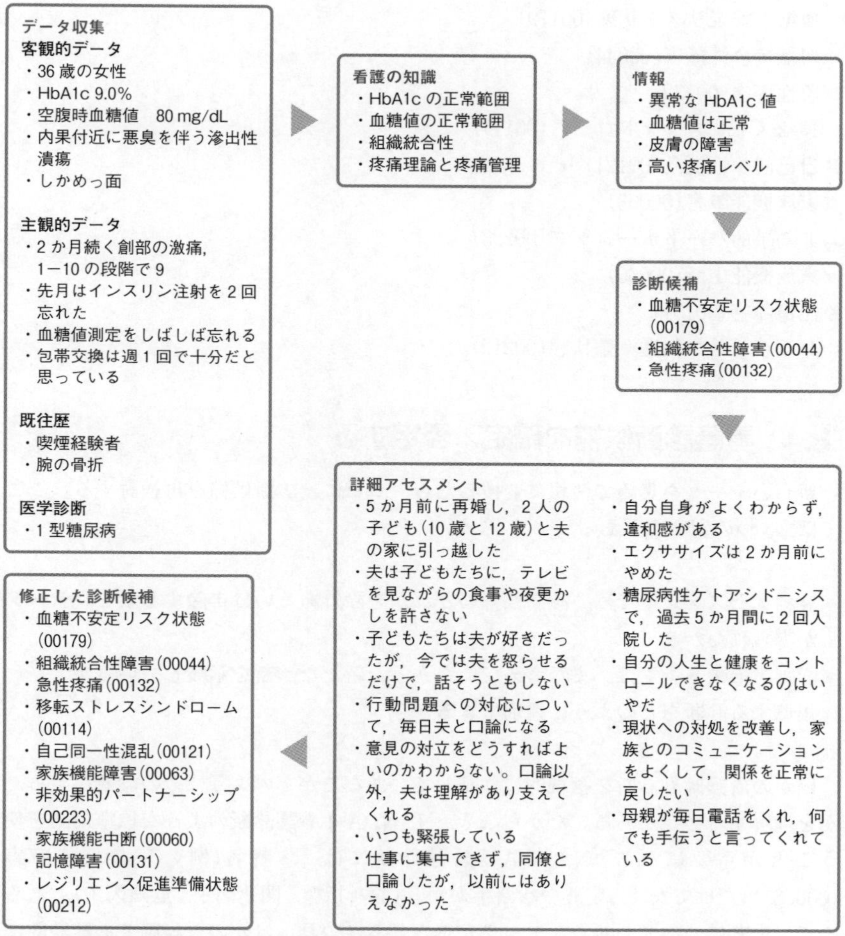

データ収集
客観的データ
・36歳の女性
・HbA1c 9.0%
・空腹時血糖値　80 mg/dL
・内果付近に悪臭を伴う滲出性
　潰瘍
・しかめっ面

主観的データ
・2か月続く創部の激痛,
　1－10の段階で9
・先月はインスリン注射を2回
　忘れた
・血糖値測定をしばしば忘れる
・包帯交換は週1回で十分だと
　思っている

既往歴
・喫煙経験者
・腕の骨折

医学診断
・1型糖尿病

看護の知識
・HbA1cの正常範囲
・血糖値の正常範囲
・組織統合性
・疼痛理論と疼痛管理

情報
・異常なHbA1c値
・血糖値は正常
・皮膚の障害
・高い疼痛レベル

診断候補
・血糖不安定リスク状態
　(00179)
・組織統合性障害(00044)
・急性疼痛(00132)

詳細アセスメント
・5か月前に再婚し,2人の
　子ども(10歳と12歳)と夫
　の家に引っ越した
・夫は子どもたちに,テレビ
　を見ながらの食事や夜更か
　しを許さない
・子どもたちは夫が好きだっ
　たが,今では夫を怒らせる
　だけで,話そうともしない
・行動問題への対応につい
　て,毎日夫と口論になる
・意見の対立をどうすればよ
　いのかわからない。口論以
　外,夫は理解があり支えて
　くれる
・いつも緊張している
・仕事に集中できず,同僚と
　口論したが,以前にはあり
　えなかった

・自分自身がよくわからず,
　違和感がある
・エクササイズは2か月前に
　やめた
・糖尿病性ケトアシドーシス
　で,過去5か月間に2回入
　院した
・自分の人生と健康をコント
　ロールできなくなるのはい
　やだ
・現状への対処を改善し,家
　族とのコミュニケーション
　をよくして,関係を正常に
　戻したい
・母親が毎日電話をくれ,何
　でも手伝うと言ってくれて
　いる

修正した診断候補
・血糖不安定リスク状態
　(00179)
・組織統合性障害(00044)
・急性疼痛(00132)
・移転ストレスシンドローム
　(00114)
・自己同一性混乱(00121)
・家族機能障害(00063)
・非効果的パートナーシップ
　(00223)
・家族機能中断(00060)
・記憶障害(00131)
・レジリエンス促進準備状態
　(00212)

図8.2　詳細アセスメント：Hさんの事例

■ 血糖不安定リスク状態（00179）
■ 組織統合性障害（00044）
■ 急性疼痛（00132）
■ 移転ストレスシンドローム（00114）
■ 自己同一性混乱（00121）
■ 家族機能障害（00063）
■ 非効果的パートナーシップ（00223）
■ 家族機能中断（00060）
■ 記憶障害（00131）
■ レジリエンス促進準備状態（00212）

8.4　看護診断候補を確定／否定する

　新しいデータを集めて情報に変換したら，つねに，診断候補を再検討する。ここでは，3つの留意点がある。

■ 詳細アセスメントでは，診断候補のどれかを除外あるいは排除する新しいデータが得られたか？
■ 詳細アセスメントは，まだ考えていなかった新たな診断を示唆しているか？
■ 類似する診断をどのように鑑別できるか？

　ほかの看護師も診断を継続的に検証して，あなたがどのようにその診断に至ったかを理解する必要がある。だからこそ，NANDA-I 看護診断のような標準用語を使うことが重要になる。NANDA-I 看護診断には，診断名（例：〈家族機能障害（00063）〉）だけでなく，定義や診断手がかり（診断指標，関連因子，危険因子）もあるので，患者についての新たなデータが得られるにつれ，ほかの看護師でも継続的にその診断を検証──または否定すること──ができる。
　新しい夫とのコミュニケーションや，子どもたちと夫がお互いどのように関係しているか，といった H さんの話を看護師は聞きながら，特定した問題に対処するために，〈効果のない家族コミュニケーション〉のような用語をつくるかもしれない。しかし，この診断は何を意味するのだろうか？　どのように定義され，他の看護師がアセスメントを終えた時に，診断を同じように認識できるだろうか？　検証された定義がなく，アセスメント基準もないような，看護師がベッドサイドで安易につくりだす言葉の場合，意味に一貫性がなく，臨床で検証もできなければ確かめることもできない。患者で明らかになったパターンにマッチする NANDA-I 看護診断がない場合は，看護師ごとに解釈が異なってしまう言葉を「つくる」よりも，状態を詳細に表現しておくほうが安全だといえる。あなたがもし 10 人の看護師に，「つ

くった」診断である〈効果のない家族コミュニケーション〉を定義してほしい，また診断指標や関連因子を決めてほしい，と依頼すれば，10の異なる定義と，思いつく診断指標の長いリストを手にすることは十分にありうる。これでは役に立たないどころか安全でもない。私たちが注意して見ているのは，ケアを提供する患者の健康やウェルビーイングなのである。

8.5　診断候補の絞り込み

　詳細アセスメントのゴールの1つは，検討している診断候補の1つかそれ以上を絞り込む，あるいは「除外」することである。このためには，入手した情報を統合して，診断に関して自分が知っていることと比較してみる。アセスメントで得たデータが，診断を支持していることが，きわめて重要である。NANDA-Iが提供している診断手がかり（診断指標，関連因子，危険因子）できちんと裏づけることのできない診断，あるいは病因的要素（原因あるいは診断への寄与因子）で支持されていない場合は，患者にふさわしい診断とはいえない。忘れないでほしいのは，関連（または危険）因子に対して，看護師は独自に対処できなければならないということだ。いいかえれば，医学診断や医師が指示した治療は，関連（または危険）因子ではない。ただし，「関連する状態」となる可能性はある。看護師が病因的要素の影響を，独自に解決または軽減できない場合，それは関連（または危険）因子にはならない。

　図8.2（p.101）を見て，Hさんの看護師が特定した診断候補を検討してみると，有力候補とはよべない診断を排除できる。アセスメントや病歴から特定した診断指標や関連因子に焦点を当てて，ときには診断を交互に見比べてみるとよいだろう。1つの領域内の診断の比較例を示す（表8.1）。

　例えば，Hさんの看護師は，すぐに〈移転ストレスシンドローム〉と〈記憶障害〉を考えたリストから除外した。Hさんは，いつも緊張している，と言っているが，ある環境から別の環境へ移動した後に起こる混乱や，何かを覚えることが永続的にできない，というよりも，<u>自己同一性，家族機能，パートナーシップ</u>に関係しているのではないか，と看護師は考えた。

8.6　新たな診断候補

　Hさんの事例（図8.2，p.101）のように，新たなデータが新しい情報につながり，それがまた，新たな診断につながることもある。診断候補を絞り込むのに使ったのと同じ質問を，新たな診断候補を考える際にも使うとよいだろう。

表8.1　同じ領域の診断候補の比較：Hさんの事例

	家族機能障害	非効果的パートナーシップ	家族機能中断
領域	7. 役割関係	7. 役割関係	7. 役割関係
類	2. 家族関係	3. 役割遂行	2. 家族関係
定義	・家族機能が，家族メンバーのウェルビーイングを支えることができない状態	・相補的なパートナーシップのパターンが，互いのニーズを満たすには不十分な状態	・家族機能の連続性が途切れ，家族メンバーのウェルビーイングを支えることができない状態
診断指標	・相容れないコミュニケーションパターン ・エスカレートする対立 ・変化に適応するのが困難 ・子どもへの暴言 ・緊張を示す	・パートナー間の協力体制の不均衡 ・パートナーとの相補関係の不満 ・パートナーとのコミュニケーションに不満	・パワー連携の変化 ・慣習的行為の変化 ・人間関係の変化 ・コミュニケーションパターンの変化 ・家族紛争（家庭内対立）の解決方法の変化
関連因子	・無効なコーピング方法 ・問題解決能力（スキル）の不足	・コミュニケーション能力（スキル）の不足 ・ストレッサー（ストレス要因）	・家族メンバー間のパワーシフトへの対処が困難

8.7　類似する診断の鑑別

　診断候補を絞り込むためには，非常に似かよった診断のうち，ほかよりも際立った特徴があり，患者に深く関わる診断を考えてみるとよい。私たちの患者，Hさんの事例をもう一度見直してみよう。詳細アセスメントのあと，看護師は10の診断候補を考えたが，2つを除外したので，残る診断候補は8つになった。鑑別プロセスを始める1つの方法として，NANDA-I分類法内での診断の配置を見てみる。こうすることで，診断がいかに広範囲の看護知識（領域）とサブカテゴリー，あるいは類似する特性をもつ診断のグループ（類）にまとめられているのか，手がかりが得られる。

　関連因子がHさんに見当たらなかった2つの診断を除外したあとで，看護師が考えているのは，役割関係領域で3つの診断（〈家族機能障害〉，〈非効果的パートナーシップ〉，〈家族機能中断〉），コーピング／ストレス耐性領域で1つの診断（〈レジリエンス促進準備状態〉），栄養／代謝領域で1つの診断（〈血糖不安定リスク状態〉），自己知覚領域で1つの診断（〈自己同一性混乱〉），安全／防御領域で1つの診断（〈組織統合性障害〉），安楽領域で1つの診断（〈急性疼痛〉）。看護師は〈家族機能障害〉，〈非効果的パートナーシップ〉，〈家族機能中断〉は，〈家族アイデンティティ混乱シンドローム（00283）〉にまとめられていることに気づいた。

　類似する看護診断の観点から，患者情報を見るときには，次の質問を考慮する。

■これらの診断は，焦点が類似しているか，あるいは異なるか？

■ もし焦点が類似している場合，一方は他方よりも焦点が絞られている／具体的か？
■ 診断の一方は他方の診断につながる可能性があるか？　つまり，一方の診断は他方の診断の原因か？

　看護師は，Hさんについて知っていることを考えながら，これらの質問をふまえて，診断候補を念頭において反応を見ることができた。Hさんには，明らかに糖尿病関連の創傷がある（〈組織統合性障害〉）。血糖値が正常範囲から変動しやすい（〈血糖不安定リスク状態〉）に関しては，〈家族アイデンティティ混乱シンドローム〉による過度のストレスの結果だと考えられる。そこで看護師は，Hさんの疼痛は気がかりであり，創部を治療する必要性もあるが，Hさんの現在の健康状態の根底にある原因の〈家族アイデンティティ混乱シンドローム〉に対処することが，長い目でみると，これらの問題には効果的だと考えた。

　Hさんと話し合ったあとで，看護師は，ヘルスプロモーション型看護診断の〈レジリエンス促進準備状態〉を活用することでも，血糖値管理や家族アイデンティティに関連したHさんの目標設定を最もサポートできると考えた。また，Hさんが自分の人生をコントロールする力を取り戻し，レジリエンスを強化する上でもベストだと考えた。

　看護師は，Hさんがレジリエンスを強化したいという願望を口にしたことを認識し，ヘルスプロモーションの観点〈レジリエンス促進準備状態〉から，この問題に取り組むことは，彼女にとってよりポジティブなものになりえると考えた。〈血糖不安定リスク状態〉に対処するために，この診断の中で目標設定を用いることができるという前述した信念と相まって，Hさんにとってこの診断をより適切なものにしている。看護師は，家族としてのアイデンティティを認め，この対応を一緒に考えていくことも必要だと感じた。

　最後に，Hさんが抱えている〈急性疼痛〉の管理も重要になる。なぜならば，血糖値改善のためにHさんをもっと活動的にすることは目標の1つであり，全体的なウェルビーイングを支援するためにも，よりいっそうの安楽を図り，活動のレベルアップを疼痛が妨げないようにする必要があるからだ。

8.8　診断／優先順位づけ

　アセスメントを完了し，反応パターンを特定し，原因とともに看護診断を導き出し，洗練し，確定した後で，患者と一緒に看護介入を計画することができる。患者Hさんについて知り得たすべてのデータをレビューしたあとで，看護師は5つの重要な看護診断を決定した。

■ 血糖不安定リスク状態（00179）
■ 組織統合性障害（00044）
■ 急性疼痛（00132）
■ 家族アイデンティティ混乱シンドローム（00283）
■ レジリエンス促進準備状態（00212）

　看護過程には診断の継続的な再評価も含まれ，実際には進行中のプロセスである。さらなるデータが得られる，あるいは患者の状態が変化すれば，診断も変わるし，優先順位も変わる。看護師が H さんに行った，最初のスクリーニングアセスメントを振り返ってみよう。おわかりだろうか。さらなる追求がなければ，看護師は非常に重要な診断の〈家族アイデンティティ混乱シンドローム〉や H さんのヘルスプロモーションの機会となる〈レジリエンス促進準備状態〉を見逃してしまったかもしれない。そればかりか，根底にある問題の解決にはつながらない，表面的な問題にだけ取り組む計画を立てていたかもしれない。
　医学診断に関係する看護診断を「選ぶ」だけではなぜダメなのか，わかっただろうか。詳細アセスメント，継続的なアセスメントによって，H さんについてのより多くの情報を得ることで，適切な診断を確定することができる。さらには，個別のニーズに合わせた，現実的なアウトカムや介入にもつながっていく。

8.9　要約

　アセスメントは専門職である看護師の重要な役割であり，看護理論や概念といった専門的知識，またそこから看護診断が開発される学問分野の焦点の知識が必要になる。決められた様式やコンピュータ画面の項目を単に埋めるためにデータを収集しているとしたら，時間の無駄であり，患者に必要な個別ケアの根拠には絶対になりえない。効果的な看護師—患者関係を確立することで，看護師はその人とその人の健康と病気の経験を知ることができる。例えば，ゴードンの機能的健康パターンアセスメントのような看護アセスメントの系統的な方法論は，看護師のデータ収集を導くアセスメント枠組みである。これによって，適切に診断することも，看護介入とエビデンス主導のアウトカムに対応する原因を特定することもできる。データ分析とデータ統合に基づいた，看護診断の開発，改良，優先順位づけは，専門職たる看護の証である。
　アセスメントとそれに続くデータ統合が，診断には不可欠である。アセスメント抜きの看護診断は，不正確な診断，不適切なアウトカム，患者に関係のない診断に対する効果のない無駄な介入，につながる可能性がある。そればかりか，患者にとって一番大事な臨床判断を，完全に見逃してしまう危険性すらある。

8.10 文献

Bellinger G, Castro D, Mills A. Date, Information, Knowledge, and Wisdom. http://otec.uoregon.edu/data-wisdom.htm.

Bergstrom N, Braden BJ, Laguzza A, Holman V. (1987). The Braden Scale for predicting pressure sore risk. Nursing Research 1987; 36(4): 205-210.

Cambridge University Press. Cambridge Dictionary Online. 2020. Available from: https://dictionary.cambridge.org/us/. Accessed 2020 Aug 29.

Centers for Disease Control & Prevention. About adult BMI. 2015. Accessed: https://www.cdc.gov/healthyweight/assessing/bmi/adult_bmi/.

Gordon M. Nursing diagnosis: Process and application. 3rd ed. St. Louis, MO: Mosby, 1994.

Gordon M. Assess Notes: Nursing assessment and diagnostic reasoning. Philadelphia, PA: FA Davis, 2008.

Herdman TH. (2013). Manejo de casos empleando diagnósticos de enfermería de la NANDA Internacional. [Case management using NANDA International nursing diagnoses]. XXX CONGRESO FEMAFEE 2013. Monterrey, Mexico, 2013. (Spanish).

Koharchik L, Caputi L, Robb M, Culleiton AL. Fostering Clinical Reasoning in Nursing: How can instructors in practice settings impart this essential skill? American Journal of Nursing 2015; 115 (1): 58-61.

Oliver D, Britton M, Seed P, Martin FC, Hopper AH. Development and evaluation of evidence based risk assessment tool (STRATIFY) to predict which elderly inpatients will fall: case-control and cohort studies. BMJ 1997; 315: 1049-1053.

Rencic J. Twelve tips for teaching expertise in clinical reasoning. Medical Teacher 2011; 33(11): 887-892.

Tanner C. Thinking like a nurse: a research-based model of clinical judgment in nursing. Journal of Nursing Education 2006; 45(6): 204-211.

9　NANDA-I 看護診断の分類法入門

T. ヘザー・ハードマン，上鶴重美
T. Heather Herdman, Shigemi Kamitsuru

9.1　分類法入門

　NANDA インターナショナルは，標準化された看護診断用語と，診断を分類する仕組み，つまり分類法(taxonomy)を提供している。分類法について，また分類法と用語集(terminology)の違いについて理解しておくことが重要である。そこで，分類法が実際には何を表しているのかを説明しておこう。

　「用語集」(terminology)は，研究対象，職業など，特定の専門分野で使われる用語の集まり(English Oxford Living Dictionary Online, 2020)である。

　看護学では，NANDA-I 看護診断用語集が，専門職である看護師が行う臨床判断を表すために使う定義づけられた用語(診断名)，つまり看護診断を収録している。NANDA-I 分類法は，「看護専門分野の知識を明示する現象／臨床判断の系統的な配列」と定義できるだろう。もっと簡単にいえば，NANDA-I 看護診断分類法は，看護実践における関心事を表す概念(看護判断あるいは看護診断)の整理に役立つ分類形式である。分類(classification)とは，分類学的グループ内にある関連する現象の，観察された類似性に従った配置，何かが入るカテゴリー(English Oxford Living Dictionary Online, 2020)である。

　「分類法・分類学」(taxonomy)は，分類に関係する科学の一分野，特に生物，体系学(English Oxford Living Dictionary Online, 2020)である。分類法はファイルキャビネットに似ているかもしれない。ある引き出し(領域／ドメイン)には，請求書／領収書関連のすべての資料が保管されている。引き出しには，日用品，自動車，医療，育児，ペット用など，種類ごとに個別の書類フォルダ(類／クラス)が入っている。それぞれの書類フォルダ(類／クラス)には，タイプごとの債務(看護診断)を表す個別の請求書が入っている。現在の生物学的分類法は，カール・リンネ(Carl Linnaeus)が 1735 年に考案したものである。リンネは，元々，3 つの界(kingdoms)を特定し(動物界，植物界，鉱物界)，それをさらに，類(classes)，目(orders)，科(families)，属(genera)，種(species)へと分けた(Quammen, 2007)。改訂版の生物学的分類法を，あなたも高校の理科の授業や大学で学習したことがあるかもしれない。

　一方「用語集」は，ある特定のものを表現するときに使われる言語であり，特定の

専門分野の知識を表現する際に使われる。したがって，専門分野特有の言語を形成するので，看護診断そのものについて論じることは，看護知識の「用語集」を論じることでもある。また NANDA-I 看護診断の構造や分類の方法を論じることは，「分類法」について論じることになる。

　医療での分類体系は，専門分野の知識を意味し，特定の専門職集団が，いかにその専門分野の知識の重要領域を把握しているのかを明らかにしている。医療の分類体系には，例えば以下のようなさまざまな機能がある。

　　　■特定の専門職の知識と業務範囲の概観を提供する
　　　■専門職の関心事である健康，プロセス，メカニズムの変化を反映するように現象を整理する
　　　■専門分野の専門職によって管理あるいは操作される，要因間の合理的関係性を示す（von Krogh, 2011）

　では，誰もが日常生活で扱うものを例にして，分類法について考えてみよう。私たちは食料品を買うときにはスーパーマーケットに行く。仮に，新しい店「分類マーケット」が家の近くにオープンしたので，買い物に出かけたとしよう。店に入ると，いつも行く店とはレイアウトが随分と違うことに気づく。入口で出迎えてくれた店員から手わたされた，店内がよくわかる配置図がある（図 9.1）。

　この店はすべての食料品を 8 つの主なカテゴリー（タンパク質，穀物製品，野菜，果物，加工食品，スナック，惣菜，飲料）に分け，通路に配している。これらのカテゴリー（通路）は，「領域／ドメイン」とよぶこともできる。領域は広範囲の分類で，現象を主なグループに分けている。ここでの現象は「食料品」ということになる。

　配置図は，8 つの通路を示しているだけではないことにも気づくだろう。各通路にはいくつかのキーワードがあり，それぞれの通路にどのような種類の食料品があるのか，わかりやすくなっている。例えば，「飲料」と名づけられた通路（領域）には，6 つのサブカテゴリー（コーヒー，お茶，炭酸飲料，水，ビール／発泡酒，ワイン／日本酒）がある。別のいい方をすれば，サブカテゴリーは，飲料「領域／ドメイン」のなかの「類／クラス」である。

　分類法を開発するときに，まず従う必要のあるルールは，類は相互に排他的であるということだ。つまり，ある種類の食料品は，複数の類にあってはならない。これは常に可能というわけにはいかないが，それでもやはり重要なルールである。そのほうが，分類法を利用する人にわかりやすいからだ。例えば，チェダーチーズがタンパク質食品の通路にあって，チェダーチーズ・スプレッド（塗って食べるタイプ）がスナック食品の通路にあるとしたら，そんな分類システムは利用者には理解しにくい。

　店内の配置図をもう一度見てみると，紙の裏側に追加情報があることに気づく

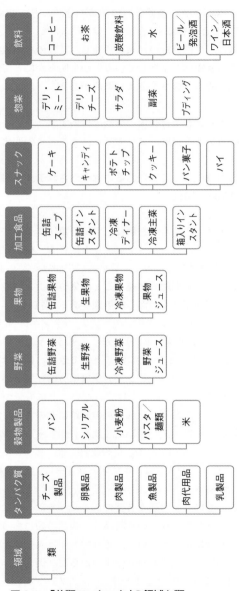

図9.1 「分類マーケット」の領域と類

（図 9.2）。それぞれの食料品通路についてのさらなる説明があり，各通路に置かれた棚に入っている食料品のより詳細な情報が提供されている。例えば，図 9.2 は「飲料」通路についての情報を示している。この通路には 6 つの「類」があり，各類の下はさらに細かく分かれている。これらは飲料のさまざまな種類（あるいは概念）を表していて，同じ類にあるものすべてが類似の特性を共有していて，1 つのグループとしてまとまっている。

　与えられた情報を使うことで，リストアップしている買い物を容易に終えることができる。ハーブ炭酸飲料を買うのであれば，「飲料」と記された通路で，「炭酸飲料」と記された棚を素早く探し出し，そこでハーブ炭酸飲料は見つかるはずだ。同様に，緑茶葉が必要であれば，先ほどと同じ「飲料」と記された通路で，「お茶」と記された棚を探し出せば，そこで「緑茶葉」は見つかるだろう。

　この食料品分類法の目的は，買い物客が，店内のどこにほしい食品があるのかを，素早く見つけ出せることである。これがなければ，買い物客は，どの製品がどの通路にあるのかを理解するために，通路を何度も行ったり来たりしなくてはならない。店の大きさにもよるが，そんなことをするのはイライラするし紛らわしい！　店員からもらった配置図は，いわば「概念地図」であり，買物体験の向上を目的に，食料品が店舗内のどこにどのように仕分けられているのか，買い物客が素早く理解するためのガイドになっている。

　明確かつ簡潔に，また一貫した方法で，何らかの概念を仕分ける分類法を開発することは難しい，ということが，そろそろわかってきたかもしれない。食料品店の例で，店内の商品をグループ分けする他の方法が思いつくだろうか。

　食料品分類法の例では，買い物客の誰もが合理的に考えるのに必要な概念や類の重複を避ける，という目標は達成できていない。例えば，トマトジュースは野菜の領域（類：野菜ジュース）にはあるが，飲料の領域にはない。このカテゴリー化は，一部の人たちには合理的でわかりやすいかもしれないが，ほかの人たちにはそうでもなく，すべてのジュースを一緒に飲料の領域に置くことを提案する人が出てくるかもしれない。重要なことは，領域と領域の区別をはっきりさせることである。しかしここでは，すべての野菜と野菜関連の製品が野菜の領域で見つかるのに対して，飲料の領域には野菜を使った飲料以外が含まれている。この仕分けが問題なのは，ワインや発泡酒は果物の通路に，ビールや酒は穀物製品の通路にすべきだ，ともいえてしまうことだ。

　分類法は未完成の状態であり，常に成長や発展を続ける。また，研究領域に関する知識がさらに開発されれば，劇的な変化すら起こりうる。それぞれの専門領域に関係する現象を類別するには，どのような構造がベストかについて，多くの議論がある。物事を類別するには多様な方法があり，「100％正しい」方法はどこにもない。概念と概念，あるいは類と類の重複を避けながら，類似する物事を区分するための合理的で一貫した方法を見つけることは，分類法の目標でもある。また，分類法の

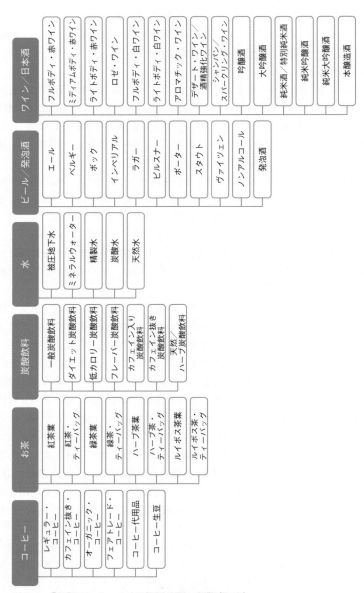

図9.2　「分類マーケット」の飲料の類と種類（概念）

利用者が，必要に応じて個別の概念を素早く特定でき，類似している概念を領域と類に分ける方法が理解しやすくなることを目指している。

9.2　看護知識の体系化

　専門職はその領域を反映するように，また臨床実践に適切なように，公的な知識を一貫した，論理的な，概念化した次元に体系化する。医療の専門職者(医師)にとって，診断の知識は専門的知識の重要な部分を占め，臨床実践に不可欠となっている。したがって，看護診断の知識も，看護専門職の実践を正当化し，看護専門職の権限が確固たるものになるように体系化する必要がある(Abbott, 1988)。

　NANDA-I 看護診断分類法内の領域と類の階層を，図を使って示す(図 9.3)。ここには診断を掲載してないが，そうすることもできる。診断を含めていないのは，267 の診断を入れると図が非常に大きくなり，見づらくなるからだ！

　看護においては，臨床的に意味ある方法で，診断を分類することが重要になる。看護師は実践であまり見かけない診断を特定しようとしている時は，分類法を論理的に使い，考えうる関連診断についての適切な情報を見つけることができる。NANDA-I 分類法Ⅱ(図 9.3)は，看護アセスメントの枠組みとしての機能は意図していない。あくまでも明確に定義した領域と類に，看護診断を分類するための構造である。

　分類法の図の表現に看護診断を含めると，どのように見えるかの例として，図 9.4 に 1 つの領域の類と看護診断を示している。ご覧のように，図で表すには情報量が多すぎる。

　看護の知識には，個人・介護者・家族・集団・コミュニティの反応，リスク，強みが含まれる。von Krogh(2011)によると，NANDA-I 分類法は以下の機能を意図している。

- 看護専門分野の知識のモデルあるいは認知地図を提供する
- 看護の知識，視点，理論を伝える
- 看護の知識に構造と秩序を提供する
- 臨床推論の支援ツールとしての機能を果たす
- 電子カルテで看護診断を整理する方法を提供する

9.3　NANDA-I 分類法の活用

　分類法は看護現象を大別する方法ではあるが，他の機能も果たすことができる。例えば，教員が看護カリキュラムを開発する際に役立つだろう。さらには，看護師がある患者に必要な診断，特に頻繁には使わない診断を特定する際にも役立つはず

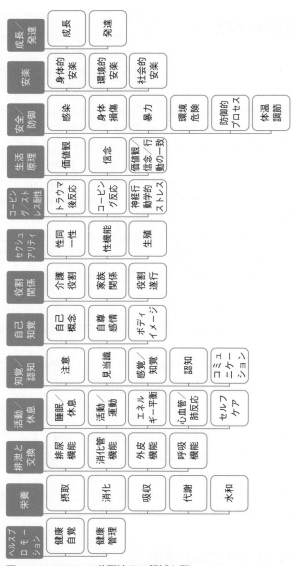

図 9.3　NANDA-I 分類法Ⅱの領域と類

だ。これら2つの用法について考えてみよう。

9.3.1 看護カリキュラムの構築

　NANDA-I 分類法は，看護アセスメントの枠組みを意図してはいないが，基礎看護教育のカリキュラム編成をサポートできるだろう。例えば，領域と類でカリキュラムを編成することができる。そうすれば，NANDA-I 領域で大別されている看護実践の中心的概念に基づいて，コースを教えることができる。

　例えば，役割関係領域（図9.4）のコースをつくり，単元をそれぞれの類に基づいて組み立てることができる。第一単元では，焦点を介護者役割におき，ペアレンティングの概念を深く探究する。それは何か？　個人や家族の健康にどのように影響するのか？　患者に起こる一般的なペアレンティングに関係する問題にはどのようなものがあるか？　このような問題が起こる可能性が一番高い患者はどのようなタイプか？　主な原因は何か？　もし状態が診断されないあるいは治療されない場合は，どのような結果になるのか？　この状態をどのように予防し，治療し，改善できるのか？　どうすれば症状を管理できるのか？

　看護カリキュラムを看護知識の中心的概念によって組み立てることで，学生は看護学の専門的な知識を深く理解し，積み上げることができるようになる。また同時に，毎日の実践の場で目にするような，関連する医学診断や状態を学習し理解することができる。

　看護学のコースをこのようにデザインすることで，学生は看護という専門分野の

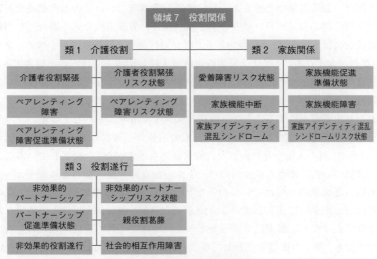

図 9.4　NANDA-I 領域 7，役割関係，類と看護診断

知識について多く学べるようになる。愛着，家族機能，パートナーシップ，役割葛藤，役割遂行，社会的交流などは領域7(図9.4)の主要概念である。これらの多くは一般的には「ニュートラル(正常)な状態」であり，潜在する，あるいは実在するこのような反応への問題を特定する前に理解しておく必要がある。

　看護実践の中心的概念として，例えば，「栄養摂取バランス」を学習する際には，解剖学，生理学，病態生理学(関連する医学診断も含む)の十分な理解だけでなく，栄養摂取バランスの問題と同時に起こるほかの領域の反応についての理解も必要になる。栄養摂取バランスの概念(「正常」またはニュートラルな状態)を一度深く理解しておけば，異常な状態を特定するのは容易になるだろう。なぜならば，栄養摂取バランスが正常な場合に見えるデータがわかるからだ。もし，そのようなデータが観察できなければ，問題(あるいは問題の起こるリスク)の存在を疑い始めることになる。したがって，看護コースをこれら中心的概念でつくり上げることで，看護教員は看護専門分野の知識に注目できるようになり，その後で関連する医学診断や多分野的な問題を組み入れればよい。このような教育方法によって，看護師は，まず看護現象に注目するようになり，次に患者ケア向上のための独自の知識を多分野的視点にもちこむことができる。こうすることで，現実的な患者アウトカムの内容に移り，看護師に説明責任のあるアウトカムを達成する可能性が最も高く，科学的エビデンスに基づいた介入(共同的あるいは独自の看護介入)を患者に提供できるようになる。

9.3.2　専門領域外での看護診断の特定

　看護師は，臨床現場でとてもよく目にする看護診断についての専門知識を習得する。例えば，関心領域がリプロダクティブヘルスの看護実践である場合，専門知識の主要概念には，例えば，「性機能」，「出産育児行動」，「母乳栄養」，「ペアレンティング」などが含まれる。しかし，妊娠合併症で入院し治療を受けている患者でも，他にも注目すべき問題はある。NANDA-I分類法は，このような患者の診断候補の特定を助け，迅速かつ正確に，患者を診断するために必要なアセスメントデータ／診断手がかりを明らかにすることで，臨床推論スキルもサポートしている。

　例えばあなたは，重度の妊娠高血圧腎症の治療が必要になった，36歳の患者Kさん，妊娠34週の入院を受け入れた。彼女は落ち着きがなく，緊張していることにあなたは気づいた。Kさんは，前のパートナーからの家庭内暴力とストーカー行為のために，妊婦検診を受けていなかったと言っている。この3か月間は，3歳の娘と一緒にシェルターに滞在している。12歳のときに，両親は大規模な土砂崩れに巻き込まれて亡くなり，孤児院で育ったという。助けてくれる親戚や親しい友人はいないなかでも，多くの困難を克服してきた。体格指数(BMI)は38.6。慢性高血圧症を患っているが，処方薬を購入する余裕がなく，この1年間は降圧薬を服用してい

なかった。現在の血圧は 168/110 mmHg。K さんは，緊急出産になるかもしれない
ことを心配している。

　あなたは目の前にいる K さんのような，複雑な背景をもつ患者をあまりケアし
たことがなかった。彼女のリスクや問題について思案したいと思うが，現在の患者
の状態にはどの看護診断が最も適切なのかわからない。分類法を見ることで，すぐ
に「認知地図」ができ，この患者に関係する診断のさらなる情報を見つけやすくなる
（図 9.5）。

　あなたは，レジリエンスに関連する K さんの反応を考え，分類法をレビューし，
領域 9（コーピング／ストレス耐性），類 2（コーピング反応）に進む。次に，レジリエ
ンスに特に関連した 3 つの診断があることがわかり，患者に最も適切な診断を明ら
かにするために，定義，診断手がかりをレビューする。分類法と用語集のこのよう
な使用は，臨床推論をサポートし，膨大な量の情報／知識（267 診断）を，効果的にか
つ効率よく検索するのを助けてくれる。3 つの診断の危険因子あるいは関連因子，
また診断指標のレビューにより，①十分な情報に基づいて判断するために，追加的
に集めるべきデータがわかる，また，②患者を正確に診断するために，自分のアセ
スメントと診断手がかりを比較することもできる。

　最近受け持った患者で考えてみよう。人間の反応を診断するのに苦戦しなかった
だろうか？　診断候補の特定は難しいと感じなかっただろうか？　分類法を活用す

心理社会的問題と重度の妊娠高血圧
腎症のある患者：最初のアセスメン
ト（スクリーニング）で，どの看護診
断が最適か？

・妊娠 34 週
・落ち着きがなく緊張している
・ひとり親
・出産前ケア（妊婦健診）不足
・暴力のある環境にいた
・多くの困難を克服してきた
・慢性高血圧症
・服薬不履行
・子どものことを気にしている
・肥満
・緊急出産の可能性を心配している

人間の反応を表す NANDA-I の領
域／類を特定する
（領域 9：類 2　コーピング反応）

・レジリエンス障害（00210）
・レジリエンス障害リスク状態
　（00211）
・レジリエンス促進準備状態
　（00212）

ターゲットを絞ったアセスメントを
完了し，最も適切な看護診断を確定
する

・アセスメントデータは 1 つの診断
　を明らかに支持しているか？
・見落としはないか？
・これらの診断を確定あるいは除外
　するために他にどのようなデータ
　が必要か？

**図 9.5　専門領域以外で NANDA-I 分類法 II と用語体系を活用して看護診断
を特定し検証する**

ることで，診断候補を特定しやすくなる。診断が，ある領域の知識を表す領域と類にグループ化されているからだ。しかし，忘れないでほしい。**診断名を見ただけで"診断を選ぶ"のは，安全な行為ではない！** 特定した診断候補のそれぞれについて，定義と診断手がかり（診断指標と関連因子，あるいは危険因子）をレビューすることで，集めるべき追加データは何か，患者の人間の反応を正確に診断するのに十分なデータがあるか，が確認できる。

　診断候補を特定するのに分類法をどのように使えばよいのか，S氏のケーススタディで見てみよう。

ケーススタディ：S氏

　あなたの患者は，妻を亡くした87歳のS氏で，右の股関節部に重度の電撃痛を訴えている。S氏は，妻の死後から介護付き高齢者施設に住んでいて，もう2年になる。歩行を促すといつも興奮し，重度の痛みの徴候があると，施設職員は気づいた。そこで，骨折はないか，股関節置換の必要性はないか，調べるために今回受診した。S氏は骨粗鬆症で，3年前に左の股関節の置換術を受けた，と施設職員から話があった。一見したところ，手術は上手くいったようだ。

　右股関節部には浮腫や内出血はみられないが，周辺を触診すると痛みを訴えている。足背動脈に左右差はなく，下肢の毛細血管再充填時間は4秒だった。病歴には，80歳で脳血管発作（脳卒中）がある。医療記録によれば，最初の麻痺は右側で，言語機能をすべて失った。アルテプラーゼ静注療法（rt-PA），組織プラスミノーゲンアクチベーター（t-PA）による治療を受け，運動と言語は完全に回復している。リハビリ施設に26日間入院し，言語療法，理学療法，作業療法を受け，退院後は自宅で自分のことは自分でやっていた。中等度の冠動脈疾患はあるが，それ以外に目立った病歴はない。S氏に付き添ってきた施設職員によると，S氏は数週間前に痛みを訴えるようになるまでは活動的だった，とのこと。彼は社交ダンスが好きで，施設では日常的に運動し，建物のまわりを歩いて人と話をしたり，天気がよいと屋外を散策したりしていた。最近のS氏は，社交的ではなく，いつも楽しんでいたさまざまな活動にも参加していない。施設職員は，苦痛の影響だと考えていた，とのこと。

　しかし，あなたがS氏について最も気になったのは，内にこもったようで，ほとんど話さず，めったにアイコンタクトがないことだった。S氏は質問に答えるのに苦労していて，施設職員はS氏が答えるのを待たずに，割り込んで答えている。言語障害はないように見えるが，自分の年齢や妻が死亡した時期などの基本的な質問にすら答えを探すのに苦労しているようだった。

　アセスメントと病歴のレビューを終え，あなたは，S氏が認知の問題を抱えていると考えるが，ほとんど経験のない看護領域でもある。そこで，診断候補の検討が必要になる。あなたは認知の問題を考えているので，診断の位置を論理的に特定すべく NANDA-I 分類法を見てみる。領域5（知覚／認知）は，注意，見当識，感覚，知覚，認知，コミュニケーションなど，ヒトの情報処理システムに関連している。認知に関係する問題を検討しているあなたは，S氏に適切な診断がこの領域にあるだろうと考える。そこで，類4（認知）をすぐに探し出す。この領域をレビューすることで，3つの診断候補を特定した：〈急性混乱（00128）〉，〈慢性混乱（00129）〉，〈記憶障害（00131）〉。

　　自分に質問してみることは：
　　　　■その他の人間の反応を除外あるいは考慮したか？
　　　　■この診断を確定するために，他にはどのような徴候／症状あるいは寄与因子を探すべきか？

　あなたは定義や診断手がかり（診断指標，関連因子，危険因子）をレビューした時点で，S氏は〈慢性混乱〉だと診断する。

　　最後の質問として：
　　　　■何か見落としはないか？
　　　　■十分な根拠がないのに診断していないか？

　　診断が間違っていないことを確信したら，次の質問に移っていく：
　　　　■S氏には，どのようなアウトカム設定が現実的で達成可能か？
　　　　■科学的エビデンスのあるどのような看護介入を考えればよいか？
　　　　■介入が効果的かどうか，どのように評価すればよいか？

9.4　NANDA-I 看護診断分類法：浅い歴史

　1987年，NANDA は北米の看護理論モデルを反映した構造の分類法Ⅰを発表した。2002年には分類法Ⅱが承認された。これは Marjory Gordon 博士の機能的健康パターンアセスメント枠組みからつくられたものであった。機能的健康パターンは，おそらく世界中で最も活用されているアセスメント枠組みであろう。

　表9.1は，NANDA-I 分類法Ⅱの領域，類，看護診断と現在の配列を示している。

表9.1　NANDA-I 分類法 II の領域，類，看護診断

領域／類／診断コード	診断の焦点	診断名
領域1 **ヘルスプロモーション**	ウェルビーイングや機能の正常性についての意識，およびウェルビーイングや機能の正常性のコントロールを維持や強化するために用いられる方略	
類1 **健康自覚**	正常な機能とウェルビーイングの認識	
00097	気分転換活動参加	気分転換活動参加減少
00262	ヘルスリテラシー	ヘルスリテラシー促進準備状態
00168	ライフスタイル	坐位中心ライフスタイル
類2 **健康管理**	健康とウェルビーイングを維持する活動を明らかにし，コントロールし，実行し，統合すること	
00290	逃走企図	逃走企図リスク状態
00257	高齢者虚弱シンドローム	高齢者虚弱シンドローム
00231	高齢者虚弱シンドローム	高齢者虚弱シンドロームリスク状態
00307	運動習慣	運動習慣促進準備状態
00215	健康（ヘルス）	コミュニティヘルス不足
00188	健康行動	リスク傾斜健康行動
00292	健康維持行動	非効果的健康維持行動
00276	健康自主管理	非効果的健康自主管理
00293	健康自主管理	健康自主管理促進準備状態
00294	健康自主管理	非効果的家族健康自主管理
00300	家事家政行動	非効果的家事家政行動
00308	家事家政行動	非効果的家事家政行動リスク状態
00309	家事家政行動	家事家政行動促進準備状態
00043	防御力	非効果的防御力
領域2 **栄養**	組織の維持と修復，およびエネルギー生成を目的として，栄養素を摂取し，吸収し，利用する活動	
類1 **摂取**	食物や栄養素を体内に取り入れること	
00002	栄養摂取バランス	栄養摂取バランス異常：必要量以下
00163	栄養摂取	栄養摂取促進準備状態 (a)
00216	母乳分泌	母乳分泌不足
00104	母乳栄養	非効果的母乳栄養
00105	母乳栄養	母乳栄養中断
00106	母乳栄養	母乳栄養促進準備状態
00269	食生活動態	非効果的青年食生活動態
00270	食生活動態	非効果的小児食生活動態
00271	食生活動態	非効果的乳児食生活動態
00232	肥満	肥満
00233	過体重	過体重
00234	過体重	過体重リスク状態

（つづく）

表 9.1　つづき

領域／類／診断コード	診断の焦点	診断名
00295	吸啜嚥下反応	非効果的乳児吸啜嚥下反応
00103	嚥下	嚥下障害
類 2 **消化**	食品を吸収や同化に適した物質に変換する物理的・化学的活動	
	現在該当なし	
類 3 **吸収**	身体組織を通して栄養素を取り入れるはたらき	
	現在該当なし	
類 4 **代謝**	原形質の生成と利用，老廃物とエネルギーの生成，すべての生命維持に必要なエネルギー放出のための，生命体や細胞内で起きる化学的および物理的プロセス	
00179	血糖	血糖不安定リスク状態
00194	高ビリルビン血症	新生児高ビリルビン血症
00230	高ビリルビン血症	新生児高ビリルビン血症リスク状態
00178	肝機能	肝機能障害リスク状態
00296	メタボリックシンドローム	メタボリックシンドロームリスク状態
類 5 **水和**	水分と電解質の摂取と吸収	
00195	電解質バランス	電解質バランス異常リスク状態
00025	体液量バランス	体液量バランス異常リスク状態 (b)
00027	体液量	体液量不足
00028	体液量	体液量不足リスク状態
00026	体液量	体液量過剰
領域 3 **排泄と交換**	体からの老廃物の分泌と排出	
類 1 **排尿機能**	尿の分泌，再吸収，排出のプロセス	
00297	機能障害性失禁	機能障害性尿失禁
00016	排泄	排尿障害
00310	失禁	混合性尿失禁
00017	失禁	腹圧性尿失禁
00019	失禁	切迫性尿失禁
00022	失禁	切迫性尿失禁リスク状態
00023	閉(貯留)	尿閉
00322	閉(貯留)	尿閉リスク状態
類 2 **消化管機能**	消化の最終産物の吸収と排出のプロセス	
00011	便秘	便秘
00015	便秘	便秘リスク状態
00012	便秘	知覚的便秘

（つづく）

表9.1　NANDA-I 分類法 II の領域，類，看護診断（つづき）

領域／類／診断コード	診断の焦点	診断名
00235	機能性便秘	慢性機能性便秘
00236	機能性便秘	慢性機能性便秘リスク状態
00319	抑制	排便抑制障害
00013	下痢	下痢
00196	消化管運動	消化管運動機能障害
00197	消化管運動	消化管運動機能障害リスク状態
類3 **外皮機能**	**皮膚からの分泌と排出のプロセス**	
現在該当なし		
類4 **呼吸機能**	**ガス交換および代謝の最終産物の除去のプロセス**	
00030	ガス交換	ガス交換障害
領域4 **活動／休息**	**エネルギー資源の産生，保存，消費，またはバランス**	
類1 **睡眠／休息**	**眠り，休養，安静，リラクゼーション，無活動**	
00095	不眠	不眠
00096	睡眠	睡眠剥奪
00165	睡眠	睡眠促進準備状態
00198	睡眠パターン	睡眠パターン混乱
類2 **活動／運動**	**身体の一部を動かすこと（可動性），仕事をすること，または大抵（常にではな く）負荷に対して行動すること**	
00298	活動耐性	活動耐性低下
00299	活動耐性	活動耐性低下リスク状態
00040	不使用性シンドローム	不使用性シンドロームリスク状態
00091	可動性	床上可動性障害
00085	可動性	身体可動性障害
00089	可動性	車椅子可動性障害
00237	坐位	坐位障害
00238	立位	立位障害
00090	移乗能力	移乗能力障害
00088	歩行	歩行障害
類3 **エネルギー平衡**	**資源の摂取と消費のダイナミックな調和状態**	
00273	エネルギーフィールドバランス	エネルギーフィールドバランス異常
00093	倦怠感	倦怠感
00154	徘徊	徘徊
類4 **心血管／肺反応**	**活動／休息を支える心肺メカニズム**	
00032	呼吸パターン	非効果的呼吸パターン

（つづく）

表 9.1　つづき

領域／類／診断コード	診断の焦点	診断名
00029	心拍出量	心拍出量減少
00240	心拍出量	心拍出量減少リスク状態
00311	心血管機能	心血管機能障害リスク状態
00278	リンパ浮腫自主管理	非効果的リンパ浮腫自主管理
00281	リンパ浮腫自主管理	非効果的リンパ浮腫自主管理リスク状態
00033	自発換気	自発換気障害
00267	血圧安定	血圧不安定リスク状態
00291	血栓症	血栓症リスク状態
00200	組織灌流	心臓組織灌流減少リスク状態
00201	組織灌流	非効果的脳組織灌流リスク状態
00204	組織灌流	非効果的末梢組織灌流
00228	組織灌流	非効果的末梢組織灌流リスク状態
00034	人工換気離脱反応	人工換気離脱困難反応
00318	人工換気離脱反応	成人人工換気離脱困難反応
類5 セルフケア	**自分の体や身体機能をケアする活動を実施する能力**	
00108	入浴セルフケア	入浴セルフケア不足
00109	更衣セルフケア	更衣セルフケア不足
00102	摂食セルフケア	摂食セルフケア不足
00110	排泄セルフケア	排泄セルフケア不足
00182	セルフケア	セルフケア促進準備状態
00193	セルフネグレクト	セルフネグレクト
領域5 知覚／認知	**注意，見当識，感覚，知覚，認知，コミュニケーションを含む，人間の処理システム**	
類1 注意	**気づいたり観察したりする精神的なレディネス**	
00123	半側無視	半側無視
類2 見当識	**時間，場所，人についての認識**	
	現在該当なし	
類3 感覚／知覚	**触覚，味覚，嗅覚，視覚，聴覚，運動覚を通じて情報を受け入れ，感覚データを理解して行う，命名，関連付け，および／またはパターン認識**	
	現在該当なし	
類4 認知	**記憶，学習，思考，問題解決，抽象化，判断，洞察，知的能力，計算，言語の使用**	
00128	混乱	急性混乱
00173	混乱	急性混乱リスク状態
00129	混乱	慢性混乱
00251	情動コントロール	不安定性情動コントロール

（つづく）

表9.1　NANDA-I分類法Ⅱの領域，類，看護診断（つづき）

領域／類／診断コード	診断の焦点	診断名
00222	衝動コントロール	非効果的衝動コントロール
00126	知識（獲得）	知識不足
00161	知識（獲得）	知識獲得促進準備状態
00131	記憶	記憶障害
00279	思考過程	思考過程混乱
類5 **コミュニケーション**	言語的および非言語的な情報の送受信	
00157	コミュニケーション	コミュニケーション促進準備状態
00051	言語的コミュニケーション	言語的コミュニケーション障害
領域6 **自己知覚**	自己についての意識	
類1 **自己概念**	自己全体についてのとらえ方	
00124	希望（望）	絶望感
00185	希望（望）	希望促進準備状態
00174	人間の尊厳	人間の尊厳毀損リスク状態
00121	自己同一性	自己同一性混乱
00225	自己同一性	自己同一性混乱リスク状態
00167	自己概念	自己概念促進準備状態
類2 **自尊感情**	自分の価値，能力，重要性，成功についての評価	
00119	自尊感情	自尊感情慢性的低下
00224	自尊感情	自尊感情慢性的低下リスク状態
00120	自尊感情	自尊感情状況的低下
00153	自尊感情	自尊感情状況的低下リスク状態
類3 **ボディイメージ**	自分の体の心的イメージ	
00118	ボディイメージ	ボディイメージ混乱
領域7 **役割関係**	人々または人々のグループ間の肯定的および否定的なつながりやつきあい，またそうしたつながりが示される手段	
類1 **介護役割**	医療専門家ではないケアの提供者が社会から期待される行動パターン	
00056	ペアレンティング	ペアレンティング障害
00057	ペアレンティング	ペアレンティング障害リスク状態
00164	ペアレンティング	ペアレンティング促進準備状態
00061	役割緊張	介護者役割緊張
00062	役割緊張	介護者役割緊張リスク状態
類2 **家族関係**	生物学的につながっている，あるいは自らの選択でつながっている，人々の関連性	
00058	愛着	愛着障害リスク状態

（つづく）

表 9.1　つづき

領域／類／診断コード	診断の焦点	診断名
00283	家族アイデンティティ混乱シンドローム	家族アイデンティティ混乱シンドローム
00284	家族アイデンティティ混乱シンドローム	家族アイデンティティ混乱シンドロームリスク状態
00063	家族機能	家族機能障害
00060	家族機能	家族機能中断
00159	家族機能	家族機能促進準備状態
類3 **役割遂行**	**社会から期待される行動パターンの機能の質**	
00223	パートナーシップ	非効果的パートナーシップ
00229	パートナーシップ	非効果的パートナーシップリスク状態
00207	パートナーシップ	パートナーシップ促進準備状態
00064	役割葛藤	親役割葛藤
00055	役割遂行	非効果的役割遂行
00052	社会的相互作用	社会的相互作用障害
領域8 **セクシュアリティ**	**性同一性，性機能，および生殖**	
類1 **性同一性**	**セクシュアリティやジェンダーに関して特定の人である状態**	
	現在該当なし	
類2 **性機能**	**性行為に関与する技量や能力**	
00059	性機能	性機能障害
00065	セクシュアリティパターン	非効果的セクシュアリティパターン
類3 **生殖**	**人間が生み出されるあらゆる過程**	
00221	出産育児行動	非効果的出産育児行動
00227	出産育児行動	非効果的出産育児行動リスク状態
00208	出産育児行動	出産育児行動促進準備状態
00209	母親／胎児二者関係	母親／胎児二者関係混乱リスク状態
領域9 **コーピング／ストレス耐性**	**ライフイベント／生命過程への対処**	
類1 **トラウマ後反応**	**身体的または心理的トラウマ後に起こる反応**	
00260	移住トランジション	移住トランジション複雑化リスク状態
00141	心的外傷後シンドローム	心的外傷後シンドローム
00145	心的外傷後シンドローム	心的外傷後シンドロームリスク状態
00142	レイプ-心的外傷シンドローム	レイプ-心的外傷シンドローム
00114	移転ストレスシンドローム	移転ストレスシンドローム
00149	移転ストレスシンドローム	移転ストレスシンドロームリスク状態

（つづく）

表9.1　NANDA-I分類法Ⅱの領域，類，看護診断（つづき）

領域／類／診断コード	診断の焦点	診断名
類2 **コーピング反応**	**環境ストレスを管理するプロセス**	
00199	行動計画	非効果的行動計画
00226	行動計画	非効果的行動計画リスク状態
00146	不安	不安
00071	コーピング	防衛的コーピング
00069	コーピング	非効果的コーピング
00158	コーピング	コーピング促進準備状態
00077	コーピング	非効果的コミュニティコーピング
00076	コーピング	コミュニティコーピング促進準備状態
00074	コーピング	家族コーピング機能低下
00073	コーピング	家族コーピング機能停止
00075	コーピング	家族コーピング促進準備状態
00147	死の不安	死の不安
00072	否認	非効果的否認
00148	恐怖	恐怖
00301	悲嘆	悲嘆不適応
00302	悲嘆	悲嘆不適応リスク状態
00285	悲嘆	悲嘆促進準備状態
00241	気分調節	気分調節障害
00125	力（パワー）	無力感
00152	力（パワー）	無力感リスク状態
00187	力（パワー）	パワー促進準備状態
00210	レジリエンス	レジリエンス障害
00211	レジリエンス	レジリエンス障害リスク状態
00212	レジリエンス	レジリエンス促進準備状態
00137	悲哀	慢性悲哀
00177	ストレス	ストレス過剰負荷
類3 **神経行動学的ストレス**	**神経と脳の機能を反映した行動反応**	
00258	急性離脱シンドローム	急性離脱シンドローム
00259	急性離脱シンドローム	急性離脱シンドロームリスク状態
00009	自律神経過反射	自律神経過反射
00010	自律神経過反射	自律神経過反射リスク状態
00264	新生児離脱シンドローム	新生児離脱シンドローム
00116	行動統合	乳児行動統合障害
00115	行動統合	乳児行動統合障害リスク状態
00117	行動統合	乳児行動統合促進準備状態

（つづく）

表 9.1　つづき

領域／類／診断コード	診断の焦点	診断名
領域 10 生活原理	真実または本質的な価値と見なされる，行為・慣習・制度に関する，日頃の行い・思考・行動の根底にある原則	
類 1 価値観	好ましい行動様式や最終状態の識別とランク付け	
	現在該当なし	
類 2 信念	真実である，または本質的な価値があるとみなされている行為・慣習・制度に関する意見，期待，または判断	
00068	スピリチュアルウェルビーイング	スピリチュアルウェルビーイング促進準備状態
類 3 価値観／信念／行動の一致	価値観と信念と行動との間で得られた調和やバランス	
00184	意思決定	意思決定促進準備状態
00083	意思決定葛藤	意思決定葛藤
00242	解放的意思決定	解放的意思決定障害
00244	解放的意思決定	解放的意思決定障害リスク状態
00243	解放的意思決定	解放的意思決定促進準備状態
00175	道徳的苦悩	道徳的苦悩
00169	信仰心	信仰心障害
00170	信仰心	信仰心障害リスク状態
00171	信仰心	信仰心促進準備状態
00066	スピリチュアルペイン	スピリチュアルペイン
00067	スピリチュアルペイン	スピリチュアルペインリスク状態
領域 11 安全／防御	危険性や身体損傷や免疫系の損傷がないこと，損失の予防，安全と安心の保障	
類 1 感染	病原性侵襲に続く宿主反応	
00004	感染	感染リスク状態
00266	手術部位感染	手術部位感染リスク状態
類 2 身体損傷	肉体的危害や傷	
00031	気道浄化	非効果的気道浄化
00039	誤嚥	誤嚥リスク状態
00206	出血	出血リスク状態
00048	歯列	歯列障害
00219	ドライアイ	ドライアイリスク状態
00277	ドライアイ自主管理	非効果的ドライアイ自主管理
00261	口腔乾燥	口腔乾燥リスク状態
00303	転倒転落	成人転倒転落リスク状態
00306	転倒転落	小児転倒転落リスク状態
00035	損傷	損傷リスク状態 (c)

（つづく）

表9.1　NANDA-I分類法Ⅱの領域，類，看護診断（つづき）

領域／類／診断コード	診断の焦点	診断名
00245	損傷	角膜損傷リスク状態
00320	損傷	乳頭乳輪複合体損傷
00321	損傷	乳頭乳輪複合体損傷リスク状態
00250	損傷	尿路損傷リスク状態
00087	周術期体位性損傷	周術期体位性損傷リスク状態（c）
00220	熱傷凍傷	熱傷凍傷リスク状態（c）
00045	粘膜統合性	口腔粘膜統合性障害
00247	粘膜統合性	口腔粘膜統合性障害リスク状態
00086	神経血管機能	末梢性神経血管機能障害リスク状態
00038	身体外傷	身体外傷リスク状態
00213	外傷	血管外傷リスク状態
00312	褥瘡	成人褥瘡
00304	褥瘡	成人褥瘡リスク状態
00313	褥瘡	小児褥瘡
00286	褥瘡	小児褥瘡リスク状態
00287	褥瘡	新生児褥瘡
00288	褥瘡	新生児褥瘡リスク状態
00205	ショック	ショックリスク状態
00046	皮膚統合性	皮膚統合性障害
00047	皮膚統合性	皮膚統合性障害リスク状態
00156	突然死	乳児突然死リスク状態
00036	窒息	窒息リスク状態
00100	術後回復	術後回復遅延
00246	術後回復	術後回復遅延リスク状態
00044	組織統合性	組織統合性障害
00248	組織統合性	組織統合性障害リスク状態
類3 **暴力**	**傷害や虐待の原因となる過度の腕力や力の行使**	
00272	女性器切除	女性器切除リスク状態
00138	対他者暴力	対他者暴力リスク状態
00140	対自己暴力	対自己暴力リスク状態
00151	自傷行為	自傷行為
00139	自傷行為	自傷行為リスク状態
00289	自殺行動	自殺行動リスク状態
類4 **環境危険**	**周辺にある危険の根源**	
00181	汚染	汚染
00180	汚染	汚染リスク状態

（つづく）

表 9.1　つづき

領域／類／診断コード	診断の焦点	診断名
00265	労働災害	労働災害リスク状態
00037	中毒	中毒リスク状態
類 5 **防御的プロセス**	自己が非自己から自分を守るプロセス	
00218	ヨード造影剤有害反応	ヨード造影剤有害反応リスク状態
00217	アレルギー反応	アレルギー反応リスク状態
00042	ラテックスアレルギー反応	ラテックスアレルギー反応リスク状態
類 6 **体温調節**	生体を保護する目的で体内の熱とエネルギーを調節する生理学的プロセス	
00007	高体温	高体温
00006	低体温	低体温
00253	低体温	低体温リスク状態
00280	低体温	新生児低体温
00282	低体温	新生児低体温リスク状態
00254	周術期低体温	周術期低体温リスク状態
00008	体温調節	非効果的体温調節
00274	体温調節	非効果的体温調節リスク状態
領域 12 **安楽**	精神的，身体的，社会的なウェルビーイングまたは安心感	
類 1 **身体的安楽**	ウェルビーイングや安心感や苦痛のないこと	
00214	安楽	安楽障害
00183	安楽	安楽促進準備状態
00134	悪心	悪心
00132	疼痛	急性疼痛
00133	疼痛	慢性疼痛
00255	慢性疼痛シンドローム	慢性疼痛シンドローム (d)
00256	分娩陣痛	分娩陣痛 (d)
類 2 **環境的安楽**	環境内での，または環境との，ウェルビーイングや安心感	
00214	安楽	安楽障害
00183	安楽	安楽促進準備状態
類 3 **社会的安楽**	自分の社会的状況へのウェルビーイングや安心感	
00214	安楽	安楽障害
00183	安楽	安楽促進準備状態
00054	孤独感	孤独感リスク状態
00053	社会的孤立	社会的孤立

(つづく)

表 9.1　NANDA-I 分類法Ⅱの領域，類，看護診断（つづき）

領域／類／診断コード	診断の焦点	診断名
領域13 成長／発達	年齢に応じた身体面の発育，臓器系の成熟，発達の目安にそった発育	
類1 成長	身体面の増大または臓器系の成熟	
現在該当なし		
類2 発達	一般に認められている一連の目安にそった生涯にわたる発育や退行	
00314	発達	小児発達遅延
00305	発達	小児発達遅延リスク状態
00315	運動発達	乳児運動発達遅延
00316	運動発達	乳児運動発達遅延リスク状態

(a) この概念はアルファベット順ではないことを編集者は認めている。Nutrition（栄養）の診断をまとめることを優先した。

(b) この概念はアルファベット順ではないことを編集者は認めている。Fluid volume（体液量）の診断をまとめることを優先した。

(c) この概念はアルファベット順ではないことを編集者は認めている。Injury（損傷）の診断をまとめることを優先した。

(d) この概念はアルファベット順ではないことを編集者は認めている。Pain（疼痛・痛）の診断をまとめることを優先した。

9.5　文献

Abbott A. The Systems of Professions. Chicago, IL: The University of Chicago Press, 1988.

Quammen D. A passion for order. National Geographic Magazine. 2007. Available at: ngm.nationalgeographic.com/print/2007/06/Linnaeus-name-giver/david-quammentext (retrieved November 1, 2013).

Von Krogh G. Taxonomy III Proposal. NANDA International Latin American Symposium. Sao Paulo, Brazil. May, 2011.

10 NANDA-I 看護診断分類法の仕様と定義

T. ヘザー・ハードマン，シルビア・カルデイラ
T. Heather Herdman, Silvia Caldeira

10.1 分類法 II の構造

分類法(taxonomy)は「同じような性質を共有するグループに，名前をつけて整理するシステム」(Cambridge Dictionary On-Line, 2017)と定義されている。分類法での領域(domain)は「関心のある分野または人が支配する分野」であり，類(class)は「同じような構造をもつグループ」を意味している(Cambridge Dictionary On-Line, 2017)。

このような定義は看護診断分類にも当てはまる。私たちは特に，看護に関係する診断の焦点の秩序ある分類，推定される自然な関係性によるもの，に関心をもっている。分類法 II には，領域，類，看護診断の 3 つの階層がある。図 9.3(p.114)に分類法 II の領域と類の構成を示している。また表 9.1(p.120)には，13 の領域，47 の類，267 の看護診断を示している。

分類法 II のコード構造は，32 ビットの整数(または，ユーザーのデータベースが別の表記法を使用している場合，コード構造は 5 桁のコード)である。このコード構造の場合，新しい診断の追加または洗練作業や改訂があっても，コードを変更する必要がなく，分類構造に安定性，すなわち成長と発展の可能な構造を提供してくれる。新しく採択された看護診断には新しいコードを割り当てている。

分類法 II のコード構造は，米国国立医学図書館(National Library of Medicine：NLM)のヘルスケア分野の専門用語コードに関する勧告に準拠している。NLM は，分類される概念についての情報をコードに含めないように勧告している。以前の分類法 I のコード構造には，診断の位置づけと抽象度に関する情報が含まれていた。

NANDA-I 用語集は公認された看護専門用語であり，アメリカ看護師協会(ANA)の看護実践情報基盤構造委員会(Committee for Nursing Practice Information Infrastructure：CNPII)が定めた，審査基準を満たしている(Lundberg et al, 2008)。看護専門用語として公認されているメリットは，臨床に役立つ用語集を提供し看護実践を支援することが，認められた分類体系であることを示していることにある。この用語集はまた，臨床情報システム内の電子メッセージで看護診断を特定する際に使

われる用語集として，医療情報のスタンダードである Health Level Seven International(HL7)にも登録されている(www.HL7.org)。

10.2　NANDA-I 分類法Ⅱ：多軸システム

　NANDA-I 看護診断は，多軸システム(multiaxial system)を使って構築される概念である。NANDA-I 分類法Ⅱでの軸(axis)は，診断プロセスで考慮する人間の反応の側面，と操作的に定義されている。軸には 7 つある：

- 第 1 軸：診断の焦点　the focus of the diagnosis
- 第 2 軸：診断の対象　subject of the diagnosis〔個人，介護者，家族，集団，コミュニティ，など〕
- 第 3 軸：判断　judgment(障害，非効果的，など)
- 第 4 軸：部位　location(口腔，末梢，脳，など)
- 第 5 軸：年齢　age(新生児，乳児，小児，成人，など)
- 第 6 軸：時間　time(慢性，急性，間欠的，など)
- 第 7 軸：診断の状態　status of the diagnosis

　看護診断名で，軸は，それぞれの用語を介して表現される。例えば〈非効果的コミュニティコーピング〉や〈家族コーピング機能低下〉といった診断では，軸がはっきりしている。2 つの診断の対象には，第 2 軸から「コミュニティ」と「家族」の用語を使って表現されている。「非効果的」と「機能低下」は，第 3 軸(判断)の用語である。
　しかし，ときには軸がはっきりしない診断もあり，〈非効果的セクシュアリティパターン〉のような場合，診断の対象(第 2 軸)は常に「患者」である。また一部の診断には関係ない軸もあり，その場合は看護診断名にも含まれていない。例えば，時間軸は，すべての診断に関係しているわけではない。診断の対象が明確に特定されていない場合，NANDA-I は「患者」を「個人・介護者・家族・集団・コミュニティ」と定義していることを覚えておくとよいだろう。
　第 1 軸(診断の焦点)と第 3 軸(判断)が，看護診断には不可欠な構成要素である。しかし，診断の焦点が判断を含んでいる場合もある(例：〈恐怖〉)。このような診断では，診断名から判断だけを取り出すことはできない。第 2 軸(診断の対象)も重要ではあるものの，上記のように，診断名上は明らかになっていないことが多い。診断開発委員会では，提案の際にはこれらの軸の用語を必要だとしているが，1・2・3 軸以外の軸は，明らかにする必要がある場合にのみ用いればよいことになっている。
　最近行われた診断名に関する簡単な統計分析によると，2018-2020 年版 NANDA-I 看護診断では，診断名が 1 つだけの単語の場合を除き(例：不安，恐怖，

肥満),第 1 軸(診断の焦点)が他の軸の用語と共に使われている診断名が最も多かった。また,第 3 軸(判断)は,82%の診断名の構造に寄与していた。残りの軸は 18%の診断名のみで,あまり使われていなかった(Miguel, Romeiro, Martins, Casaleiro, Caldeira, & Herdman, 2019)。

NANDA-I 用語集 2021-2023 年版でいくつか追加されたものの,高齢者(n＝2),小児や青年(n＝9),新生児(n＝4)集団に対応している看護診断名はあまりない。したがって,一般集団に比べて具体性が看護診断を特有にするため,限定的な集団に対応している看護診断の適切性は限られているかもしれない。クライアントの現実に一致した臨床像の欠如—識別された診断指標や関連／危険因子など—また,看護師が患者ケアに際して行う意思決定の複雑さをみても,看護診断名はまだまだ開発の余地があると私たちは考えている(Miguel, Romeiro, Martins, Casaleiro, Caldeira, & Herdman, 2019)。

看護診断名を,特定の状況,環境,集団に対応するように修正することは——Levett-Jones ら(2010)が提唱している臨床推論の正確性を暗黙のうちに含んでおり——看護ケアの質を高めるかもしれない。さらには,NANDA-I 用語集に必要な科学的根拠を提供し,分類法 II 内の看護診断の階層の裏づけになり,より適切で明確な領域と類の要請にもつながる(Miguel, Romeiro, Martins, Casaleiro, Caldeira, & Herdman, 2019)。

NANDA-I では,特に多軸の側面を考慮した,より具体的な看護診断名の開発を推奨する。これは,臨床推論と実践の中核として知られている,診断プロセスの具体化と精度の向上につながる。

10.3　軸の定義　Definitions of the Axes

10.3.1　第 1 軸：診断の焦点　the focus of the diagnosis

診断の焦点は,診断概念の最も重要な要素,また基礎的・本質的な部分であり,根幹をなす。焦点は,診断の中核になる「人間の反応(human response)」を表現している。

診断の焦点は,1 つ以上の名詞で構成される。2 つ以上の名詞を使用する場合(例:気分調節 mood regulation),2 つで 1 つの名詞であるかのように,それぞれが独自の意味を診断に与えている。しかし,複合語としての意味は,名詞を個々に記載した場合とは異なる。看護診断〈意思決定葛藤 decisional conflict〉の焦点として,名詞(葛藤 conflict)が形容詞(意思の decisional)とともに用いられることがよくある。

例えば,〈高体温 hyperthermia(00007)〉のように,診断の焦点と看護診断名が同一の場合もある。これは,看護診断名が臨床的に最も有用なレベルで表現されてい

て，分解すると意味ある抽象度に結びつかないときに起こる。何を診断の焦点にすればよいか，はっきりと示すことは，容易ではない。〈便失禁 bowel incontinence〉と〈腹圧性尿失禁 stress urinary incontinence〉を例にとると，「失禁　incontinence」だけが焦点なのか，あるいは焦点には「便失禁」と「尿失禁」の２つがあるのか，疑問が生まれる。この場合は「失禁」が焦点であり，部位を表す用語(第４軸)の，「便(腸) bowel」と「尿 urinary」が，焦点を明確にしている。しかしながら，失禁自体が意味をなす判断用語でもあるため，部位に関係なく診断の焦点とみなしている。

　また一方で，診断の焦点から部位(第４軸)を切り離すと，看護実践では意味を失ってしまう場合もある。例えば，〈女性器切除リスク状態 risk for female genital mutilation〉では，焦点は「性器切除　genital mutilation」なのか，それともシンプルに「切除 mutilation」なのか？　あるいは〈皮膚統合性障害　impaired skin integrity〉では，診断の焦点は「統合性 integrity」なのか，それとも「皮膚統合性 skin integrity」なのか？　何が焦点の中核をなすかは，何が看護実践での意味の特定に役立つのか，あるいは，その用語は人間の反応を意味しているのか，に基づいて判断している。「切除」は，手足を使えなくする，除去，ひどく損傷する行為や出来事を指す可能性がある。そこで，「女性器切除」を診断の焦点にする必要があると考えている。同様に「統合性」は，正直であったり，高いモラルがあるといった性質を意味するが，これらは特性であって，この場合もやはり人間の反応ではない。また看護診断の〈皮膚統合性障害〉とはまったく関係がない。しかし，「皮膚統合性」は，皮膚の健康状態を示しており，人間の反応である。似ているように見えても，実際には全く異なる焦点もある。例えば，〈対他者暴力 other-directed violence〉と〈対自己暴力 self-directed violence〉は２つの異なる人間の反応である。したがって，分類法Ⅱの診断の焦点では，別々に扱う必要がある。NADNA-I 看護診断の診断の焦点は**表 10.1** に示している。

10.3.2　第２軸：診断の対象　Subject of the Diagnosis

　診断の対象は，看護診断を確定される人(人々)，と定義される。第２軸の用語は，個人(individual)，介護者(caregiver)，家族(family)，集団(group)，コミュニティ(community)であり，NANDA-I が定義するところの「患者(patient)」を表している。

　■個人：ほかとは異なる１人の人間，人
　■介護者：子ども・病人・高齢者・障害を抱えた人を普段から世話している，家族メンバーあるいは援助者
　■家族：相互義務を理解し，共通の意義を感じ，他者に対する何らかの責務を共有している，途切れない持続的な関係性を有する２人以上の人々。血縁または自らの選択でつながっている

表10.1　NANDA-I 看護診断の診断の焦点

英語	日本語	英語	日本語
Activity planning	行動計画	Disuse syndrome	不使用性シンドローム
Activity tolerance	活動耐性	Diversional activity engagement	気分転換活動参加
Acute substance withdrawal syndrome	急性離脱シンドローム	Dressing self-care	更衣セルフケア
		Dry eye	ドライアイ
Adverse reaction to iodinated contrast media	ヨード造影剤有害反応	Dry eye self-management	ドライアイ自主管理
		Dry mouth	口腔乾燥
Airway clearance	気道浄化	Eating dynamics	食生活動態
Allergy reaction	アレルギー反応	Electrolyte balance	電解質バランス
Anxiety	不安	Elimination	排泄
Aspiration	誤嚥	Elopement attempt	逃走企図
Attachment	愛着	Emancipated decision-making	解放的意思決定
Autonomic dysreflexia	自律神経過反射	Emotional control	情動コントロール
Balanced energy field	エネルギーフィールドバランス	Exercise engagement	運動習慣
Balanced fluid volume	体液量バランス	Falls	転倒転落
Balanced nutrition	栄養摂取バランス	Family processes	家族機能
Bathing self-care	入浴セルフケア	Fatigue	倦怠感
Bleeding	出血	Fear	恐怖
Blood glucose level	血糖	Feeding dynamics	食生活動態
Body image	ボディイメージ	Feeding self-care	摂食セルフケア
Breast milk production	母乳分泌	Female genital mutilation	女性器切除
Breastfeeding	母乳栄養	Fluid volume	体液量
Breathing pattern	呼吸パターン	Frail elderly syndrome	高齢者虚弱シンドローム
Cardiac output	心拍出量	Functional constipation	機能性便秘
Cardiovascular function	心血管機能	Gas exchange	ガス交換
Childbearing process	出産育児行動	Gastrointestinal motility	消化管運動
Chronic pain syndrome	慢性疼痛シンドローム	Grieving	悲嘆
Comfort	安楽	Health	健康(ヘルス)
Communication	コミュニケーション	Health behavior	健康行動
Confusion	混乱	Health literacy	ヘルスリテラシー
Constipation	便秘	Health maintenance behaviors	健康維持行動
Contamination	汚染		
Continence	抑制	Health self-management	健康自主管理
Coping	コーピング	Home maintenance behaviors	家事家政行動
Death anxiety	死の不安	Hope	希望(望)
Decision-making	意思決定	Human dignity	人間の尊厳
Decisional conflict	意思決定葛藤	Hyperbilirubinemia	高ビリルビン血症
Denial	否認	Hyperthermia	高体温
Dentition	歯列	Hypothermia	低体温
Development	発達	Immigration transition	移住トランジション
Diarrhea	下痢	Impulse control	衝動コントロール
Disability-associated incontinence	機能障害性失禁	Incontinence	失禁
		Infection	感染
Disturbed family identity syndrome	家族アイデンティティ混乱シンドローム	Injury	損傷
		Insomnia	不眠

(つづく)

表 10.1　NANDA-I 看護診断の診断の焦点（つづき）

英語	日本語	英語	日本語
Knowledge	知識（獲得）	Self-care	セルフケア
Labor pain	分娩陣痛	Self-concept	自己概念
Latex allergy reaction	ラテックスアレルギー反応	Self-directed violence	対自己暴力
Lifestyle	ライフスタイル	Self-esteem	自尊感情
Liver function	肝機能	Self-mutilation	自傷行為
Loneliness	孤独感	Self-neglect	セルフネグレクト
Lymphedema self-management	リンパ浮腫自主管理	Sexual function	性機能
Maternal-fetal dyad	母親／胎児二者関係	Sexuality pattern	セクシュアリティパターン
Memory	記憶	Shock	ショック
Metabolic syndrome	メタボリックシンドローム	Sitting	坐位
Mobility	可動性	Skin integrity	皮膚統合性
Mood regulation	気分調節	Sleep	睡眠
Moral distress	道徳的苦悩	Sleep pattern	睡眠パターン
Motor development	運動発達	Social interaction	社会的相互作用
Mucous membrane integrity	粘膜統合性	Social isolation	社会的孤立
Nausea	悪心	Sorrow	悲哀
Neonatal abstinence syndrome	新生児離脱シンドローム	Spiritual distress	スピリチュアルペイン
Neurovascular function	神経血管機能	Spiritual well-being	スピリチュアルウェルビーイング
Nutrition	栄養摂取	Spontaneous ventilation	自発換気
Obesity	肥満	Stable blood pressure	血圧安定
Occupational injury	労働災害	Standing	立位
Organized behavior	行動統合	Stress	ストレス
Other-directed violence	対他者暴力	Suck-swallow response	吸啜嚥下反応
Overweight	過体重	Sudden death	突然死
Pain	疼痛	Suffocation	窒息
Parenting	ペアレンティング	Suicidal behavior	自殺行動
Perioperative hypothermia	周術期低体温	Surgical recovery	術後回復
Perioperative positioning injury	周術期体位性損傷	Surgical site infection	手術部位感染
		Swallowing	嚥下
Personal identity	自己同一性	Thermal injury	熱傷凍傷
Physical trauma	身体外傷	Thermoregulation	体温調節
Poisoning	中毒	Thought process	思考過程
Post-trauma syndrome	心的外傷後シンドローム	Thrombosis	血栓症
Power	力（パワー）	Tissue integrity	組織統合性
Pressure injury	褥瘡	Tissue perfusion	組織灌流
Protection	防御力	Toileting self-care	排泄セルフケア
Rape-trauma syndrome	レイプ-心的外傷シンドローム	Transfer ability	移乗能力
Relationship	パートナーシップ	Trauma	外傷
Religiosity	信仰心	Unilateral neglect	半側無視
Relocation stress syndrome	移転ストレスシンドローム	Ventilatory weaning response	人工換気離脱反応
Resilience	レジリエンス		
Retention	閉（貯留）	Verbal communication	言語的コミュニケーション
Role conflict	役割葛藤	Walking	歩行
Role performance	役割遂行	Wandering	徘徊
Role strain	役割緊張		

　　■集団：特性を共有する多くの人々
　　■コミュニティ：同じ統治下の同じ地域に住んでいる人々の集団。例えば，地
　　　区(町内)や市など

　診断の対象が明記されていない場合は，「個人」と決まっている。しかし，他の対
象にもその診断を考慮してみるとよい。診断の〈恐怖(00148)〉は，脅威への学習さ
れた反応がある・不慣れな状況にいる・ソーシャルサポートから切り離されている
個人に診断され，恐怖感・警戒心・激しく怯える気持ちがあり，発汗の増加・筋肉
の緊張・食欲不振に苦しんでいることで明らかになる。しかしまた，コミュニティ
でも，衝撃的な状況(例：継続中の戦争，ギャング暴力など)に遭遇し，脅威に対し
て学習された反応があり，コミュニケーションの障壁があり，住民が心配な気持ち・
緊張・警戒心・恐怖の源への集中といった苦痛を伴う症状を抱えていれば，診断で
きるかもしれない。

10.3.3　第3軸：判断　Judgment

　判断は，診断の焦点の意味を限定，または指定する記述語や修飾語である。診断
の焦点とそれに対する看護師の判断とが結びついて診断になる。定義はすべて，特
に明記されていない限り，Oxford Lexico(Oxford University Press, 2019)による。
第3軸の用語を表10.2に示す。

10.3.4　第4軸：部位　Location

　部位は，身体の一部／部分やそれらに関連している機能，つまり，あらゆる組織，
臓器・器官，解剖学的部位または構造を表す。定義はすべて，特に明記されていな
い限り，Oxford Lexico(Oxford University Press, 2019)による。第4軸の用語を表
10.3に示す。

10.3.5　第5軸：年齢

　年齢は，診断の対象(第2軸)となる人の年齢層を意味する。第5軸の用語は以下
のとおり。高齢者と超高齢者以外の定義は，世界保健機関(World Health Organi-
zation, 2013)に基づいている。

　　■胎児　Fetus：受精後8週間から出生までの，まだ生まれていない人
　　■新生児　Neonate：生後28日未満の人
　　■乳児　Infant：生後28日以上，1歳未満の人

表10.2　NANDA-I分類法Ⅱ，第3軸・判断用語の定義

日本語	（英語）	定義
複雑化	Complicated	多くの相互接続した部分または要素からなる；入り組んだ；多くの異なった，またわかりにくさを伴う；困難な事態を含む
毀損／機能低下	Compromised	傷つきやすくなった，または機能の効果が下がった
減少／低下	Decreased	サイズ・量・強度・程度をより小さく・少なくする，またはサイズ・量・強度・程度がより小さく・少なくなる
防衛的	Defensive	防御や保護のために使われた・意図された；批判への挑戦・回避を切望している
不足	Deficient/Deficit	定まった品質や成分が十分にない；いくつかの要素や特徴が欠けている
遅延	Delayed	遅い・遅れている・延期された・先送りされた
剥奪	Deprivation	社会で基本的生活必需品と考えられている物質的恩恵の不利な欠如；必要と思われるものの欠如または否定
機能停止	Disabled	運動・感覚・活動に制限がある
統合障害	Disorganized	適切に計画や管理されていない；自分の活動を効率的に計画できない
混乱	Disturbed	通常のパターンまたは機能が中断された，感情的あるいは精神的な問題に苦しんでいる，またはその結果
機能障害	Dysfunctional	正常にまたは適切に動作していない；わるいと見なされる方法で社会的行動規範から逸脱している
解放的	Emancipated	法的・社会的・政治的な制限から自由な
促進	Enhanced	品質・価値・度合が，増強・増加・さらに向上した
過剰	Excess	何かの量が，必要以上・許容以上・望ましい量を超えている
機能的	Functional	何かの仕掛けまたは動作方法に関連した；特定の活動・目的・タスクを有する，またはそれがある
バランス異常	Imbalanced	対応するもの同士の均衡や関係を欠いている
障害	Impaired	（何か，特に能力や機能が）弱まった・損傷した
不十分	Inadequate	規定の品質または成分が十分にない；いくつかの要素や特徴が欠けている
非効果的	Ineffective	有意なまたは望ましい効果を生み出さない
不足	Insufficient	数量不足；十分ではない
中断	Interrupted	短期間，何かが発生するのを妨げる（Cambridge Dictionary Online）
不安定	Labile	変わりやすい；変更しやすい；興奮しやすく・自由に表現され，素早く無意識に変わる傾向がある感情の，またはそれを特徴とする；情緒不安定
低下	Low	量・程度・強度が標準以下，小さい；規定の成分を通常より少ない量を含む；他の人・重要なもの・クラスより下にランクづけする
不適応	Maladaptive	環境や状況に，十分にまたは適切に順応していない
混合性	Mixed	さまざまな品質や要素で構成される
過剰負荷	Overload	何か，通常は望ましくないものを与えすぎる；あまりにも大きな負担
知覚的	Perceived	（何かに）気づいたり意識したりした；気づいたか理解した；感覚の1つ，特に視覚を使って（何かに）気づいた；特有の方法で（誰かまたは何かを）解釈あるいは見る
リスク傾斜	Risk-prone	潜在的に高い損失リスクを伴うオプションに引きつけられる傾向，または許容しようとする積極的意思（Dictionary of the American Psychological Association, 2020）
坐位中心	Sedentary	多くの時間を座って過ごす傾向がある，やや不活発；座っていることが多く，ほとんど運動しないことが特徴の
状況的	Situational	一連の状況または事態に関連しているか依存している；ある場所やその周囲に関連している

（つづく）

表10.2　つづき

日本語	（英語）	定義
不安定	Unstable	変化・失敗・崩壊しやすい；安定していない；精神的な問題や突然の気分の変化が起きやすい
切迫性	Urge	強い欲求または衝動

表10.3　NANDA-I分類法Ⅱ，第4軸・部位用語の定義

日本語	英語	定義
身体（ボディ）	Body	骨・肉・臓器を含む人間の身体構造；魂やスピリットとは対照的に，人の物理的および死すべき側面
腸管（便）	Bowel	胃の下の消化管の一部；腸
胸／乳房	Breast	出産後に母乳を分泌する，女性の体の前面上部にある2つの柔らかく突き出た器官のどちらか；女性の胸に類似した男性の体の未発達部分；人の胸
心臓（心）	Cardiac	心臓に関係する；食道に最も近い胃の部分に関係する
心臓血管（心血管）	Cardiovascular	心臓と血管に関係する
脳	Cerebral	脳の大脳の；感情的あるいは物理的ではなく知的
目（アイ）	Eye	人間の頭にある一対の球状の視覚器官で，人はそれを通して見ることができる
胃腸（消化管）	Gastrointestinal	胃と腸に関係する
性器	Genital	人の外部生殖器官
肝臓（肝）	Liver	多くの代謝プロセスにかかわる，腹部の大きな分葉腺器官
リンパ（液）	Lymph	白血球を含む無色の液体で，組織を浸し，リンパ系を通って血流に流れ込む
口（腔）	Mouth	人間の顔の下部にある開口部と空洞で，唇で囲まれ，そこから食物が取り入れられ，スピーチや他の声色が発せられる
粘膜	Mucous membranes	粘液を分泌する上皮組織，多くの体腔や腸管・気道などの管状器官を覆う
神経血管	Neurovascular	神経と血管構造を含む；神経系と血管系の，または関係する，あるいはそれらの相互作用
乳頭乳輪複合体	Nipple-areolar complex	乳房の膨らみの中央にある隆起した構造を持つ色素沈着領域；胸の重要な目印（Nimboriboonporn & Chuthapisith, 2014）
口腔	Oral	口に関係する
末梢	Peripheral	身体の表面近く，特に循環系と神経系に関連した
皮膚	Skin	体の表面を自然に覆っている薄い組織層
組織	Tissue	特殊な細胞とその生成物からなる，人間がつくられているさまざまな種類の物質のいずれか
管（路）	Tract	体内の主な通路，神経線維の大きな束，他の連続した細長い解剖学的構造や領域
泌尿器（尿）	Urinary	哺乳動物では腎臓・尿管・膀胱・尿道を含む，尿が生成・排出される臓器系・構造・管に関係する，またはそれを意味する
血管	Vascular	特に血液を運ぶ1つまたは複数の血管に関係する，影響する，またはそれらからなる
静脈	Venous	1つまたは複数の静脈に関係する；静脈や肺動脈の暗赤色の酸素不足の血液に関係する

- 小児　Child：19 歳以下の人，ただし国内法でより若い年齢を成人と定義していない場合に限る
- 青年　Adolescent：10 歳から 19 歳までの人
- 成人　Adult：19 歳より上の人，ただし国内法でより若い年齢を成人と定義していない場合に限る
- 高齢者　Older adult：65 歳から 84 歳までの人
- 超高齢者　Aged adult：85 歳以上の人

10.3.6　第 6 軸：時間　Time

時間は，診断の焦点（第 1 軸）の期間を表している。第 6 軸の用語には以下がある。

- 急性　Acute：3 か月未満の持続
- 慢性　Chronic：3 か月以上の持続
- 間欠的　Intermittent：間隔をおいて，定期的に，周期的に停止や再開が起こる
- 持続的　Continuous：途切れない，停止せずに起こる

10.3.7　第 7 軸：診断の状態　Status of the Diagnosis

診断の状態は，問題／シンドロームが実在するのか，または潜在するのか，あるいはヘルスプロモーション型看護診断としての診断のカテゴリー化を意味する。第 7 軸の用語には以下がある。

- （問題焦点型　Problem-focused）：現時点で存在する，健康状態／生命過程に対する好ましくない人間の反応（シンドロームを含む）
  注：問題焦点型看護診断では，この状態は診断名で明らかであり，すべての問題焦点型診断に使われる標準的な用語はない。
- 準備状態　Readiness for：現時点で存在する，ウェルビーイングの増大や人間の健康の可能性の実現に関する意欲と願望（Pender et al., 2006）
- リスク状態　Risk for：健康状態／生命過程に対する好ましくない人間の反応の発症につながる，脆弱性

第 7 軸（診断の状態）の用語は，現在，問題焦点型看護診断名にははっきりと，明確には表現されていない（Miguel, Romeiro, Martins, Casaleiro, Caldeira, & Herdman, 2019）。ただし，診断名で表される診断のタイプに関係するため，軸はすべての診断で暗黙的である。診断開発委員会では，次版の出版までに，第 7 軸を多

軸構造に残すかどうかを検討することにしている。

10.4　看護診断の開発と提案

　看護診断は，第 1 軸（診断の焦点），第 2 軸（診断の対象），第 3 軸（判断）の用語と，明確化の必要なその他の軸の用語を組み合わせることで構築されている。したがって，開発に関心のある研究者や看護師は，まず，診断の焦点（第 1 軸）から始めて，それについての判断（第 3 軸）を加えるとよいだろう。

　診断〈恐怖（00148）〉のように，判断が明示されておらず，2 つの軸が合体して 1 つの看護診断になる場合もあることを，覚えておこう。次に，診断の対象（第 2 軸）を特定する。対象が「個人」である場合は，明記する必要はない。最後に，前述したように，NANDA-I は，臨床推論と実践の中核として知られている，診断プロセスの具体化と精度の向上に向け，多軸構造の側面から見た看護診断名の開発を支持している。そこで提案者には，追加の軸を使うことで区別可能になるかどうか，より正確な診断につながり，診断推論に役立つかの検討をお勧めする。例えば，診断〈新生児低体温（00280）〉と〈低体温（00006）〉をレビューしてみると，第 5 軸の用語（新生児）を組み込むことで，診断指標や関連因子は大きく違うことがわかる。

　NANDA-I は，患者アセスメントに基づく判断を表す診断名を，各軸の用語を無造作に選んで組み合わせてつくるような，看護診断のランダムな作成は支持していない。特定した臨床問題／看護焦点の領域に，NANDA-I 診断名がない場合は，他の看護師や医療従事者にその臨床判断を必ず正確に解釈してもらえるように，慎重に記録に記載しておく必要がある。

　臨床実践や記録で使うからと，科学的根拠に基づいた定義や診断の構成要素（必要に応じて，診断指標，関連因子，危険因子，関連する状態，ハイリスク群）を開発せずに，いくつかの軸の用語を適当に組み合わせて看護診断をつくっていたのでは，臨床判断と実践を正確に表し，伝え，方向づけるという，標準的言語の本来の意図を台無しにしてしまう。

　また，患者安全（patient safety）にかかわる深刻な懸念材料にもなりうる。というのは，診断の構成要素に内在する知識がなければ，正確な診断は保証できないからだ。ケアを行うごとに各自が自由につくる看護用語は，臨床問題／焦点領域の間違った解釈につながるかもしれず，結果的には不適切なアウトカム設定や不適切な介入選択すら起こりかねない。診断の構成要素（定義，診断指標，関連因子，危険因子）が明らかになっていなければ，研究している概念が本当に同じ現象を表しているかどうかを知るのは不可能であり，看護診断の発生率を正確に研究することも，アウトカムや介入の調査も実施できなくなる。

　この章で看護診断の構造を説明しているのは，あくまでも，看護診断の開発方法についての情報を看護師に提供し，また診断を開発して NANDA-I 分類法への提

案を計画している人にはっきりと伝えるためである。**看護師がケアを行うごとに診断名を創作することを NANDA-I が支持しているとは，決して受け取らないでいただきたい。**

10.5　さらなる開発に向けて：軸の活用

　NANDA-I は，用語集に現在含まれている診断，特に 2002 年のエビデンスレベル導入時にその適用が除外された診断の改訂に重点をおいている。現在，対象となる診断は 40 以上あり，改訂が行われない場合は，次版の用語集では削除されることになる。したがって，今現在，新たな診断の開発は推奨していない。それよりも，既存の診断のエビデンスレベルを最低でも 2.1 まで引き上げ，また既に 2.1 を満たす診断のエビデンスレベルを上げることに力を注いでいただきたい。

　さらに，NANDA-I のもう 1 つの重点は，診断手がかり（診断指標，関連因子，危険因子）の臨床での有用性を高めることである。看護診断を確定する際に欠かせない診断指標（必須指標）を，臨床研究やメタ・アナリシス／メタ・シンセシスによって明らかにし，臨床に役立たないものの削除を私たちは強く望んでいる。そうすることで，看護師のベッドサイドでの意思決定を，さらに支援できるようなるだろう。

　新しい診断の開発を進めている，あるいは特定の患者集団で診断の臨床検証を実施している方々には，提案前に，新しいガイドラインの確認をお勧めする。最後に，看護診断の特定の関連因子への対処には，最も効果的な介入についての，科学的根拠のサポートを提供する研究が必要になる。残念ながら，介入に関するこれまでの文献の多くは，症状コントロール（診断指標への対応）を目的としている。それも重要ではあるが，私たちが診断を完全に解決することにはつながらない。

10.6　文献

American Psychological Association. Dictionary. 2020. Available from: https://dictionary.apa.org/. Access 2020 Aug 29.

Caldeira SMA, Chaves ECL, Carvalho EC, Vieira MMS. Validation of nursing diagnoses: the differential diagnostic validation model as a strategy. Revista de Enfermagem UFPE 2012; 6(6): 1441‒1445.

Cambridge University Press. Cambridge Dictionary Online. 2020. Available from: https://dictionary.cambridge.org/us/. Access 2020 Aug 29.

Levett-Jones T, Hoffman K, Dempsey J, Jeong S, Noble D, Norton CA, Roche J, Hickey, N. The 'five rights' of clinical reasoning: An educational model to enhance nursing students' ability to identify and manage clinically 'at risk' patients. Nurse Education Today 2010; 30(6): 515‒520.

Lundberg C, Warren J, Brokel J, et al. Selecting a standardized terminology for the electronic health record that reveals the impact of nursing on patient care. Online J Nurs Inform 2008; 12(2). Available at: http://ojni.org/12_2/lundberg.pdf

Matos FGOA, Cruz DALM. Development of an instrument to evaluate diagnosis accuracy. Rev Esc Enferm USP 2009; 43: 1087‒1095.

Miguel S, Romeiro J, Martins H, Casaleiro T, Caldeira S, Herdman TH. "Call for the Use of Axial Terms": Toward Completeness of NANDA-I Nursing Diagnoses Labels. Int J Nurs Knowl 2019; 30(3): 131-136.

Nimboriboonporn A, Chuthapisith S. Nipple-areola complex reconstruction. Gland Surg 2014; 3(1): 35-42. https://doi.org/10.3978/j.issn.2227-684X.2014.02.06.

Oxford University Press. Oxford English Living Dictionary Online. Oxford University Press: Oxford, 2017. Available at: https://en.oxforddictionaries.com.

Paans W, Nieweg RMB, van der Schans CP, Sermeus W. What factors influence the prevalence and accuracy of nursing diagnoses documentation in clinical practice? A systematic literature review. J Clin Nurs 2011; 20(17-18): 2386-2403. https://pubmed.ncbi.nlm.nih.gov/21676043/.

Pender NJ, Murdaugh CL, Parsons MA. Health Promotion in Nursing Practice. 5th ed. Upper Saddle River, NJ: Pearson Prentice-Hall, 2006.

World Health Organization. Definition of key terms. 2013. Available at: http://www.who.int/hiv/pub/guidelines/arv2013/intro/keyterms/en/.

World Health Organization. Health topics: Infant, newborn. 2013. Available at: http://www.who.int/topics/infant_newborn/en/.

11 用語解説

T. ヘザー・ハードマン，上鶴重美，カミラ・タカオ・ロペス
T. Heather Herdman, Shigemi Kamitsuru, Camila Takáo Lopes

11.1　看護診断　Nursing Diagnosis

　看護診断とは，個人・介護者・家族・集団・コミュニティの，健康状態／生命過程に対する人間の反応，およびそのような反応への脆弱性についての臨床判断である。看護診断は，看護師に説明責任のあるアウトカム達成に向けた看護介入の選択根拠になる。（第9回NANDA大会で採択；2009，2013，2019年に改訂）

11.1.1　問題焦点型看護診断
Problem-focused Nursing Diagnosis

　個人・介護者・家族・集団・コミュニティの，健康状態／生命過程に対する好ましくない人間の反応についての臨床判断である。

　人間の反応を問題焦点型看護診断として診断するためには以下が必要：関連する手がかりや推論がパターンとしてまとまった診断指標，そして関連因子。

11.1.2　ヘルスプロモーション型看護診断
Health-promotion Nursing Diagnosis

　個人・介護者・家族・集団・コミュニティの，ウェルビーイングを増大させ健康の可能性を実現したいという，意欲や願望についての臨床判断である。

　反応は特定の健康行動強化へのレディネスとなって現れ，どのような健康状態でも使用できる。健康行動強化へのレディネスを表現できないクライアントの場合，看護師はヘルスプロモーションに向けた状態を見極め，クライアントのために行動できる。

　人間の反応をヘルスプロモーション型看護診断として診断するためには以下が必要：現在の行動や反応を強化したいという願望を反映する，または自分のレディネスを表現できない患者ではそのような可能性を表す，関連する手がかりや推論がパターンとしてまとまった診断指標。

11.1.3　リスク型看護診断　Risk Nursing Diagnosis

　個人・介護者・家族・集団・コミュニティの，健康状態／生命過程に対する好ましくない人間の反応の発症につながる，脆弱性についての臨床判断である。

　人間の反応をリスク型看護診断として診断するためには以下が必要：脆弱性の増大に寄与する危険因子。

11.1.4　シンドローム　Syndrome

　同時に起こる特定の看護診断のまとまりに関する臨床判断であり，同じような介入によって，まとめて対処することが最善策になる。

　シンドロームを診断するには以下が必要：診断指標として2つ以上の看護診断，そして関連因子。同じような介入で対処できる限り，その他に看護診断ではない診断指標も使用できる。

11.2　診断軸　Diagnostic Axes

11.2.1　軸　Axis

　軸は，診断プロセスで考慮される人間の反応（human response）の側面（dimension），と操作的に定義されている。軸には7つあり，国際標準化機構の看護診断の参照用語モデルに対応している。

- 第1軸：診断の焦点　the focus of the diagnosis
- 第2軸：診断の対象　subject of the diagnosis（個人，家族，集団，介護者，コミュニティ）
- 第3軸：判断　judgment（障害，非効果的，など）
- 第4軸：部位　location（膀胱，聴覚，脳，など）
- 第5軸：年齢　age（新生児，乳児，小児，成人，など）
- 第6軸：時間　time（慢性，急性，間欠的）
- 第7軸：診断の状態　status of the diagnosis（問題焦点型，リスク型，ヘルスプロモーション型）

　看護診断名で，軸は，各用語を介して表現される。例えば〈非効果的コミュニティコーピング〉や〈家族コーピング機能低下〉といった診断では，軸がはっきりしている。2つの診断の対象は，「コミュニティ」と「家族」の用語を第2軸からそれぞれ使って表現されている。「非効果的」と「機能低下」は，第3軸（判断）の用語である。

　しかし，〈活動耐性低下〉のように，ときには軸がはっきりしない診断もある。このような場合，診断の対象（第 2 軸）は常に「患者」である。また一部の診断には関係ない軸もあり，その場合は看護診断名にも含まれない。例えば，時間軸は，すべての診断に関係しているわけではない。診断の対象が明確に特定されていない場合，NANDA-I は「患者」を「個人・介護者・家族・集団・コミュニティ」と定義していることを覚えておくとよいだろう。

　第 1 軸（診断の焦点）と第 3 軸（判断）が，看護診断には不可欠な構成要素である。しかし，診断の焦点が判断を含んでいることもある（例：〈悪心〉）。このような場合は，診断名から判断だけを取り出すことはできない。第 2 軸（診断の対象）も重要ではあるものの，上記のように，診断名には明らかになっていないことが多い。診断開発委員会では，提案の際にはこれらの軸を必要だとしているが，それ以外の軸は，明らかにする必要がある箇所にのみ用いればよいことになっている。

11.2.2　軸の定義　Definitions of the Axes

第 1 軸：診断の焦点　the focus of the diagnosis

　診断の焦点は，診断概念の最も重要な用語，また基礎的・本質的な部分であり，根幹である。焦点は，診断の中核になる「人間の反応（human response）」を表現している。

　診断の焦点は，1 つ以上の名詞で構成される。2 つ以上の名詞を使用する場合（例：気分調節 mood regulation），2 つで 1 つの名詞であるかのように，それぞれが独自の意味を診断に与えている。しかし，複合語としての意味は，名詞を個々に記載した場合とは異なる。看護診断〈スピリチュアルペイン spiritual distress〉の焦点として，名詞（ペイン distress）が形容詞（スピリチュアル spiritual）とともに用いられることがよくある（表 10.1，p.135）。

第 2 軸：診断の対象　subject of the diagnosis

　看護診断を確定される人（人々）のこと。NANDA-I が定義するところの「患者（patient）」を表す第 2 軸には，以下の用語がある。

- 個人 Individual：ほかとは異なる 1 人の人間，人
- 介護者 Caregiver：子ども・病人・高齢者・障害を抱えた人を普段から世話している，家族メンバーあるいは援助者
- 家族 Family：相互義務を理解し，共通の意義を感じ，他者に対する何らかの責務を共有している，途切れない持続的な関係性を有する 2 人以上の人々。血縁または自らの選択でつながっている
- 集団 Group：特性を共有する多くの人々

■コミュニティ　Community：同じ統治下の同じ地域に住んでいる人々の集団。
　例えば，地区(町内)や市など

第3軸：判断　Judgment

　診断の焦点の意味を限定，または指定する記述語や修飾語。診断の焦点とそれに
対する看護師の判断とが結びついて診断になる。第3軸の用語については，**表
10.2**(p.138)を参照。

第4軸：部位　location

　身体の一部／部分やそれらに関連する機能，つまり，あらゆる組織，臓器・器官，
解剖学的部位または構造を表す。第4軸の部位を表す用語は，**表10.3**(p.139)を参
照。

第5軸：年齢　age

　診断の対象(第2軸)となる人の年齢層を意味する。第5軸の用語は以下のとお
り。高齢者と超高齢者以外の定義は，世界保健機関(World Health Organization,
2013)から引用している。

■胎児　Fetus：受精後8週間から出生までの，まだ生まれていない人
■新生児　Neonate：生後28日未満の人
■乳児　Infant：生後28日以上，1歳未満の人
■小児　Child：19歳以下の人，ただし国内法でより若い年齢を成人と定義し
　ていない場合に限る
■青年　Adolescent：10歳から19歳までの人
■成人　Adult：19歳より上の人，ただし国内法でより若い年齢を成人と定義
　していない場合に限る
■高齢者　Older adult：65歳から84歳までの人
■超高齢者　Aged adult：85歳以上の人

第6軸：時間　time

　診断の焦点(第1軸)の期間を表す。第6軸の用語は以下のとおり。

■急性　Acute：3か月未満の持続
■慢性　Chronic：3か月以上の持続
■間欠的　Intermittent：間隔をおいて，定期的に，周期的に停止や再開が起こ
　る
■持続的　Continuous：途切れない，停止せずに起こる

第 7 軸：診断の状態　status of the diagnosis

問題／シンドロームが実在するのか，または潜在するのか，あるいはヘルスプロモーション型看護診断としての診断のカテゴリー化を意味する。第 7 軸の用語には，（問題焦点型），準備状態，リスク状態がある（p.140）。

11.3　看護診断の構成要素

11.3.1　診断名　Diagnosis label

診断の焦点（第 1 軸から）と判断（第 3 軸から）を少なくとも反映させ，診断に名称を与えている。関連する手がかりのパターンを表す簡潔な用語あるいは語句。修飾語句を含むこともある。

11.3.2　定義　Definition

明瞭で正確な説明であり，その意味を的確に描出し，類似する診断との区別に役立つ。

11.3.3　診断指標　Defining characteristics

問題焦点型看護診断，ヘルスプロモーション型看護診断，シンドロームの所見としてまとまった観察可能な手がかり／推論。看護師が目で見ることのできるものだけを意味するのではなく，見る，聞く（例：患者／家族からの話），触る，嗅ぐことができるものも含まれる。

11.3.4　危険因子　Risk factors

個人・介護者・家族・集団・コミュニティの，好ましくない人間の反応に対する脆弱性を高める先行要因。このような要因は，独自の看護介入によって修正可能であり，可能な限り介入は，これらの要因に向けられる。

11.3.5　関連因子　Related factors

人間の反応とパターン的な関係の認められる先行要因。このような要因は，反応「……に伴う」「……に関連した」「……に寄与する」と記述されている。またこのような要因は，独自の看護介入によって修正可能であり，可能な限り介入は，これらの病因的要素に向けられる。問題焦点型看護診断とシンドロームにのみ関連因子があ

る。ヘルスプロモーション型看護診断では，診断をより明確にする場合にのみ用いる。

11.3.6　ハイリスク群　At risk populations

　社会人口統計学的特性，健康／家族歴，成長／発達段階，特定の人間の反応に影響を及ぼしやすいイベント／経験，を共有する人々のグループ。このような特性は，独自の看護介入では修正・変更できない。

11.3.7　関連する状態　Associated conditions

　医学診断，診断法／外科的処置，医療機器／外科装置，あるいは医薬品など。このような状態は，独自の看護介入では修正・変更できない。

11.4　看護診断に関係する用語の定義

11.4.1　独自の看護介入　Independent Nursing Interventions

　看護師が開始できる介入。基本的モニタリング，他の専門家への紹介，組織内プロトコル順守以上の介入，および／または他の医療専門職からの指示を必要としない介入。看護師の実践に関わる法令や規則で認可されている介入。

11.4.2　看護感受性アウトカム　Nursing-Sensitive Outcomes

　個人・介護者・家族・集団・コミュニティの，看護介入に対する，測定可能な状態・行動・認識。

11.4.3　看護計画　Nursing Plan of Care

　完全な看護アセスメントと，ケアを受ける個人・介護者・家族・集団・コミュニティの目標や願望の理解に基づいた，看護診断，アウトカム，個人に合わせた看護介入を含む。

11.5　看護診断分類の定義

11.5.1　分類　Classification

　分類学的グループ内にある関連する現象の，観察された類似性に従った配置，何

かが入るカテゴリー（English Oxford Living Dictionary Online, 2020）。

11.5.2　抽象度　Level of Abstraction

概念の具体性／抽象性の説明。

- ■ 非常に抽象的な概念は理論的であり，直接測定できない場合があり，具体的な概念によって定義され，具体的な概念を包含し，いかなる個別事例とも関連性がなく，時間と空間には無関係で，より一般的な記述語があり，臨床での治療計画には有用ではないかもしれない
- ■ 具体的な概念は，観察と測定が可能で，時間と空間によって限定され，特定のカテゴリーを構成し，より排他的で，実物や物の種類を指定し，本質によって限定され，臨床での治療計画に役立つ可能性がある

11.5.3　用語集（ターミノロジー）Terminology

研究，職業などの主題で，特定の技術的アプリケーションで使われる用語の体系（English Oxford Living Dictionary Online, 2020）。

11.5.4　分類法　Taxonomy

特に生物の分類に関係する科学の一分野；体系学（English Oxford Living Dictionary Online, 2020）。

11.6　文献

Oxford University Press. English Oxford Living Dictionary Online, British and World Version. 2017. Available at: https://en.oxforddictionaries.com.

Pender NJ, Murdaugh CL, Parsons MA. Health Promotion in Nursing Practice. 5th ed. Upper Saddle River, NJ: Pearson Prentice-Hall, 2006.

World Health Organization. Definition of key terms. 2013. Available at: https://www.who.int/hiv/pub/guidelines/arv2013/intro/keyterms/en/

World Health Organization. Health topics: infant, newborn. 2013. Available at: https://www.who.int/infant-newborn/en/.

第 **4** 部

NANDA-I 看護診断

ドメイン1　ヘルスプロモーション

ウェルビーイングや機能の正常性についての意識，およびウェルビーイングや機能の正常性のコントロールを維持や強化するために用いられる方略

クラス1　健康自覚

正常な機能とウェルビーイングの認識

コード	診断名	頁
00097	気分転換活動参加減少	154
00262	ヘルスリテラシー促進準備状態	155
00168	坐位中心ライフスタイル	156

クラス2　健康管理

健康とウェルビーイングを維持する活動を明らかにし，コントロールし，実行し，統合すること

コード	診断名	頁
00290	逃走企図リスク状態	158
00257	高齢者虚弱シンドローム	160
00231	高齢者虚弱シンドロームリスク状態	162
00307	運動習慣促進準備状態	164
00215	コミュニティヘルス不足	165
00188	リスク傾斜健康行動	166
00292	非効果的健康維持行動	167
00276	非効果的健康自主管理	169
00293	健康自主管理促進準備状態	171
00294	非効果的家族健康自主管理	172
00300	非効果的家事家政行動	174
00308	非効果的家事家政行動リスク状態	176
00309	家事家政行動促進準備状態	177
00043	非効果的防御力	178

NANDA International, Inc. Nursing Diagnoses : Definitions and Classification 2021-2023, 12th Edition.
Edited by T. Heather Herdman, Shigemi Kamitsuru and Camila Takáo Lopes.
© 2021 NANDA International, Inc. Published 2021 by Thieme Medical Publishers, Inc., New York.
Companion website : www.thieme.com/nanda-i
NANDA-I 看護診断―定義と分類 2021-2023 原書第 12 版
訳　上鶴重美　発行　医学書院

領域❶ ヘルスプロモーション　**類❶ 健康自覚**　**00097**

気分転換活動参加減少

診断の焦点：気分転換活動参加

Decreased **diversional activity engagement**　（採択 1980，改訂 2017，エビデンスレベル 2.1）

▌定義　Definition

レクリエーションやレジャー活動からの刺激，またそのような活動への関心や参加が減少した状態

▌診断指標　Defining characteristics

- 気分の変化
- 退屈
- 状況への不満
- 感情鈍麻
- 頻回の昼寝
- 体調の悪化

▌関連因子　Related factors

- 活動への参加が許されない現状
- 環境上の制約
- 身体可動性障害
- 利用できる活動の不足
- モチベーションの不足
- 身体持久力の不足
- 身体的苦痛
- 心理的苦痛

▌ハイリスク群　At risk populations

- 両極端の年齢の人（乳幼児と高齢者）
- 入院が長期化している人
- 施設入所が長期化している人

▌関連する状態　Associated conditions

- 指示による運動制限
- 治療上の隔離

●オリジナル文献は以下を参照 https://www.igaku-shoin.co.jp/book/detail/109078　（p. x 参照）

領域❶ ヘルスプロモーション　**類❶ 健康自覚**　00262

ヘルスリテラシー促進準備状態

診断の焦点：ヘルスリテラシー

Readiness for enhanced **health literacy**　（採択 2016，エビデンスレベル 2.1）

定義　Definition

健康の促進・維持，健康リスクの軽減，全般的な QOL の向上に向け，日々の健康関連の決断に必要な健康情報や概念を，発見・理解・評価・使用する，一連のスキルや能力（識字，知識，モチベーション，文化，言語）を使い高めるパターンが，さらに強化可能な状態

診断指標　Defining characteristics

- 毎日の健康ニーズに必要な数字を，読み，書き，話し，解釈する能力強化への願望を示す
- 公衆衛生に影響する，行政手続きについての認識強化への願望を示す
- 医療従事者とのコミュニケーション強化への願望を示す
- 現在の健康を決定する社会的・物理的環境要因についての知識強化への願望を示す
- 自分の医療についての意思決定強化への願望を示す
- 健康のために，ソーシャルサポート強化への願望を示す
- 医療上の決断に向け，慣習や信念の理解強化への願望を示す
- 医療上の選択に向け，健康情報の理解強化への願望を示す
- 医療制度を上手に利用するために，十分な情報を得たいという願望を示す

●オリジナル文献は以下を参照 https://www.igaku-shoin.co.jp/book/detail/109078　（p. x 参照）

領域❶ ヘルスプロモーション　類❶ 健康自覚　00168

坐位中心ライフスタイル

診断の焦点：ライフスタイル

Sedentary **lifestyle**　（採択 2004，改訂 2020，エビデンスレベル 3.2）

定義　Definition

覚醒時間の活動が，低エネルギー消費量を特徴とする後天的行動様式

診断指標　Defining characteristics

- 平均的な1日の身体活動量が，年齢・性別推奨量以下
- 運動しない日常生活習慣（日課）を選ぶ
- 余暇時間に運動しない
- 低い身体活動を好む
- 大部分のタスクをもたれかかった姿勢で行う
- 大部分のタスクを座った姿勢で行う
- 体調の悪化

関連因子　Related factors

- 文化的信念と健康習慣との対立
- 活動耐性低下
- 身体活動領域への適応困難
- 年齢別推奨スクリーンタイムの超過
- 身体可動性障害
- 身体活動への関心不足
- 座りがちな生活の影響についての知識不足
- 身体活動に関係した健康上の利益についての知識不足
- 身体活動へのモチベーションの不足
- 身体活動に必要な資源（リソース）の不足
- 役割モデルの不足
- ソーシャルサポートの不足
- 時間管理能力（スキル）の不足
- 身体運動に必要なトレーニングの不足
- 自己効力感が低い
- 自尊感情が低い
- 身体活動への否定的な感情
- 疼痛
- 子どもの身体活動を阻害する育児習慣
- 身体障害があると感じている
- 安全上のリスクを感じている

ハイリスク群　At risk populations

- 青年期の若者
- 60 歳以上の人
- 都会に住んでいる人
- パートナーと同居している人
- 高学歴の人
- 社会経済的地位の高い人
- 時間的にかなりの制約がある人
- 結婚している人
- 女性

● オリジナル文献は以下を参照 https://www.igaku-shoin.co.jp/book/detail/109078 （p. x 参照）

領域❶ ヘルスプロモーション　**類❷ 健康管理**　00290

逃走企図リスク状態

診断の焦点：逃走企図

Risk for **elopement attempt**　（採択 2020，エビデンスレベル 2.1）

▌定義　Definition

助言や忠告に反して，または医療関係者や介護者と連絡を取らずに，医療施設や指定場所を離れやすく，安全や健康を損なうおそれのある状態

▌危険因子　Risk factors

- 怒りの行動
- 現在の状況に対する不満
- 出口探索行動
- 治療計画の遅れへのフラストレーション
- 介護者の警戒不足
- 健康改善への関心不足
- ソーシャルサポートの不足

- 治療計画が複雑だと感じている
- 家族への過度の責任感
- 人間関係における過度の責任感
- 周囲環境の安全性の欠如感
- 絶え間ない徘徊
- 精神運動性激越
- 自傷行為の意図
- 物質（薬物）乱用

▌ハイリスク群　At risk populations

- 経済的困窮者
- ホームレスの人
- 自分の意思に反して指定地域に連れて来られた人
- 頻繁に退院を求める人
- 入院してから3週間未満の人
- 逃走歴のある人

- 治療計画の不履行歴がある人
- 自傷歴のある人
- 判断力の衰えがある人
- 男性
- 認知障害のある高齢者
- 失業者
- 若年成人

関連する状態　Associated conditions

■ 自閉スペクトラム症（自閉症スペク　　　■ 発達障害
トラム障害）　　　　　　　　　　　　■ 精神障害

●オリジナル文献は以下を参照 https://www.igaku-shoin.co.jp/book/detail/109078　（p. x 参照）

領域❶ ヘルスプロモーション　**類❷ 健康管理**　00257

高齢者虚弱シンドローム

診断の焦点：高齢者虚弱シンドローム

Frail elderly syndrome　（採択 2013，改訂 2017，エビデンスレベル 2.1）

定義　Definition

健康の側面（身体，機能，心理，社会）の1つ以上が衰えた高齢者が，障害などの健康上の弊害が起こりやすい，不安定な均衡動態に陥っている状態

診断指標　Defining characteristics

- 入浴セルフケア不足（00108）
- 活動耐性低下（00298）
- 心拍出量減少（00029）
- 更衣セルフケア不足（00109）
- 倦怠感（00093）
- 摂食セルフケア不足（00102）
- 絶望感（00124）
- 栄養摂取バランス異常：必要量以下（00002）
- 記憶障害（00131）
- 身体可動性障害（00085）
- 歩行障害（00088）
- 社会的孤立（00053）
- 排泄セルフケア不足（00110）

関連因子　Related factors

- 不安
- 認知機能障害
- エネルギー減少
- 筋力の低下
- 消耗
- 転倒転落への恐怖
- 姿勢バランス障害
- 修正可能な因子についての知識不足
- ソーシャルサポートの不足
- 栄養不良（失調）
- 神経行動学的症状
- 肥満
- 悲しみ
- 坐位中心ライフスタイル

ハイリスク群　At risk populations

- 経済的困窮者
- 70歳超の人
- 入院が長期化している人
- 4m歩くのに5秒以上かかる人
- 1人暮らしの人
- 狭小空間に住む人
- 転倒転落歴のある人
- 低学歴の人

- 1年間に意図していない25%の体重
  減少があった人
- 1年間に意図していない4.5 kg超の
  体重減少があった人

- 社会的弱者
- 女性

関連する状態　Associated conditions

- 食欲不振
- 血液凝固障害
- 慢性的な疾患
- 血清25ヒドロキシビタミンD濃度
  の低下
- うつ病

- 内分泌腺の調節機能不全
- 精神障害
- サルコペニア
- サルコペニア肥満
- 感覚障害
- 炎症反応の抑制

● オリジナル文献は以下を参照 https://www.igaku-shoin.co.jp/book/detail/109078　（p. x 参照）

領域❶ ヘルスプロモーション　**類❷ 健康管理**　**00231**

高齢者虚弱シンドロームリスク状態

診断の焦点：高齢者虚弱シンドローム

Risk for **frail elderly syndrome**　（採択 2013，改訂 2017，エビデンスレベル 2.1）

定義　Definition

健康の側面（身体，機能，心理，社会）の 1 つ以上が衰えた高齢者が，障害などの健康上の弊害が起こりやすい，不安定な均衡動態に陥りやすい状態

危険因子　Risk factors

- 不安
- 認知機能障害
- エネルギー減少
- 筋力の低下
- 消耗
- 転倒転落への恐怖
- 姿勢バランス障害
- 修正可能な因子についての知識不足
- ソーシャルサポートの不足
- 栄養不良（失調）
- 神経行動学的症状
- 肥満
- 悲しみ
- 坐位中心ライフスタイル

ハイリスク群　At risk populations

- 経済的困窮者
- 70 歳超の人
- 入院が長期化している人
- 4 m 歩くのに 5 秒以上かかる人
- 1 人暮らしの人
- 狭小空間に住む人
- 転倒転落歴のある人
- 低学歴の人
- 1 年間に意図していない 25％の体重減少があった人
- 1 年間に意図していない 4.5 kg 超の体重減少があった人
- 社会的弱者
- 女性

関連する状態　Associated conditions

- 食欲不振
- 血液凝固障害
- 慢性的な疾患
- 血清 25 ヒドロキシビタミン D 濃度の低下
- うつ病
- 内分泌腺の調節機能不全

■精神障害　　　　　　　　　■感覚障害
■サルコペニア　　　　　　　■炎症反応の抑制
■サルコペニア肥満

●オリジナル文献は以下を参照 https://www.igaku-shoin.co.jp/book/detail/109078　（p. x 参照）

領域❶ ヘルスプロモーション　類❷ 健康管理　00307

運動習慣促進準備状態

診断の焦点：運動習慣

Readiness for enhanced **exercise engagement** （採択 2020，エビデンスレベル 2.1）

定義　Definition

計画的で，構造化された，反復運動を特徴とする身体活動への関心パターンが，さらに強化可能な状態

診断指標　Defining characteristics

- 自律した日常生活動作（ADL）強化への願望を示す
- 物理的および社会的環境との，相互作用能力強化への願望を示す
- 身体活動のグループ参加に関して，知識強化への願望を示す
- 身体活動の物理的環境に関して，知識強化への願望を示す
- 身体活動の環境条件に関して，知識強化への願望を示す
- 身体活動の必要性に関して，知識強化への願望を示す
- 身体能力強化への願望を示す
- 外見強化への願望を示す
- 体力調整強化への願望を示す
- 身体活動計画に参加する，モチベーション持続への願望を示す
- 身体能力維持への願望を示す
- 身体活動を通じた肉体的ウェルビーイング維持への願望を示す
- 身体活動計画に関して，他者の期待に応えたいという願望を示す

● オリジナル文献は以下を参照 https://www.igaku-shoin.co.jp/book/detail/109078　（p. x 参照）

コミュニティヘルス不足

診断の焦点：健康（ヘルス）

Deficient community **health** （採択 2010, エビデンスレベル 2.1）

定義　Definition

集団や住民のウェルネスを妨害する，もしくは健康問題のリスクを増大させる，1つ以上の健康問題や要因がある状態

診断指標　Defining characteristics

- 集団や住民に健康問題が発生している
- 集団や住民のウェルネスを促進するプログラムがない
- 集団や住民の健康問題を撲滅するプログラムがない
- 集団や住民の健康問題を予防するプログラムがない
- 集団や住民の健康問題を軽減するプログラムがない
- 集団や住民に入院のリスクがある
- 集団や住民に生理的徴候のリスクがある
- 集団や住民の心理的症状のリスクがある

関連因子　Related factors

- 医療従事者への十分なアクセスがない
- 利用者がプログラムに満足していない
- コミュニティの専門的知識（技術）不足
- 健康資源（リソース）の不足
- プログラム予算不足
- プログラム評価計画の不足
- プログラムのアウトカムデータ不足
- プログラムへのソーシャルサポートの不足
- プログラムでの健康問題の取り上げ方が不完全

● オリジナル文献は以下を参照 https://www.igaku-shoin.co.jp/book/detail/109078　（p. x 参照）

領域❶ ヘルスプロモーション　**類❷ 健康管理**　00188

リスク傾斜健康行動

診断の焦点：健康行動

Risk-prone **health behavior**
(採択 1986，改訂 1998，2006，2008，2017，エビデンスレベル 2.1)

定義　Definition

ウェルネスレベルを向上させるように，ライフスタイルや振る舞いを改善する能力が低下した状態

診断指標　Defining characteristics

- 最大のコントロール感をもてない
- 健康問題を予防する行動がとれない
- 健康状態の変化を軽く見る
- 健康状態の変化を受け入れない
- 喫煙
- 物質(薬物)乱用

関連因子　Related factors

- ソーシャルサポートの不足
- 健康情報の理解不足
- 自己効力感が低い
- 医療従事者についての否定的な認識
- 推奨される健康管理対策についての否定的な認識
- 社会(社交)不安
- ストレッサー(ストレス要因)

ハイリスク群　At risk populations

- 経済的困窮者
- アルコール依存症の家族歴がある人

● オリジナル文献は以下を参照 https://www.igaku-shoin.co.jp/book/detail/109078　(p. x 参照)

領域❶ ヘルスプロモーション　類❷ 健康管理　00292

非効果的健康維持行動

診断の焦点：健康維持行動　　　　　　　　　（旧診断名：非効果的健康維持）

Ineffective **health maintenance behaviors**　（採択 2020，エビデンスレベル 2.1）

定義　Definition

健康行動の基礎となる，健康の知識・健康に対する姿勢・健康習慣の管理が，ウェルビーイングの維持や向上，あるいは病気やけがの予防には不十分な状態

診断指標　Defining characteristics

- 健康問題を予防する行動がとれない
- 危険因子を減らす行動がとれない
- 行動計画へのコミットメントの不足
- ヘルスリテラシーの不足
- 健康改善への関心不足
- 基本的健康習慣についての知識不足
- 健康目標の達成に向け，日常生活における選択が無効
- 健康探求行動が欠如している傾向

関連因子　Related factors

- 認知機能障害
- 競合する要求
- 競合するライフスタイル選好
- 文化的信念と健康習慣との対立
- 健康行動と社会規範との対立
- スピリチュアル信念と健康習慣との対立
- 抑うつ症状
- コミュニティ資源（リソース）へのアクセスが困難
- 複雑な医療制度の上手な利用が困難
- 意思決定が困難
- 健康資源（リソース）の不足
- ソーシャルサポートの不足
- 医療従事者に対する信頼の不足
- 意思決定の経験が少ない
- 無効なコミュニケーション能力（スキル）
- 無効なコーピング方法
- 無効な家族コーピング
- 自己効力感が低い
- 不適応悲嘆
- 神経行動学的症状
- 偏見を感じている
- 犠牲者だと感じている
- スピリチュアルペイン

ハイリスク群　At risk populations

- 経済的困窮者
- 非効果的家族コーピングの家族メンバー
- 暴力行為歴のある人
- 男性
- 高齢者
- 若年成人

関連する状態　Associated conditions

- 慢性的な疾患
- 発達障害
- 精神障害
- 運動能力障害

● オリジナル文献は以下を参照 https://www.igaku-shoin.co.jp/book/detail/109078　（p. x 参照）

非効果的健康自主管理

診断の焦点：健康自主管理　　　　　　　　　（旧診断名：非効果的健康管理）

Ineffective **health self-management**　（採択 2020，エビデンスレベル 3.3）

定義　Definition

慢性疾患を抱えた生活に固有の，症状や治療計画の管理，身体・心理社会・スピリチュアル面への影響の管理，ライフスタイル変化の管理が不十分な状態

診断指標　Defining characteristics

- 疾患徴候の悪化
- 疾患症状の悪化
- 疾患の後遺症が現れる
- 生活の質(QOL)への不満
- 医療従事者との予約日に受診しない
- 治療計画を日常生活に組み込めない

- 危険因子を減らす行動がとれない
- 疾患徴候に注意を払わない
- 疾患症状に注意を払わない
- 健康目標の達成に向け，日常生活における選択が無効

関連因子　Related factors

- 認知機能障害
- 競合する要求
- 競合するライフスタイル選好
- 文化的信念と健康習慣との対立
- 健康行動と社会規範との対立
- スピリチュアル信念と治療計画との対立
- 感じている生活の質(QOL)の低下
- 抑うつ症状
- コミュニティ資源(リソース)へのアクセス困難
- 複雑な治療計画の管理困難
- 複雑な医療制度の上手な利用が困難
- 意思決定が困難

- 行動計画へのコミットメントの不足
- ヘルスリテラシーの不足
- 治療計画についての知識不足
- 行動開始の合図不足
- 役割モデルの不足
- ソーシャルサポートの不足
- 意思決定の経験が少ない
- 治療計画の実行力に限界がある
- 自己効力感が低い
- 治療計画に対する否定的な気持ち
- 神経行動学的症状
- 病気(疾患)を受容しない
- 治療計画に障壁を感じている

- ■病気に社会的不名誉(スティグマ)を感じている
- ■物質(薬物)乱用
- ■病気の深刻さの非現実的な認識
- ■後遺症の起こりやすさについての非現実的な認識
- ■治療のメリットの非現実的な認識

ハイリスク群　At risk populations

- ■小児
- ■経済的困窮者
- ■薬の副作用が出ている人
- ■介護(世話)責任のある人
- ■非効果的健康自主管理歴のある人
- ■低学歴の人
- ■高齢者

関連する状態　Associated conditions

- ■無症候性疾患
- ■発達障害
- ■緊急度の高い疾患
- ■神経認知障害
- ■多剤併用
- ■深刻な共存疾患

● オリジナル文献は以下を参照 https://www.igaku-shoin.co.jp/book/detail/109078　(p. x 参照)

健康自主管理促進準備状態

診断の焦点：健康自主管理　　　　　　　　（旧診断名：健康管理促進準備状態）

Readiness for enhanced **health self-management**　（採択 2020，エビデンスレベル 2.1）

定義　Definition

慢性疾患を抱えた生活に固有の，症状や治療計画の管理，身体・心理社会・スピリチュアル面への影響の管理，ライフスタイル変化の管理が十分なパターンで，さらに強化可能な状態

診断指標　Defining characteristics

- 健康状態受容強化への願望を示す
- 健康目標の達成に向け，日常生活の選択強化への願望を示す
- フォローアップケア順守強化への願望を示す
- 意思決定強化への願望を示す
- 日常生活への治療計画組み込み強化への願望を示す
- 危険因子管理強化への願望を示す
- 徴候管理強化への願望を示す
- 症状管理強化への願望を示す
- 疾病徴候識別強化への願望を示す
- 疾病症状識別強化への願望を示す
- 生活の質(QOL)満足感強化への願望を示す

●オリジナル文献は以下を参照 https://www.igaku-shoin.co.jp/book/detail/109078　（p. x 参照）

領域❶ ヘルスプロモーション　**類❷ 健康管理**　00294

非効果的家族健康自主管理

診断の焦点：健康自主管理　　　　　　　　（旧診断名：非効果的家族健康管理）

Ineffective family **health self-management**　（採択 2020，エビデンスレベル 2.1）

定義　Definition

慢性疾患を抱えた 1 人または複数の家族メンバーとの生活に固有の，症状や治療計画の管理，身体・心理社会・スピリチュアル面への影響の管理，ライフスタイル変化の管理が不十分な状態

診断指標　Defining characteristics

- 介護者負担（緊張）
- 家族メンバーの病気への注意減少
- 介護者の抑うつ症状
- 家族メンバーの疾患徴候の悪化
- 家族メンバーの疾患症状の悪化
- 家族メンバーの危険因子を減らす行動が取れない
- 家族の健康目標の達成に向け，日常生活における選択が無効
- 家族メンバーが生活の質（QOL）に不満がある

関連因子　Related factors

- 認知機能障害
- 1 人以上の介護者の認知機能障害
- 家庭に突きつけられた競合する要求
- 家庭内に競合するライフスタイル選好
- 健康行動と社会規範との対立
- スピリチュアル信念と治療計画との対立
- コミュニティ資源（リソース）へのアクセス困難
- 状況に関連した役割変化への対処が困難
- 複雑な治療計画の管理困難
- 複雑な医療制度の上手な利用が困難
- 意思決定が困難
- 家族紛争（家庭内対立）
- 行動計画へのコミットメントの不足
- 介護者のヘルスリテラシーが不十分
- 治療計画についての知識不足
- 行動開始の合図不足
- ソーシャルサポートの不足
- 無効なコミュニケーション能力（スキル）
- 無効なコーピングスキル

- 治療計画の実行力に限界がある
- 自己効力感が低い
- 治療計画に対する否定的な気持ち
- 病気（疾患）を受容しない
- 治療計画に障壁を感じている
- 病気に社会的不名誉（スティグマ）を感じている

- 物質（薬物）乱用
- 病気の深刻さの非現実的な認識
- 後遺症の起こりやすさについての非現実的な認識
- 治療のメリットの非現実的な認識
- 支えとならない家族関係

ハイリスク群　At risk populations

- 経済的に困窮した家族
- 診断が遅れているメンバーのいる家族
- 低学歴の家族

- 意思決定経験の少ないメンバーのいる家族
- 早産児がいる家族

関連する状態　Associated conditions

- 慢性的な疾患
- 精神障害

- 神経認知障害
- 終末期疾患

●オリジナル文献は以下を参照 https://www.igaku-shoin.co.jp/book/detail/109078　（p. x 参照）

領域❶ ヘルスプロモーション　**類❷ 健康管理**　00300

非効果的家事家政行動

診断の焦点：家事家政行動　　　　　　　　　　　　（旧診断名：家事家政障害）

Ineffective **home maintenance behaviors**　（採択 2020, エビデンスレベル 2.1）

定義　Definition

安全な住居の維持管理に必要な知識と活動パターンが，不十分な状態

診断指標　Defining characteristics

- 散らかった環境
- 快適な環境の維持が困難
- 家事家政に手助けを求めることができない
- 家事に関する不安
- 家事に関するストレス
- 家計を管理できない
- 家事家政に対する否定的な感情
- 放置された洗濯物
- 衛生関連の疾病パターン
- ゴミの蓄積
- 安全でない調理器具
- 不衛生な環境

関連因子　Related factors

- 認知機能障害
- 競合する要求
- 抑うつ症状
- 意思決定が困難
- 環境上の制約
- 身体可動性障害
- 姿勢バランス障害
- 家事家政についての知識不足
- 社会的資源（リソース）についての知識不足
- 整理整頓能力（スキル）の不足
- 役割モデルの不足
- ソーシャルサポートの不足
- 身体持久力の不足
- 神経行動学的症状
- 無力感
- 心理的苦痛

ハイリスク群　At risk populations

- 経済的困窮者
- 1 人暮らしの人
- 高齢者

関連する状態　Associated conditions

- うつ病
- 精神障害
- 新生物（腫瘍）
- 神経認知障害
- 感覚障害
- 血管系疾患

●オリジナル文献は以下を参照 https://www.igaku-shoin.co.jp/book/detail/109078　（p. x 参照）

領域❶ ヘルスプロモーション　**類❷ 健康管理**　**00308**

非効果的家事家政行動リスク状態

診断の焦点：家事家政行動

Risk for ineffective **home maintenance behaviors**　（採択 2020, エビデンスレベル 2.1）

定義　Definition

安全な住居の維持管理に必要な知識と活動パターンが不十分になりやすく，健康を損なうおそれのある状態

危険因子　Risk factors

- 認知機能障害
- 競合する要求
- 抑うつ症状
- 意思決定が困難
- 環境上の制約
- 身体可動性障害
- 姿勢バランス障害
- 家事家政についての知識不足
- 社会的資源（リソース）についての知識不足
- 整理整頓能力（スキル）の不足
- 役割モデルの不足
- ソーシャルサポートの不足
- 身体持久力の不足
- 神経行動学的症状
- 無力感
- 心理的苦痛

ハイリスク群　At risk populations

- 経済的困窮者
- 1 人暮らしの人
- 高齢者

関連する状態　Associated conditions

- うつ病
- 精神障害
- 新生物（腫瘍）
- 神経認知障害
- 感覚障害
- 血管系疾患

● オリジナル文献は以下を参照 https://www.igaku-shoin.co.jp/book/detail/109078　（p. x 参照）

家事家政行動促進準備状態

診断の焦点：家事家政行動

Readiness for enhanced **home maintenance behaviors** （採択 2020，エビデンスレベル 2.1）

定義　Definition

安全な住居の維持管理に必要な知識と活動パターンが，さらに強化可能な状態

診断指標　Defining characteristics

- 家事作業に対する感情強化への願望を示す
- 家事家政に対する態度強化への願望を示す
- 環境の快適性強化への願望を示す
- 家庭内安全強化への願望を示す
- 家庭の衛生状態強化への願望を示す
- 洗濯管理能力（スキル）強化への願望を示す
- 整理整頓能力（スキル）強化への願望を示す
- 家計管理強化への願望を示す
- ごみ捨て管理強化への願望を示す

●オリジナル文献は以下を参照 https://www.igaku-shoin.co.jp/book/detail/109078　（p. x 参照）

領域❶ ヘルスプロモーション　類❷ 健康管理　00043

非効果的防御力

診断の焦点：防御力　　　　　　　　　　　　　（旧診断名：非効果的抵抗力）

Ineffective **protection**　（採択 1990, 改訂 2017, 2020, エビデンスレベル 3.2）

定義　Definition

病気やけがのような内的・外的脅威から自分を守る能力が低下した状態

診断指標　Defining characteristics

- 発汗の変化
- 食欲不振
- 悪寒
- 咳嗽
- 見当識障害
- 呼吸困難
- 瘙痒感
- 倦怠感
- 身体可動性障害
- 組織の治癒障害
- 不眠
- 白血球減少症
- ヘモグロビン値が低い
- 不適応なストレス反応
- 感覚神経障害
- 褥瘡
- 精神運動性激越
- 血小板減少症
- 脱力

関連因子　Related factors

- 抑うつ症状
- 複雑な治療計画の管理困難
- 絶望感
- ワクチン接種の不足
- 非効果的健康自主管理
- 自己効力感が低い
- 栄養不良（失調）
- 体調の悪化
- 物質（薬物）乱用

関連する状態　Associated conditions

- 血液凝固障害
- 免疫系疾患
- 新生物（腫瘍）
- 医薬品
- 治療計画

領域 2　栄養

組織の維持と修復，およびエネルギー生成を目的として，栄養素を摂取し，吸収し，利用する活動

類 1　摂取

食物や栄養素を体内に取り入れること

コード	診断名	頁
00002	栄養摂取バランス異常：必要量以下	181
00163	栄養摂取促進準備状態	183
00216	母乳分泌不足	184
00104	非効果的母乳栄養	185
00105	母乳栄養中断	187
00106	母乳栄養促進準備状態	188
00269	非効果的青年食生活動態	189
00270	非効果的小児食生活動態	191
00271	非効果的乳児食生活動態	193
00232	肥満	195
00233	過体重	197
00234	過体重リスク状態	199
00295	非効果的乳児吸啜嚥下反応	201
00103	嚥下障害	203

類 2　消化

食品を吸収や同化に適した物質に変換する物理的・化学的活動

コード	診断名	頁
現在該当なし		

類 3　吸収

身体組織を通して栄養素を取り入れるはたらき

コード	診断名	頁
現在該当なし		

NANDA International, Inc. Nursing Diagnoses : Definitions and Classification 2021-2023, 12th Edition.
Edited by T. Heather Herdman, Shigemi Kamitsuru and Camila Takáo Lopes.
© 2021 NANDA International, Inc. Published 2021 by Thieme Medical Publishers, Inc., New York.
Companion website : www.thieme.com/nanda-i
NANDA-I 看護診断―定義と分類 2021-2023 原書第 12 版
訳　上鶴重美　発行　医学書院

類4 代謝

原形質の生成と利用，老廃物とエネルギーの生成，すべての生命維持に必要なエネルギー放出のための，生命体や細胞内で起きる化学的および物理的プロセス

類5 水和

水分と電解質の摂取と吸収

栄養摂取バランス異常：必要量以下

診断の焦点：栄養摂取バランス　（旧診断名：栄養摂取消費バランス異常：必要量以下）

Imbalanced nutrition: less than body requirements
（採択 1975, 改訂 2000, 2017, 2020, エビデンスレベル 2.1）

定義　Definition

栄養摂取が代謝ニーズを満たすには不十分な状態

診断指標　Defining characteristics

- 腹部疝痛
- 腹痛
- 体重が年齢・性別理想体重の範囲を下回る
- 毛細血管の脆弱性
- 便秘
- 創傷治癒の遅延
- 下痢
- 大量の抜け毛
- 食物摂取量が 1 日あたりの推奨量以下
- 腸音の亢進
- 低血糖
- 頭囲の増加が年齢・性別基準よりも不十分
- 身長の伸びが年齢・性別基準よりも不十分
- 嗜眠傾向
- 筋緊張低下
- 新生児の体重増加が 1 日あたり 30g 未満
- 蒼白の粘膜
- 食物摂取が十分でも体重が減る

関連因子　Related factors

- 味覚の変化
- 抑うつ症状
- 嚥下困難
- 食物嫌悪
- 不正確な情報
- 食糧の供給不足
- 食物への関心不足
- 必要栄養量についての知識不足
- 口腔内の損傷
- 母乳分泌不足
- 母乳栄養中断
- 食物を摂取する能力についての誤った認識
- 早期満腹感
- 口腔内のヒリヒリ感
- 嚥下に使う筋肉の弱まり

■咀嚼に使う筋肉の弱まり

ハイリスク群　At risk populations

■競技スポーツ選手
■強制的に退去(移住)させられた人
■経済的困窮者
■低学歴の人
■早産児

関連する状態　Associated conditions

■身体醜形障害
■消化器系疾患
■免疫抑制
■クワシオルコル
■吸収不良症候群
■精神障害
■新生物(腫瘍)
■神経認知障害
■寄生虫性障害

領域❷ 栄養　　**類❶ 摂取**　　00163

栄養摂取促進準備状態

診断の焦点：栄養摂取　　　　　　　　　　　　（旧診断名：栄養促進準備状態）

Readiness for enhanced **nutrition**　（採択 2002, 改訂 2013, エビデンスレベル 2.1）

定義　Definition

栄養摂取パターンが，さらに強化可能な状態

診断指標　Defining characteristics

■ 栄養摂取強化への願望を示す

`領域❷ 栄養`　`類❶ 摂取`　`00216`

母乳分泌不足

診断の焦点：母乳分泌

Insufficient **breast milk production**　（採択 2010, 改訂 2017, エビデンスレベル 3.1）

定義　Definition

母乳の供給が，乳幼児の栄養状態を支えるには不十分な状態

診断指標　Defining characteristics

- 乳頭刺激時の母乳分泌欠如
- 搾乳量が乳児に指定された量よりも少ない
- 母乳分泌の遅れ
- 乳児の便秘
- 乳児が頻繁に泣く
- 乳児が頻繁に母乳を飲みたがる
- 乳児が乳房から飲むことを嫌がる
- 乳児の排尿量が少なく濃縮尿
- 乳児の体重増加が1か月で500 g未満
- 授乳時間が長引く
- 乳児が乳房を持続的に吸啜できない

関連因子　Related factors

- 無効な乳房への吸着行動
- 無効な吸啜反射
- 乳児による母乳拒否
- 母親の体液量の不足
- 直接授乳の機会の不足
- 乳房での吸啜時間の不足
- 母親のアルコール摂取
- 母親の栄養失調
- 母親の喫煙
- 母親の治療計画

ハイリスク群　At risk populations

- 母乳育児中に妊娠した女性

● オリジナル文献は以下を参照 https://www.igaku-shoin.co.jp/book/detail/109078　（p. x 参照）

領域❷ 栄養　**類❶ 摂取**　**00104**

非効果的母乳栄養

診断の焦点：母乳栄養

Ineffective **breastfeeding**　（採択 1988，改訂 2010，2013，2017，エビデンスレベル 3.1）

定義　Definition

母乳を乳房から直接与えることが難しく，乳幼児の栄養状態を損なうおそれのある
状態

診断指標　Defining characteristics

乳児や小児

- 授乳中にのけぞる
- 授乳中に泣く
- 授乳後 1 時間以内に泣き叫ぶ
- 授乳後 1 時間以内にぐずる
- 乳房に正しく吸着できない
- 不十分な排便
- 体重増加が十分にない
- 乳房への吸着を嫌がる
- 持続的な体重減少
- 他の方法でなだめても反応しない
- 乳児が乳房を持続的に吸啜できない

母親

- 毎回の授乳で，両方の乳房が完全に「空」にならない
- オキシトシン分泌の徴候がない
- 母乳分泌量が足りないと感じている
- 乳首痛が授乳開始から 1 週間以上続く

関連因子　Related factors

- 乳汁生成 2 期の遅れ
- 家族支援の不足
- 母乳栄養のスキルについて親の知識不足
- 母乳栄養の重要性について親の知識不足
- 無効な乳児の吸啜嚥下反応
- 母乳分泌不足
- 直接授乳の機会の不足
- 母乳栄養中断
- 母親のアンビバレンス（複雑な心情）
- 母親の不安
- 母親の乳房の形態異常
- 母親の倦怠感
- 母親の肥満
- 母親の疼痛
- おしゃぶりの使用
- 人工乳首による補足栄養

ハイリスク群　At risk populations

- 乳房手術歴のある人
- 母乳育児に失敗した経験のある人
- 早産児の母親
- 早産児
- 出産休暇の短い女性

関連する状態　Associated conditions

- 口腔咽頭の異常

●オリジナル文献は以下を参照 https://www.igaku-shoin.co.jp/book/detail/109078 　（p. x 参照）

母乳栄養中断

診断の焦点：母乳栄養

Interrupted **breastfeeding**　（採択 1992，改訂 2013，2017，エビデンスレベル 2.2）

定義　Definition

母乳を乳房から直接与える連続性が遮られ，母乳育児の継続や乳幼児の栄養状態を損なうおそれのある状態

診断指標　Defining characteristics

■完全母乳栄養ではない

関連因子　Related factors

■突然の乳児の離乳　　　　　　　　　■母子分離

ハイリスク群　At risk populations

■就業中の母親　　　　　　　　　　　■入院中の乳児
■入院中の小児　　　　　　　　　　　■早産児

関連する状態　Associated conditions

■授乳の禁忌　　　　　　　　　　　　■母親の病気
■乳児の病気

●オリジナル文献は以下を参照 https://www.igaku-shoin.co.jp/book/detail/109078　（p. x 参照）

領域❷ 栄養　類❶ 摂取　00106

母乳栄養促進準備状態

診断の焦点：母乳栄養

Readiness for enhanced **breastfeeding**
（採択 1990，改訂 2010，2013，2017，エビデンスレベル 2.2）

定義　Definition

乳幼児に母乳を乳房から直接与えるパターンが，さらに強化可能な状態

診断指標　Defining characteristics

■ 完全母乳での育児能力強化への願望
を示す

■ 子どもの栄養ニーズのために，母乳
での育児能力強化への願望を示す

● オリジナル文献は以下を参照 https://www.igaku-shoin.co.jp/book/detail/109078　（p. x 参照）

領域❷ 栄養　類❶ 摂取　00269

非効果的青年食生活動態

診断の焦点：食生活動態

Ineffective adolescent **eating dynamics** （採択 2016，エビデンスレベル 2.1）

定義　Definition

態度や行動の変化が過食や小食パターンをもたらし，栄養状態が損なわれている状態

診断指標　Defining characteristics

- 通常の食事時間への参加を避ける
- 食間の空腹感
- 抑うつ症状
- 拒食
- 頻繁な間食
- ファストフードを頻繁に摂取する
- 加工食品を頻繁に食べる
- 低品質の食品を頻繁に食べる
- 不十分な食欲
- 過食
- 小食

関連因子　Related factors

- 家族関係の変化
- 不安
- 思春期に入る（年ごろになる）際の自尊感情の変化
- 摂食障害
- 1人での食事
- 家族の食事時間の過度な管理
- 過度のストレス
- 食生活の習慣化が不十分
- 不規則な食事時間
- メディアの影響による，高カロリーで不健康な食物の摂取行動
- メディアの影響による，高カロリーで不健康な食物の知識
- 摂食行動への親からの負の影響
- 心理的ネグレクト
- ストレスの多い食事時間
- 虐待に未対応

関連する状態　Associated conditions

- うつ病
- 親の精神障害
- 摂食に影響する身体的障害
- 食べさせること（授乳）に影響する身体的障害
- 親の身体的健康問題

■ 親の心理的健康問題

非効果的小児食生活動態

診断の焦点：食生活動態

Ineffective child **eating dynamics**　（採択 2016，エビデンスレベル 2.1）

定義　Definition

態度や行動の変化，子どもの食事パターンへの影響により，栄養状態が損なわれている状態

診断指標　Defining characteristics

- 通常の食事時間への参加を避ける
- 食間の空腹感
- 拒食
- 頻繁な間食
- ファストフードを頻繁に摂取する
- 加工食品を頻繁に食べる
- 低品質の食品を頻繁に食べる
- 不十分な食欲
- 過食
- 小食

関連因子　Related factors

食習慣
- 異常な食習慣パターン
- 食べるように子どもを何かで釣る（操る）
- 短時間に大量の食物摂取
- 1人での食事
- 子どもの食体験への親の過度のコントロール
- 家族の食事時間への親の過度のコントロール
- 子どもに強制的に食べさせる
- 食生活の習慣化が不十分
- 規則正しい食事時間の欠如
- 子どもの食事を制限する
- 食べるように子どもに褒美を与える
- ストレスの多い食事時間
- 予測できない食事パターン
- 計画性のない間食

家族機能
- 虐待的な人間関係
- 心配な親子関係
- 放任主義的な育児
- 敵対的な親子関係
- 不安定な親子関係
- 押し付けがましい育児
- 緊張した親子関係
- 育児に無関心

親の因子

- 食欲不振
- 食べる責任を親子で分担できない
- 食べさせる責任を親子で分担できない
- 健康的な食事パターンを支えられない
- 無効なコーピング方法
- 子どもに健康的な食習慣を身につけさせる自信がない
- 子どもを適切に成長させる自信がない
- 物質(薬物)乱用

未修正の環境因子

- メディアの影響による高カロリーで不健康な食物の摂取行動
- メディアの影響による高カロリーで不健康な食物の知識

ハイリスク群　At risk populations

- 経済的に困窮した家庭に生まれた小児
- ホームレスを経験している小児
- 人生の大きな転換(節目)を経験している小児
- 里親家庭(養護施設)で暮らす小児
- 親が肥満の小児

関連する状態　Associated conditions

- うつ病
- 親の精神障害
- 摂食に影響する身体的障害
- 食べさせること(授乳)に影響する身体的障害
- 親の身体的健康問題
- 親の心理的健康問題

●オリジナル文献は以下を参照 https://www.igaku-shoin.co.jp/book/detail/109078　(p. x 参照)

領域❷ 栄養　類❶ 摂取　00271

非効果的乳児食生活動態

診断の焦点：食生活動態

Ineffective infant **feeding dynamics** （採択 2016, エビデンスレベル 2.1）

定義　Definition

親のフィーディング（食事やミルクを与える）行動の変化が，過食や小食パターンをもたらしている状態

診断指標　Defining characteristics

- 拒食
- 不十分な食欲
- 固形食への不適切な移行
- 過食
- 小食

関連因子　Related factors

- 虐待的な人間関係
- 愛着問題
- 放任主義的な育児
- 押し付けがましい育児
- 子どもに健康的な食習慣を身につけさせる自信がない
- 子どもを適切に成長させる自信がない
- 乳児の発達段階に合った適切な食事についての知識の欠如
- 乳児の発達段階についての知識の欠如
- 乳児の栄養摂取に対する親の責任についての知識の欠如
- メディアの影響による高カロリーで不健康な乳児食
- メディアの影響による高カロリーで不健康な食物の知識
- 複数の介護者
- 育児に無関心

ハイリスク群　At risk populations

- 親に捨てられた乳児
- 経済的に困窮した家庭に生まれた乳児
- ホームレスを経験している乳児
- 人生の大きな転換（節目）を経験している乳児
- 入院が長期化した乳児
- 里親家庭（養護施設）で暮らす乳児
- 在胎期間に対して小さい乳児

■ 新生児集中治療室(NICU)への入院　　　■ 危険な食事や哺乳の経験がある乳児
　歴がある乳児　　　　　　　　　　　　　■ 早産児

関連する状態　Associated conditions

■ 染色体異常
■ 口唇裂
■ 口蓋裂
■ 先天性心疾患
■ 先天性遺伝病
■ 神経管欠損症
■ 親の精神障害

■ 摂食に影響する身体的障害
■ 食べさせること(授乳)に影響する身
　体的障害
■ 親の身体的健康問題
■ 経管栄養の長期化
■ 親の心理的健康問題
■ 感覚統合障害

● オリジナル文献は以下を参照 https://www.igaku-shoin.co.jp/book/detail/109078　(p. x 参照)

領域❷ 栄養　類❶ 摂取　00232

肥満

診断の焦点：肥満

Obesity　（採択 2013，改訂 2017，エビデンスレベル 3.2）

定義　Definition

体脂肪の蓄積が年齢・性別標準値に比べて過剰で，過体重を上回る状態

診断指標　Defining characteristics

■成人：体格指数(BMI)30 kg/m² 超
■小児 2〜18 歳：年齢・性別基準の体格指数(BMI)95 パーセンタイル超，あるいは 30 kg/m² 超

■小児 2 歳未満：この診断は用いない

関連因子　Related factors

■異常な摂食行動パターン
■異常な摂食知覚パターン
■平均的な 1 日の身体活動量が年齢・性別推奨量以下
■加糖飲料の摂取
■睡眠異常(症)
■標準的ツールの評価で，エネルギー消費量が摂取量よりも少ない
■過剰なアルコール摂取
■食糧の供給不足についての恐怖感

■頻繁な間食
■頻繁な外食や揚げ物の摂取
■小児の食事性カルシウム摂取(量)の不足
■一人前の分量が推奨量よりも多い
■1 日に 2 時間以上座って過ごす
■睡眠時間の短縮
■生後 5 か月未満で主な栄養源が固形食

ハイリスク群　At risk populations

■経済的困窮者
■早期恥毛発育症の人
■小児期に急激な体重増加のあった人
■乳児期に急激な体重増加のあった人
■相関因子を遺伝で受け継いだ人

■完全母乳で育児されなかった人
■乳児期に過体重だった人
■母親に妊娠糖尿病のあった人
■母親に糖尿病のあった人
■小児期に母親が喫煙していた人

- 母親が妊娠中に喫煙していた人
- 脱抑制的および抑制的摂食行動のスコアが高い人
- 肥満の両親を持つ人
- 母親が妊娠糖尿病だった新生児

関連する状態　Associated conditions

- 先天性遺伝病

領域❷ 栄養　類❶ 摂取　00233

過体重

診断の焦点：過体重

Overweight （採択 2013，改訂 2017，エビデンスレベル 3.2）

定義　Definition

体脂肪の蓄積が年齢・性別標準値に比べて過剰な状態

診断指標　Defining characteristics

- 成人：体格指数（BMI）25 kg/m^2 超
- 小児 2〜18 歳：年齢・性別基準の体格指数（BMI）85 パーセンタイル超で 95 未満，あるいは 25 kg/m^2 超で 30 kg/m^2 未満
- 2 歳未満の小児：対身長体重比が 95 パーセンタイル超

関連因子　Related factors

- 異常な摂食行動パターン
- 異常な摂食知覚パターン
- 平均的な 1 日の身体活動量が年齢・性別推奨量以下
- 加糖飲料の摂取
- 睡眠異常（症）
- 標準的ツールの評価でエネルギー消費量が摂取量よりも少ない
- 過剰なアルコール摂取
- 食糧の供給不足についての恐怖心
- 頻繁な間食
- 頻繁な外食や揚げ物の摂取
- 修正可能な因子についての知識不足
- 小児の食事性カルシウム摂取（量）の不足
- 一人前の分量が推奨量よりも多い
- 1 日に 2 時間以上座って過ごす
- 睡眠時間の短縮
- 生後 5 か月未満で主な栄養源が固形食

ハイリスク群　At risk populations

- 成人：体格指数（BMI）が 25 kg/m^2 に迫る
- 小児 2〜18 歳：体格指数（BMI）が 85 パーセンタイルに迫る，あるいは 25 kg/m^2 に迫る

- ■ 2 歳未満の小児：対身長体重比が 95 パーセンタイルに迫る
- ■ 体格指数（BMI）パーセンタイル値を上向きに横切る小児
- ■ 体格指数（BMI）パーセンタイル値が，年齢・性別基準より高い小児
- ■ 経済的困窮者
- ■ 早期恥毛発育症の人
- ■ 小児期に急激な体重増加のあった人
- ■ 乳児期に急激な体重増加のあった人
- ■ 相関因子を遺伝で受け継いだ人
- ■ 完全母乳で育児されなかった人
- ■ 小児期に肥満だった人
- ■ 母親に糖尿病のあった人
- ■ 小児期に母親が喫煙していた人
- ■ 母親が妊娠中に喫煙していた人
- ■ 脱抑制的および抑制的摂食行動のスコアが高い人
- ■ 肥満の両親を持つ人

関連する状態　Associated conditions

- ■ 先天性遺伝病

● オリジナル文献は以下を参照 https://www.igaku-shoin.co.jp/book/detail/109078　（p. x 参照）

領域❷ 栄養　類❶ 摂取　00234

過体重リスク状態

診断の焦点：過体重

Risk for **overweight**　（採択 2013，改訂 2017，エビデンスレベル 3.2）

定義　Definition

体脂肪の蓄積が年齢・性別標準値に比べて過剰になりやすく，健康を損なうおそれのある状態

危険因子　Risk factors

- 異常な摂食行動パターン
- 異常な摂食知覚パターン
- 平均的な1日の身体活動量が年齢・性別推奨量以下
- 加糖飲料の摂取
- 睡眠異常（症）
- 標準的ツールの評価で，エネルギー消費量が摂取量よりも少ない
- 過剰なアルコール摂取
- 食糧の供給不足についての恐怖心
- 頻繁な間食
- 頻繁な外食や揚げ物の摂取
- 修正可能な因子についての知識不足
- 小児の食事性カルシウム摂取（量）の不足
- 一人前の分量が推奨量よりも多い
- 1日に2時間以上座って過ごす
- 睡眠時間の短縮
- 生後5か月未満で主な栄養源が固形食

ハイリスク群　At risk populations

- 成人：体格指数（BMI）が 25 kg/m^2 に迫る
- 小児 2〜18 歳：体格指数（BMI）が 85 パーセンタイルに迫る，あるいは 25 kg/m^2 に迫る
- 2歳未満の小児：対身長体重比が 95 パーセンタイルに迫る
- 体格指数（BMI）パーセンタイル値を上向きに横切る小児
- 体格指数（BMI）パーセンタイル値が，年齢・性別基準より高い小児
- 経済的困窮者
- 早期恥毛発育症の人
- 小児期に急激な体重増加のあった人
- 乳児期に急激な体重増加のあった人
- 相関因子を遺伝で受け継いだ人
- 完全母乳で育児されなかった人
- 小児期に肥満だった人
- 母親に糖尿病のあった人

■小児期に母親が喫煙していた人　　　　■肥満の両親を持つ人

■母親が妊娠中に喫煙していた人

■脱抑制的および抑制的摂食行動のス
　コアが高い人

関連する状態　Associated conditions

■先天性遺伝病

非効果的乳児吸啜嚥下反応

診断の焦点：吸啜嚥下反応　　　　　　　　（旧診断名：非効果的乳児哺乳パターン）

Ineffective infant **suck-swallow response**　（採択 2020，エビデンスレベル 2.1）

定義　Definition

乳児の母乳やミルクを飲む能力，または吸啜・嚥下反射を連携させる能力が，低下した状態

診断指標　Defining characteristics

- 不整脈
- 徐脈イベント
- 息を詰まらせる
- 口周囲のチアノーゼ
- 過剰な咳
- 手指を広げる
- 弛緩性
- 空嘔吐
- しゃっくり
- 四肢の過伸展
- 有効な吸啜を開始できない
- 有効な吸啜を維持できない
- 運動筋の緊張障害
- 吸啜と嚥下と呼吸を連動できない
- 興奮性（易刺激性）
- 鼻孔が開く
- 酸素飽和度の低下
- 蒼白
- 肋骨下の陥没
- 吸啜中断の合図
- 補助呼吸筋の使用

関連因子　Related factors

- 低血糖
- 低体温
- 低血圧症
- 不適切なポジショニング（位置調整）
- 不満足な吸啜行動

ハイリスク群　At risk populations

- 物質（薬物）乱用の母親から生まれた乳児
- 鉗子分娩で生まれた乳児
- 吸引分娩で生まれた乳児
- 入院が長期化した乳児
- 早産児

関連する状態　Associated conditions

- けいれん性エピソード
- 胃食道逆流
- 鼻カニューレによる高流量の酸素
- 分娩中の裂傷
- アプガースコアが低い(皮膚の色, 心拍数, 刺激による反射, 筋緊張, 呼吸数)
- 神経系の発達遅滞
- 神経学的障害
- 口の過敏性
- 口咽頭奇形
- 経管栄養の長期化

嚥下障害

診断の焦点：嚥下

Impaired **swallowing**　（採択 1986，改訂 1998，2017，2020，エビデンスレベル 3.2）

定義　Definition

嚥下メカニズムの機能異常で，口腔・咽頭・食道の構造や機能の欠損を伴う状態

診断指標　Defining characteristics

第 1 期：口腔相

- 嚥下テストでの口腔相の異常
- 歯ぎしり
- 嚥下前にむせる
- 冷たい水を飲み込むときにむせる
- 嚥下前の咳き込み
- 流涎（よだれ）
- 食物が口からこぼれる
- 食物を口から押し出す
- 嚥下前の絞扼反射
- 口腔内に食物が残る
- 長い食事時間に対し，不十分な摂取量

- 唇が十分に閉鎖しない
- 不十分な咀嚼
- 湿性嗄声が 30 秒以内に 2 回発生
- 効率のわるいおしゃぶり
- 効率のわるい吸啜
- 鼻への逆流
- 段階的な嚥下
- 頬の内側に食塊が溜まる
- 食塊の進入が早すぎる
- 食塊の形成に時間がかかる
- 舌での食塊形成が無効

第 2 期：咽頭相

- 嚥下テストでの咽頭相の異常
- 頭の位置の変化
- 息が詰まる
- 咳嗽
- 嚥下の遅延
- 原因不明の発熱
- 拒食

- のどの絞扼感（しめつけられる感覚）
- のどを鳴らすような声
- 十分に喉頭を挙上していない
- 鼻への逆流
- 再発性肺感染症
- 繰り返しの嚥下

領域❷

第 3 期：食道相

- 嚥下テストでの食道相の異常
- 酸性臭の息
- 嚥下困難
- 上腹部痛
- 拒食
- 胸やけ
- 吐血
- 頭部の過伸展
- 夜間覚醒
- 夜間の咳き込み
- 嚥下痛
- 逆流
- 繰り返しの嚥下
- 「何かがつかえている」と訴える
- 食事前後に起こる原因不明の興奮性（易刺激性）
- 限定的な量
- 嘔吐
- 吐物で汚れた枕

関連因子　Related factors

- 注意力の変化
- 摂食行動問題
- タンパク-エネルギー栄養障害
- 自傷行為

ハイリスク群　At risk populations

- 経腸栄養の経験者
- 高齢者
- 早産児

関連する状態　Associated conditions

- 後天性の解剖学的欠損
- 脳損傷
- 脳性麻痺
- 重度の筋緊張低下を伴う病気
- 先天性心疾患
- 脳神経障害
- 発達障害
- 食道アカラシア（無弛緩症）
- 胃食道逆流症
- 喉頭疾患
- 機械的閉塞
- 鼻の欠損
- 鼻咽頭腔の欠損
- 神経学的問題
- 神経筋疾患
- 中咽頭の異常
- 医薬品
- 長期間の挿管
- 呼吸器の疾患
- 気管欠損
- 外傷
- 上気道の奇形
- 声帯機能不全

血糖不安定リスク状態

診断の焦点：血糖

Risk for unstable **blood glucose level**
(採択 2006, 改訂 2013, 2017, 2020, エビデンスレベル 3.2)

定義　Definition

血糖値が正常範囲から変動しやすく，健康を損なうおそれのある状態

危険因子　Risk factors

- 過度のストレス
- 過度の体重増加
- 過度の体重減少
- 治療計画の順守が不十分
- 不十分な血糖値モニタリング
- 糖尿病の自主管理が不十分
- 食事摂取（量）の不足
- 疾病管理についての知識不足
- 修正可能な因子についての知識不足
- 無効な薬剤自主管理
- 坐位中心ライフスタイル

ハイリスク群　At risk populations

- 急速な成長期の人
- 集中治療室にいる人
- アフリカ系の人
- 精神状態が変化した人
- 身体面の健康状態に支障のある人
- 認知発達の遅滞がある人
- 糖尿病の家族歴がある人
- 自己免疫疾患歴のある人
- 妊娠糖尿病歴のある人
- 低血糖歴のある人
- 妊娠前の肥満歴がある人
- 低出生体重の乳児
- 先住アメリカ人
- 22 歳超の妊婦
- 早産児
- 正常なライフステージ変化を示す，ホルモン変化のある女性

関連する状態　Associated conditions

- 心原性ショック
- 糖尿病
- 感染
- 膵臓病
- 医薬品
- 多嚢胞性卵巣症候群

- 妊娠高血圧腎症
- 妊娠高血圧

- 外科手術(的処置)

領域❷ 栄養　類❹ 代謝　00194

新生児高ビリルビン血症

診断の焦点：高ビリルビン血症

Neonatal **hyperbilirubinemia** （採択 2008，改訂 2010，2017，エビデンスレベル 2.1）

定義　Definition

生後 24 時間以降に，血中に非抱合型ビリルビンが蓄積(15 mg/dL 未満)した状態

診断指標　Defining characteristics

- 肝機能検査結果の異常
- 皮膚の紫斑
- 粘膜の黄染
- 眼球強膜の黄染
- 橙黄色の皮膚

関連因子　Related factors

- 胎便排出の遅れ
- 不十分な親の授乳行動
- 栄養失調(不良)の乳児

ハイリスク群　At risk populations

- 東アジア人の新生児
- 低出生体重の新生児
- 先住アメリカ人の新生児
- 生後 7 日以内の新生児
- 母乳育児の新生児
- 血液型が母親と不適合の新生児
- 母親が妊娠糖尿病だった新生児
- 兄弟姉妹に黄疸歴がある新生児
- 出生時に著しい紫斑のできた新生児
- 高地の住民
- 早産児

関連する状態　Associated conditions

- 細菌感染
- 酵素欠乏症
- 代謝障害
- 内出血
- 肝機能不全
- 胎内感染
- 敗血症
- ウイルス感染

● オリジナル文献は以下を参照 https://www.igaku-shoin.co.jp/book/detail/109078　(p. x 参照)

領域❷ 栄養　類❹ 代謝　00230

新生児高ビリルビン血症リスク状態

診断の焦点：高ビリルビン血症

Risk for neonatal **hyperbilirubinemia**　(採択 2010，改訂 2013，2017，エビデンスレベル 2.1)

定義　Definition

生後 24 時間以降に，血中に非抱合型ビリルビンが蓄積しやすく(15 mg/dL 未満)，健康を損なうおそれのある状態

危険因子　Risk factors

- 胎便排出の遅れ
- 不十分な親の授乳行動
- 栄養失調(不良)の乳児

ハイリスク群　At risk populations

- 東アジア人の新生児
- 低出生体重の新生児
- 先住アメリカ人の新生児
- 生後 7 日以内の新生児
- 母乳育児の新生児
- 血液型が母親と不適合の新生児
- 母親が妊娠糖尿病だった新生児
- 兄弟姉妹に黄疸歴がある新生児
- 出生時に著しい紫斑のできた新生児
- 高地の住民
- 早産児

関連する状態　Associated conditions

- 細菌感染
- 酵素欠乏症
- 代謝障害
- 内出血
- 肝機能不全
- 胎内感染
- 敗血症
- ウイルス感染

● オリジナル文献は以下を参照 https://www.igaku-shoin.co.jp/book/detail/109078　(p. x 参照)

肝機能障害リスク状態

診断の焦点：肝機能

Risk for impaired **liver function**　（採択 2006，改訂 2008，2013，2017，エビデンスレベル 2.1）

定義　Definition

肝機能が低下しやすく，健康を損なうおそれのある状態

危険因子　Risk factors

■ 物質（薬物）乱用

関連する状態　Associated conditions

■ HIV の重感染　　　　　　　　　　■ ウイルス感染
■ 医薬品

注：この診断は，危険因子が追加されなければ，2024-2026 年版 NANDA-I 分類では削除される

● オリジナル文献は以下を参照 https://www.igaku-shoin.co.jp/book/detail/109078　（p. x 参照）

領域❷ 栄養　類❹ 代謝　00296

メタボリックシンドロームリスク状態

診断の焦点：メタボリックシンドローム　　（旧診断名：代謝平衡異常シンドロームリスク状態）

Risk for **metabolic syndrome**　（採択 2020，エビデンスレベル 2.1）

定義　Definition

心血管疾患と 2 型糖尿病の危険性を高める一連の症状を発症しやすく，健康を損なうおそれのある状態

危険因子　Risk factors

- 健康行動改善への興味の欠如
- 平均的な 1 日の身体活動量が年齢・性別推奨量以下
- 体格指数(BMI)が年齢・性別基準より高い
- 脂肪の蓄積が年齢・性別基準より多い
- 過剰な飲酒
- 過度のストレス
- 食生活の習慣化が不十分
- 修正可能な因子についての知識不足
- 受動喫煙に注意を払わない
- 喫煙

ハイリスク群　At risk populations

- 30 歳超の人
- 糖尿病の家族歴がある人
- 脂質異常症の家族歴がある人
- 高血圧の家族歴がある人
- メタボリックシンドロームの家族歴がある人
- 肥満の家族歴がある人
- 血圧不安定症の家族歴がある人

関連する状態　Associated conditions

- 高尿酸血症
- インスリン耐性(抵抗性)
- 多嚢胞性卵巣症候群

● オリジナル文献は以下を参照 https://www.igaku-shoin.co.jp/book/detail/109078　（p. x 参照）

領域❷ 栄養　**類❺ 水和**　00195

電解質バランス異常リスク状態

診断の焦点：電解質バランス　　　　　　　（旧診断名：電解質平衡異常リスク状態）

Risk for **electrolyte im**balance　（採択 2008，改訂 2013，2017，エビデンスレベル 2.1）

定義　Definition

血清電解質レベルが変化しやすく，健康を損なうおそれのある状態

危険因子　Risk factors

- 下痢
- 体液量過剰
- 修正可能な因子についての知識不足
- 体液量の不足
- 嘔吐

関連する状態　Associated conditions

- 調節機構の悪化
- 内分泌腺の調節機能不全
- 腎機能障害
- 治療計画

領域❷ 栄養　類❺ 水和　00025

体液量バランス異常リスク状態

診断の焦点：体液量バランス　　　　　　（旧診断名：体液量平衡異常リスク状態）

Risk for imbalanced fluid volume
（採択 1998，改訂 2008，2013，2017，2020，エビデンスレベル 2.1）

定義　Definition

血管内液・組織間液・細胞内液のすべてまたはいずれかが，減少，増加，細胞内外に急激にシフトしやすく，健康を損なうおそれのある状態

危険因子　Risk factors

- 水分摂取の変化
- 水道へのアクセス困難
- 過剰なナトリウム摂取
- 水分の必要性についての知識不足
- 無効な薬剤自主管理
- 筋肉量の不足
- 栄養不良（失調）

ハイリスク群　At risk populations

- 両極端の体重の人
- 水分の必要性に影響する外的条件のある人
- 水分の必要性に影響する内的条件のある人
- 女性

関連する状態　Associated conditions

- 進行する体液量の喪失
- 水分吸収に影響する異常
- 水分放出に影響する異常
- 水分摂取に影響する異常
- 血管透過性に影響する異常
- 通常経路からの過剰な水分喪失
- 変則的経路からの水分喪失
- 医薬品
- 治療計画

●オリジナル文献は以下を参照 https://www.igaku-shoin.co.jp/book/detail/109078　（p. x 参照）

領域❷ 栄養　類❺ 水和　00027

体液量不足

診断の焦点：体液量

Deficient **fluid volume** （採択 1978, 改訂 1996, 2017, 2020, エビデンスレベル 2.1）

定義　Definition

血管内液・組織間液・細胞内液のすべて，またはいずれかが減少した状態。ナトリウムの変化を伴わない水分喪失，脱水を意味する

診断指標　Defining characteristics

- 精神状態の変化
- 皮膚緊張の変化
- 血圧低下
- 脈圧低下
- 脈容量低下
- 舌の弾力性低下
- 尿量減少
- 静脈充満時間の低下
- 乾燥した粘膜
- 乾燥皮膚（ドライスキン）
- 体温上昇
- 心拍数増加
- ヘマトクリット値上昇
- 尿中濃度の上昇
- 突然の体重減少
- くぼんだ目
- のど・口内の渇き
- 脱力

関連因子　Related factors

- 増えた必要水分量を満たすことが困難
- 水分へのアクセス不足
- 水分の必要性についての知識不足
- 無効な薬剤自主管理
- 水分摂取不足
- 筋肉量の不足
- 栄養不良（失調）

ハイリスク群　At risk populations

- 両極端の体重の人
- 水分の必要性に影響する外的条件のある人
- 水分の必要性に影響する内的条件のある人
- 女性

関連する状態   Associated conditions

- 進行する体液量の喪失
- 水分吸収に影響する異常
- 水分放出に影響する異常
- 水分摂取に影響する異常
- 通常経路からの過剰な水分喪失
- 変則的経路からの水分喪失
- 医薬品
- 治療計画

体液量不足リスク状態

診断の焦点：体液量

Risk for deficient **fluid volume**
（採択 1978，改訂 2010，2013，2017，2020，エビデンスレベル 2.1）

定義　Definition

血管内液・組織間液・細胞内液のすべて，またはいずれかが減少しやすく，健康を損なうおそれのある状態

危険因子　Risk factors

- 増えた必要水分量を満たすことが困難
- 水分へのアクセス不足
- 水分の必要性についての知識不足
- 無効な薬剤自主管理
- 水分摂取不足
- 筋肉量の不足
- 栄養不良（失調）

ハイリスク群　At risk populations

- 両極端の体重の人
- 水分の必要性に影響する外的条件のある人
- 水分の必要性に影響する内的条件のある人
- 女性

関連する状態　Associated conditions

- 進行する体液量の喪失
- 水分吸収に影響する異常
- 水分放出に影響する異常
- 水分摂取に影響する異常
- 通常経路からの過剰な水分喪失
- 変則的経路からの水分喪失
- 医薬品
- 治療計画

領域❷ 栄養　類❺ 水和　00026

体液量過剰

診断の焦点：体液量

Excess **fluid volume**　（採択 1982, 改訂 1996, 2013, 2017, 2020, エビデンスレベル 2.1）

定義　Definition

体液を余分に保持している状態

診断指標　Defining characteristics

- 呼吸副雑音
- 血圧の変化
- 精神状態の変化
- 肺動脈圧の変化
- 呼吸パターンの変化
- 尿比重の変化
- 不安
- 高窒素血症
- ヘマトクリット値低下
- ヘモグロビン値低下
- 浮腫
- 肝腫大
- 中心静脈圧（CVP）上昇
- 摂取量が排出量よりも多い
- 頸静脈の怒張
- 乏尿
- 胸水
- 肝頸静脈逆流が陽性
- 第3心音の存在
- 精神運動性激越
- 肺うっ血
- 短期間での体重増加

関連因子　Related factors

- 過剰な水分摂取
- 過剰なナトリウム摂取
- 無効な薬剤自主管理

関連する状態　Associated conditions

- 水分放出に影響する異常
- 医薬品

● オリジナル文献は以下を参照 https://www.igaku-shoin.co.jp/book/detail/109078　（p. x 参照）

領域3　排泄と交換
体からの老廃物の分泌と排出

類1　排尿機能
尿の分泌，再吸収，排出のプロセス

コード	診断名	頁
00297	機能障害性尿失禁	219
00016	排尿障害	221
00310	混合性尿失禁	222
00017	腹圧性尿失禁	224
00019	切迫性尿失禁	225
00022	切迫性尿失禁リスク状態	227
00023	尿閉	228
00322	尿閉リスク状態	229

類2　消化管機能
消化の最終産物の吸収と排出のプロセス

コード	診断名	頁
00011	便秘	230
00015	便秘リスク状態	232
00012	知覚的便秘	234
00235	慢性機能性便秘	235
00236	慢性機能性便秘リスク状態	237
00319	排便抑制障害	239
00013	下痢	241
00196	消化管運動機能障害	242
00197	消化管運動機能障害リスク状態	244

類3　外皮機能
皮膚からの分泌と排出のプロセス

コード	診断名	頁
現在該当なし		

NANDA International, Inc. Nursing Diagnoses : Definitions and Classification 2021-2023, 12th Edition.
Edited by T. Heather Herdman, Shigemi Kamitsuru and Camila Takáo Lopes.
© 2021 NANDA International, Inc. Published 2021 by Thieme Medical Publishers, Inc., New York.
Companion website : www.thieme.com/nanda-i
NANDA-I 看護診断―定義と分類 2021-2023 原書第 12 版
訳　上鶴重美　発行　医学書院

類4　呼吸機能

ガス交換および代謝の最終産物の除去のプロセス

コード	診断名	頁
00030	ガス交換障害	245

機能障害性尿失禁

診断の焦点：機能障害性失禁　　　　　　　　　　　　　（旧診断名：機能性尿失禁）

Disability-associated urinary **incontinence**　（採択 2020，エビデンスレベル 2.3）

定義　Definition

泌尿器系の病変や問題との関連性がなく，意図しない尿もれが起こる状態

診断指標　Defining characteristics

- 他者に尿失禁を知られないようにする適応行動
- 家を出る前に公衆トイレを地図で確かめる
- 尿意を感じてからトイレに着くまでの時間が長い
- 排尿を抑えるテクニックを使う
- トイレに着く前の排尿

関連因子　Related factors

- 不衛生なトイレ使用の回避
- 介護者による不適切な膀胱訓練の実施
- 認知機能障害
- トイレを見つけることが困難
- トイレ歩行にタイムリーな支援を得ることが困難
- 社会的状況(社交場・外出先)でのトイレ使用が恥ずかしい
- 排泄抑制を妨げる環境上の制約
- 尿意を習慣的に無視する
- 身体可動性障害
- 姿勢バランス障害
- 排泄抑制を維持するモチベーションの不足
- 水分摂取の増加
- 神経行動学的症状
- 骨盤底障害

ハイリスク群　At risk populations

- 小児
- 高齢者

関連する状態　Associated conditions

- 心疾患
- 協調運動障害
- 手の器用さの障害
- 知的障害
- 神経筋疾患
- 骨関節疾患

■医薬品
■心理的障害

■視覚障害

●オリジナル文献は以下を参照 https://www.igaku-shoin.co.jp/book/detail/109078　（p. x 参照）

排尿障害

診断の焦点：排泄

Impaired urinary **elimination**　（採択 1973，改訂 2006，2017，2020，エビデンスレベル 3.1）

領域
❸

定義　Definition

尿を排泄する機能の障害

診断指標　Defining characteristics

- 排尿痛
- 頻回の排尿
- 夜間頻尿
- 遅延性排尿
- 尿失禁
- 尿閉
- 尿意切迫

関連因子　Related factors

- アルコール摂取
- 環境因子の変化
- カフェイン摂取
- 環境上の制約
- 宿便
- 不適切なトイレ姿勢
- 無効な排泄習慣
- プライバシー不足
- 不随意の膀胱括約筋弛緩
- 肥満
- 子宮脱
- 喫煙
- 人工甘味料の使用
- 膀胱筋の弱まり
- 骨盤内支持構造の弱まり

ハイリスク群　At risk populations

- 高齢者
- 女性

関連する状態　Associated conditions

- 解剖学的閉塞
- 糖尿病
- 感覚運動障害
- 尿路感染症

● オリジナル文献は以下を参照 https://www.igaku-shoin.co.jp/book/detail/109078　（p. x 参照）

領域❸ 排泄と交換　類❶ 排尿機能　00310

混合性尿失禁

診断の焦点：失禁

Mixed urinary **incontinence** （採択 2020，エビデンスレベル 2.3）

定義　Definition

意図しない尿もれが，強く切迫した尿意と一緒に，あるいはその後に続いて，そしてまた腹腔内圧を上昇させる活動で起こる状態

診断指標　Defining characteristics

- 残尿感
- 咳き込みによる意図しない尿もれ
- 労作による意図しない尿もれ
- 笑うことによる意図しない尿もれ
- 身体運動(肉体的労作)による意図しない尿もれ
- くしゃみによる意図しない尿もれ
- 夜間頻尿
- 尿意切迫

関連因子　Related factors

- 膀胱頸部の機能不全
- 尿道括約筋の機能不全
- 過体重
- 子宮脱
- 骨格筋萎縮
- 喫煙
- 腟前壁の弱まり

ハイリスク群　At risk populations

- 慢性咳嗽のある人
- いずれかの種類の尿失禁がある人
- 2回以上出産経験のある女性
- 高齢者
- 更年期の女性
- 経腟分娩の女性

関連する状態　Associated conditions

- 糖尿病
- エストロゲン欠乏
- 運動障害
- 骨盤底障害
- 長期間の尿失禁
- 腹圧性尿失禁の手術

■尿道括約筋損傷

● オリジナル文献は以下を参照 https://www.igaku-shoin.co.jp/book/detail/109078　（p. x 参照）

領域❸ 排泄と交換　類❶ 排尿機能　00017

腹圧性尿失禁

診断の焦点：失禁

Stress urinary **incontinence** （採択 1986，改訂 2006，2017，2020，エビデンスレベル 2.3）

定義　Definition

意図しない尿もれが，腹腔内圧を上昇させる活動で起こる状態。尿意切迫感との関連性はない

診断指標　Defining characteristics

- 排尿筋の収縮がない意図しない尿もれ
- 過度の膀胱拡張のない意図しない尿もれ
- 咳き込みによる意図しない尿もれ
- 労作による意図しない尿もれ
- 笑うことによる意図しない尿もれ
- 身体運動（肉体的労作）による意図しない尿もれ
- くしゃみによる意図しない尿もれ

関連因子　Related factors

- 過体重
- 骨盤底障害
- 子宮脱

ハイリスク群　At risk populations

- 高負荷の身体運動をする人
- 2 回以上出産経験のある女性
- 妊婦
- 更年期の女性
- 経腟分娩の女性

関連する状態　Associated conditions

- 骨盤筋の損傷
- 骨盤筋の退行性変化
- 内尿道括約筋の機能不全
- 神経系疾患
- 前立腺摘除術
- 尿道括約筋損傷

● オリジナル文献は以下を参照 https://www.igaku-shoin.co.jp/book/detail/109078 （p. x 参照）

切迫性尿失禁

診断の焦点：失禁

Urge urinary **incontinence**　（採択 1986，改訂 2006，2017，2020，エビデンスレベル 2.3）

定義　Definition

意図しない尿もれが，強く切迫した尿意と一緒に，あるいはその後に続いて起こる状態

診断指標　Defining characteristics

- 膀胱容量低下
- 誘発刺激による切迫感
- 排尿頻度の増加
- トイレにたどり着く前の意図しない尿もれ
- 膀胱の収縮を伴う意図しない尿もれ
- 膀胱のれん縮を伴う意図しない尿もれ
- 排尿と排尿の間に起こる切迫感を伴った，さまざまな量の意図しない尿もれ
- 夜間頻尿

関連因子　Related factors

- アルコール摂取
- 不安
- カフェイン摂取
- 炭酸飲料の摂取
- 宿便
- 無効な排泄習慣
- 不随意の膀胱括約筋弛緩
- 過体重
- 骨盤底障害
- 子宮脱

ハイリスク群　At risk populations

- 虐待が起こる環境にいた人
- 小児期の尿意切迫歴がある人
- 高齢者
- 女性
- 更年期の女性

関連する状態　Associated conditions

- 萎縮性腟炎
- 膀胱出口部閉塞
- うつ病
- 糖尿病

- ■神経系疾患
- ■神経系の外傷
- ■過活動骨盤底
- ■医薬品
- ■治療計画
- ■泌尿器疾患

●オリジナル文献は以下を参照 https://www.igaku-shoin.co.jp/book/detail/109078 　(p. x 参照)

領域❸ 排泄と交換　**類❶ 排尿機能**　**00022**

切迫性尿失禁リスク状態

診断の焦点：失禁

Risk for urge urinary **incontinence**
（採択 1998，改訂 2008，2013，2017，2020，エビデンスレベル 2.2）

定義　Definition

強く切迫した尿意を感じた直後に，意図しない排尿が起こりやすく，健康を損なう
おそれのある状態

危険因子　Risk factors

- アルコール摂取
- 不安
- カフェイン摂取
- 炭酸飲料の摂取
- 宿便
- 無効な排泄習慣
- 不随意の膀胱括約筋弛緩
- 過体重
- 骨盤底障害
- 子宮脱

ハイリスク群　At risk populations

- 虐待が起こる環境にいた人
- 小児期の尿意切迫歴がある人
- 高齢者
- 女性
- 更年期の女性

関連する状態　Associated conditions

- 萎縮性腟炎
- 膀胱出口部閉塞
- うつ病
- 糖尿病
- 神経系疾患
- 神経系の外傷
- 過活動骨盤底
- 医薬品
- 治療計画
- 泌尿器疾患

● オリジナル文献は以下を参照 https://www.igaku-shoin.co.jp/book/detail/109078　（p. x 参照）

領域❸ 排泄と交換　**類❶ 排尿機能**　00023

尿閉

診断の焦点：閉（貯留）

Urinary **retention**　（採択 1986，改訂 2017，2020，エビデンスレベル 3.1）

定義　Definition

膀胱を完全に空にできない状態

診断指標　Defining characteristics

- 排尿の欠如
- 膀胱拡張
- 排尿痛
- 日中の排尿頻度の増加
- わずかな排尿量
- 溢流性尿失禁
- 膀胱充満感
- 残尿感の訴え
- 排尿の勢いが弱い

関連因子　Related factors

- 環境上の制約
- 宿便
- 不適切なトイレ姿勢
- 骨盤底筋の不十分な弛緩
- プライバシー不足
- 子宮脱
- 膀胱筋の弱まり

ハイリスク群　At risk populations

- 産褥期の女性

関連する状態　Associated conditions

- 前立腺肥大症
- 糖尿病
- 神経系疾患
- 医薬品
- 尿路閉塞症

尿閉リスク状態

診断の焦点：閉（貯留）

Risk for urinary **retention** （採択 2020，エビデンスレベル 3.1）

定義　Definition

膀胱を完全に空にすることが困難になりやすい状態

危険因子　Risk factors

- 環境上の制約
- 宿便
- 不適切なトイレ姿勢
- 骨盤底筋の不十分な弛緩
- プライバシー不足
- 子宮脱
- 膀胱筋の弱まり

ハイリスク群　At risk populations

- 産褥期の女性

関連する状態　Associated conditions

- 前立腺肥大症
- 糖尿病
- 神経系疾患
- 医薬品
- 尿路閉塞症

●オリジナル文献は以下を参照 https://www.igaku-shoin.co.jp/book/detail/109078　（p. x 参照）

領域❸ 排泄と交換　類❷ 消化管機能　00011

便秘

診断の焦点：便秘

Constipation　（採択 1975，改訂 1998，2017，2020，エビデンスレベル 3.1）

定義　Definition

便の排出が低頻度または困難な状態

診断指標　Defining characteristics

- 標準的診断基準の症状がある
- 硬い便
- 兎糞状の便
- 手を使って排便を促す工夫が必要
- 週 3 回未満の排便
- 肛門直腸の閉塞感
- 残便感
- 排便時にいきむ

関連因子　Related factors

- 習慣的な行動の変化
- 平均的な 1 日の身体活動量が年齢・性別推奨量以下
- 認知機能障害
- コミュニケーションの障壁
- 便意の習慣的な無視
- 身体可動性障害
- 姿勢バランス障害
- 修正可能な因子についての知識不足
- トイレの習慣化が不十分
- 食物繊維の摂取不足
- 水分摂取不足
- プライバシー不足
- ストレッサー(ストレス要因)
- 物質(薬物)乱用

ハイリスク群　At risk populations

- 入院した人
- 入院が長期化している人
- 老人介護施設(老人ホーム)にいる人
- 術後早期の人
- 高齢者
- 妊婦
- 女性

関連する状態　Associated conditions

- 結腸の閉塞
- 直腸の閉塞

- うつ病
- 発達障害
- 消化器系疾患
- 内分泌系疾患
- 心疾患
- 精神障害
- 筋疾患
- 神経系疾患
- 神経認知障害
- 骨盤底障害
- 医薬品
- 放射線治療
- 泌尿生殖器障害

領域❸

領域❸ 排泄と交換　類❷ 消化管機能　00015

便秘リスク状態

診断の焦点：便秘

Risk for **constipation** （採択 1998，改訂 2013，2017，2020，エビデンスレベル 3.2）

定義　Definition

便の排出が低頻度または困難になりやすく，健康を損なうおそれのある状態

危険因子　Risk factors

- 習慣的な行動の変化
- 平均的な1日の身体活動量が年齢・性別推奨量以下
- 認知機能障害
- コミュニケーションの障壁
- 便意の習慣的な無視
- 身体可動性障害
- 姿勢バランス障害
- 修正可能な因子についての知識不足
- トイレの習慣化が不十分
- 食物繊維の摂取不足
- 水分摂取不足
- プライバシー不足
- ストレッサー(ストレス要因)
- 物質(薬物)乱用

ハイリスク群　At risk populations

- 入院した人
- 入院が長期化している人
- 老人介護施設(老人ホーム)にいる人
- 術後早期の人
- 高齢者
- 妊婦
- 女性

関連する状態　Associated conditions

- 結腸の閉塞
- 直腸の閉塞
- うつ病
- 発達障害
- 消化器系疾患
- 内分泌系疾患
- 心疾患
- 精神障害
- 筋疾患
- 神経系疾患
- 神経認知障害
- 骨盤底障害
- 医薬品
- 放射線治療

■泌尿生殖器障害

領域❸ 排泄と交換　類❷ 消化管機能　00012

知覚的便秘

診断の焦点：便秘

Perceived **constipation** （採択 1988，改訂 2020，エビデンスレベル 2.1）

定義　Definition

便の排出が低頻度または困難だという自己診断と，確実に毎日排便するための方法の乱用が組み合わさった状態

診断指標　Defining characteristics

- 浣腸の乱用
- 毎日同じ時間に排便を期待する
- 下剤の乱用
- 坐薬の乱用

関連因子　Related factors

- 文化固有の健康信念
- 通常の排出パターンについての知識不足
- 思考過程混乱
- 家族の健康信念

慢性機能性便秘

診断の焦点：機能性便秘

Chronic **functional constipation**　（採択 2013，改訂 2017，エビデンスレベル 2.2）

定義　Definition

排便回数の減少または排便困難が，1 年のうち少なくとも 3 か月以上続く状態

診断指標　Defining characteristics

一般的

■ 腹部膨隆（腹部膨満）
■ 宿便
■ 直腸への指刺激による便の漏出
■ 排便時痛
■ 触知可能な腹部腫瘤

■ 便潜血検査陽性
■ 長時間のいきみ
■ ブリストル便形状スケールのタイプ
　1 ないし 2

成人：以下の ROME Ⅲ 診断基準の症状が 2 つ以上ある

■ 排便 4 回のうち 1 回以上で，兎糞状
　または硬い
■ 排便 4 回のうち 1 回以上で，用手的
　な排便促進（摘便，骨盤底圧迫）
■ 排便 4 回のうち 1 回以上で，肛門直
　腸の閉塞感

■ 排便 4 回のうち 1 回以上で，残便感
■ 排便 4 回のうち 1 回以上で，いきむ
■ 排便回数が週 3 回以下

4 歳以上の小児：ROME Ⅲ 小児用診断基準の 2 つ以上が 2 か月以上続く

■ トイレが詰まりそうな太い便
■ 痛みを伴う，あるいは硬い排便
■ 直腸に大きな糞塊がある

■ 排便を我慢するポーズ
■ 排便が週 2 回以下
■ 週 1 回以上の便失禁

4 歳未満の小児：ROME Ⅲ 小児用診断基準の 2 つ以上が 1 か月以上続く

■ トイレが詰まりそうな太い便
■ 痛みを伴う，あるいは硬い排便
■ 直腸に大きな糞塊がある

■ 排便を我慢するポーズ
■ 排便が週 2 回以下
■ 週 1 回以上の便失禁

関連因子　Related factors

- 食物摂取量減少
- 脱水症
- 脂質が多すぎる食事
- タンパク質が多すぎる食事
- 高齢者虚弱シンドローム
- 便意の習慣的な無視
- 身体可動性障害
- 食事摂取(量)の不足
- 修正可能な因子についての知識不足
- 食物繊維の摂取不足
- 水分摂取不足
- カロリー摂取量が少ない
- 坐位中心ライフスタイル

ハイリスク群　At risk populations

- 高齢者
- 妊婦

関連する状態　Associated conditions

- アミロイドーシス
- 裂肛
- 肛門狭窄症
- 自律神経ニューロパチー
- 慢性偽性腸閉塞
- 慢性腎不全
- 大腸がん
- うつ病
- 皮膚筋炎
- 糖尿病
- 腸管外腫瘍
- 痔核
- ヒルシュスプルング病
- 高カルシウム血症
- 甲状腺機能低下症
- 炎症性腸疾患
- 虚血性狭窄
- 多発性硬化症
- 筋強直性(緊張性)ジストロフィー
- 神経認知障害
- 汎下垂体機能低下症
- 対麻痺
- パーキンソン病
- 骨盤底障害
- 会陰損傷
- 医薬品
- 多剤併用
- ポルフィリン症
- 炎症後狭窄
- 直腸炎
- 強皮症
- 結腸通過時間の遅延
- 脊髄損傷
- 脳卒中
- 術後狭窄

● オリジナル文献は以下を参照 https://www.igaku-shoin.co.jp/book/detail/109078　(p. x 参照)

慢性機能性便秘リスク状態

診断の焦点：機能性便秘

Risk for chronic **functional constipation**　（採択 2013，改訂 2017，エビデンスレベル 2.2）

定義　Definition

排便回数の減少または排便困難が，1 年のうち 3 か月近く続きやすく，健康を損なうおそれのある状態

危険因子　Risk factors

- 食物摂取量減少
- 脱水症
- 脂質が多すぎる食事
- タンパク質が多すぎる食事
- 高齢者虚弱シンドローム
- 便意の習慣的な無視
- 身体可動性障害
- 食事摂取(量)の不足
- 修正可能な因子についての知識不足
- 食物繊維の摂取不足
- 水分摂取不足
- カロリー摂取量が少ない
- 坐位中心ライフスタイル

ハイリスク群　At risk populations

- 高齢者
- 妊婦

関連する状態　Associated conditions

- アミロイドーシス
- 裂肛
- 肛門狭窄症
- 自律神経ニューロパチー
- 慢性偽性腸閉塞
- 慢性腎不全
- 大腸がん
- うつ病
- 皮膚筋炎
- 糖尿病
- 腸管外腫瘍
- 痔核
- ヒルシュスプルング病
- 高カルシウム血症
- 甲状腺機能低下症
- 炎症性腸疾患
- 虚血性狭窄
- 多発性硬化症
- 筋強直性(緊張性)ジストロフィー
- 神経認知障害

領域❸

- ■ 汎下垂体機能低下症
- ■ 対麻痺
- ■ パーキンソン病
- ■ 骨盤底障害
- ■ 会陰損傷
- ■ 医薬品
- ■ 多剤併用
- ■ ポルフィリン症

- ■ 炎症後狭窄
- ■ 直腸炎
- ■ 強皮症
- ■ 結腸通過時間の遅延
- ■ 脊髄損傷
- ■ 脳卒中
- ■ 術後狭窄

● オリジナル文献は以下を参照 https://www.igaku-shoin.co.jp/book/detail/109078　（p. x 参照）

排便抑制障害

診断の焦点：抑制　　　　　　　　　　　　　　　　（旧診断名：便失禁）

Impaired bowel **continence**　（採択 2020，エビデンスレベル 3.1）

定義　Definition

便を留めておくこと，直腸内の便を感知すること，排便に都合がわるい時には緊張を緩めて便を蓄えておくことができない状態

診断指標　Defining characteristics

- 腹部不快感
- 便意切迫感
- 便による汚れ
- 直腸に充満感はあるが，有形便が出ない
- 排便を我慢できない
- 放屁を我慢できない
- 時間内にトイレまでたどりつけない
- 便意に注意を払わない
- 活動中に起こる無症状の便漏れ

関連因子　Related factors

- 不衛生なトイレ使用の回避
- 便秘
- 排泄の依存
- 下痢
- トイレを見つけることが困難
- トイレ歩行にタイムリーな支援を得ることが困難
- 社会的状況(社交場・外出先)でのトイレ使用が恥ずかしい
- 排泄抑制を妨げる環境上の制約
- 全身性の筋緊張低下
- 身体可動性障害
- 姿勢バランス障害
- 食生活の習慣化が不十分
- 排泄抑制を維持するモチベーションの不足
- 残便
- 下剤の乱用
- ストレッサー(ストレス要因)

ハイリスク群　At risk populations

- 高齢者
- 経腟分娩の女性
- 急速遂娩で出産した女性

関連する状態　Associated conditions

- 肛門の外傷
- 消化器系の先天性異常
- 糖尿病
- 神経認知障害
- 神経疾患
- 運動不足
- 前立腺疾患
- 直腸の外傷
- 脊髄損傷
- 脳卒中

● オリジナル文献は以下を参照 https://www.igaku-shoin.co.jp/book/detail/109078　（p. x 参照）

下痢

診断の焦点：下痢

Diarrhea　（採択 1975，改訂 1998，2017，2020，エビデンスレベル 3.1）

定義　Definition

1 日あたり 3 回以上の，軟便または液状便の排出

診断指標　Defining characteristics

- 腹部疝痛
- 腹痛
- 便意切迫感
- 脱水症
- 腸音の亢進

関連因子　Related factors

- 不安
- 早期人工栄養
- 安全な飲料水へのアクセス不足
- 安全な食品へのアクセス不足
- ロタウイルスワクチンについての知識不足
- 衛生的な食品準備についての知識不足
- 衛生的な食品貯蔵についての知識不足
- 個人の衛生習慣の不足
- ストレスレベル上昇
- 下剤の乱用
- 栄養不良（失調）
- 物質（薬物）乱用

ハイリスク群　At risk populations

- 頻繁に旅行する人
- 極端な年齢の人
- 毒素に曝露した人

関連する状態　Associated conditions

- 重症疾患
- 内分泌系疾患
- 経腸栄養
- 胃腸（消化管）疾患
- 免疫抑制
- 感染
- 医薬品
- 治療計画

領域❸排泄と交換　類❷消化管機能　00196

消化管運動機能障害

診断の焦点：消化管運動

Dysfunctional **gastrointestinal motility** （採択 2008，改訂 2017，エビデンスレベル 2.1）

定義　Definition

消化管の蠕動運動の亢進，減弱，無効，または欠如が起きている状態

診断指標　Defining characteristics

- 腹部疝痛
- 腹痛
- 排ガスの欠如
- 胃内容排出速度の上昇
- 腸音の変化
- 胆汁色の胃内残存物
- 下痢
- 排便困難
- 腹部膨隆（腹部膨満）
- 硬い有形便
- 胃内残存物の増加
- 悪心
- 逆流
- 嘔吐

関連因子　Related factors

- 水源の変化
- 不安
- 食習慣の変化
- 身体可動性障害
- 栄養不良（失調）
- 坐位中心ライフスタイル
- ストレッサー（ストレス要因）
- 不衛生な調理

ハイリスク群　At risk populations

- 汚染物質を摂取した人
- 高齢者
- 早産児

関連する状態　Associated conditions

- 胃腸（消化管）循環の減少
- 糖尿病
- 経腸栄養
- 食物不耐症
- 胃食道逆流症
- 感染

■医薬品

■治療計画

●オリジナル文献は以下を参照 https://www.igaku-shoin.co.jp/book/detail/109078　（p. x 参照）

領域❸ 排泄と交換 類❷ 消化管機能 00197

消化管運動機能障害リスク状態

診断の焦点：消化管運動

Risk for dysfunctional **gastrointestinal motility**
(採択 2008，改訂 2013，2017，エビデンスレベル 2.1)

定義 Definition

消化管の蠕動運動の亢進，減弱，無効，または欠如が起こりやすく，健康を損なうおそれのある状態

危険因子 Risk factors

- 水源の変化
- 不安
- 食習慣の変化
- 身体可動性障害
- 栄養不良(失調)
- 坐位中心ライフスタイル
- ストレッサー(ストレス要因)
- 不衛生な調理

ハイリスク群 At risk populations

- 汚染物質を摂取した人
- 高齢者
- 早産児

関連する状態 Associated conditions

- 胃腸(消化管)循環の減少
- 糖尿病
- 経腸栄養
- 食物不耐症
- 胃食道逆流症
- 感染
- 医薬品
- 治療計画

● オリジナル文献は以下を参照 https://www.igaku-shoin.co.jp/book/detail/109078 (p. x 参照)

ガス交換障害

診断の焦点：ガス交換

Impaired **gas exchange** （採択 1980，改訂 1996，1998，2017，2020，エビデンスレベル 3.3）

定義　Definition

酸素化と二酸化炭素排出の両方またはいずれか一方が，過剰または不足した状態

診断指標　Defining characteristics

- 動脈血 pH の異常
- 皮膚色の異常
- 呼吸深度の変化
- 呼吸リズムの変化
- 徐呼吸
- 混乱
- 二酸化炭素濃度の低下
- 発汗
- 覚醒時の頭痛
- 高炭酸ガス血症

- 低酸素血症
- 低酸素症
- イライラした気分
- 鼻孔が開く
- 精神運動性激越
- 傾眠
- 頻脈
- 頻(多)呼吸
- 視力(視覚)障害

関連因子　Related factors

- 非効果的気道浄化
- 非効果的呼吸パターン

- 疼痛

ハイリスク群　At risk populations

- 早産児

関連する状態　Associated conditions

- 肺胞-毛細血管膜の変化
- 気管支喘息
- 全身麻酔

- 心疾患
- 換気血流不均衡

<small>ドメイン</small>領域 4　活動／休息

エネルギー資源の産生，保存，消費，またはバランス

<small>クラス</small>類 1　睡眠／休息

眠り，休養，安静，リラクゼーション，無活動

コード	診断名	頁
00095	不眠	249
00096	睡眠剥奪	251
00165	睡眠促進準備状態	253
00198	睡眠パターン混乱	254

<small>クラス</small>類 2　活動／運動

身体の一部を動かすこと(可動性)，仕事をすること，または大抵(常にではなく)負荷に対して行動すること

コード	診断名	頁
00298	活動耐性低下	255
00299	活動耐性低下リスク状態	256
00040	不使用性シンドロームリスク状態	257
00091	床上可動性障害	258
00085	身体可動性障害	260
00089	車椅子可動性障害	262
00237	坐位障害	264
00238	立位障害	265
00090	移乗能力障害	266
00088	歩行障害	267

<small>クラス</small>類 3　エネルギー平衡

資源の摂取と消費のダイナミックな調和状態

コード	診断名	頁
00273	エネルギーフィールドバランス異常	268
00093	倦怠感	270
00154	徘徊	272

領域❹

NANDA International, Inc. Nursing Diagnoses : Definitions and Classification 2021-2023, 12th Edition.
Edited by T. Heather Herdman, Shigemi Kamitsuru and Camila Takáo Lopes.
© 2021 NANDA International, Inc. Published 2021 by Thieme Medical Publishers, Inc., New York.
Companion website : www.thieme.com/nanda-i
NANDA-I 看護診断―定義と分類 2021-2023 原書第 12 版
訳　上鶴重美　発行　医学書院

不眠

診断の焦点：不眠

Insomnia（採択 2006，改訂 2017，2020，エビデンスレベル 3.3）

定義　Definition

睡眠を開始または継続できず，機能が低下する状態

診断指標　Defining characteristics

- 感情の変化
- 注意力の変化
- 気分の変化
- 早期覚醒
- 生活の質(QOL)への不満
- 睡眠に対する不満
- 忘れっぽい
- 日中に頻回の昼寝が必要
- 健康状態の悪化
- 常習的な欠勤の増加
- 事故の増加
- 身体持久力の不足
- 体力が回復しない睡眠覚醒サイクル

関連因子　Related factors

- 不安
- 平均的な1日の身体活動量が，年齢・性別推奨量以下
- カフェイン摂取
- 介護者役割緊張
- 加糖飲料の摂取
- 抑うつ症状
- 不快感
- 睡眠に対する非機能的な信念
- 環境外乱
- 恐怖
- 日中に頻回の昼寝
- 不十分な睡眠衛生
- 通常の概日リズムと一致しないライフスタイル
- 心理的レジリエンスが低い
- 肥満
- ストレッサー(ストレス要因)
- 物質(薬物)乱用
- 対話型携帯端末の使用

ハイリスク群　At risk populations

- 青年期の若者
- 経済的困窮者
- 悲嘆している人
- 婚姻関係に変化が起きている人

■ 夜勤労働者　　　　　　　　　■ 交代制勤務の労働者
■ 高齢者　　　　　　　　　　　■ 女性
■ 妊娠後期(第3期)の妊婦

関連する状態　Associated conditions

■ 慢性的な疾患　　　　　　　　■ 医薬品
■ ホルモンの変化

● オリジナル文献は以下を参照 https://www.igaku-shoin.co.jp/book/detail/109078　(p. x 参照)

睡眠剥奪

診断の焦点：睡眠

Sleep deprivation　（採択 1998，改訂 2017）

定義　Definition

休息をもたらす，持続的・自然的・周期的・相対的な意識の休止が，長期間ない状態

診断指標　Defining characteristics

- 注意力の変化
- 不安
- 無感情
- 好戦的
- 混乱
- 機能的能力低下
- 眠気
- 苦悩(苦痛)を示す
- 倦怠感
- 一瞬の眼振
- 幻覚
- 痛みに対する感受性の亢進
- イライラした気分
- 嗜眠傾向
- 反応時間の延長
- 精神運動性激越
- 一過性パラノイア(偏執病)
- 振戦(震え)

関連因子　Related factors

- 加齢に伴う睡眠段階の変化
- 平均的な1日の身体活動量が，年齢・性別推奨量以下
- 不快感
- 環境外乱
- 環境からの過剰刺激
- 日没・夕暮れ症候群(1日の後半にみられる混乱)
- 体力が回復しない睡眠覚醒サイクル
- 夜驚症
- 睡眠時遊行症
- 長期間続く概日リズムの乱れ
- 長期間続く不十分な睡眠衛生

ハイリスク群　At risk populations

- 家族性睡眠麻痺のある人

関連する状態　Associated conditions

- 周期的に四肢が動く病気
- 特発性中枢神経性過眠症
- ナルコレプシー
- 神経認知障害
- 悪夢
- 睡眠時無呼吸
- 睡眠時遺尿症(夜尿)
- 睡眠関連疼痛性陰茎勃起
- 治療計画

注：この診断は，追加作業により根拠レベルが2.1以上にならなければ，2024-2026年版NANDA-I
　分類法では削除される

睡眠促進準備状態

診断の焦点：睡眠

Readiness for enhanced **sleep**　（採択 2002，改訂 2013，エビデンスレベル 2.1）

定義　Definition

休息や望ましいライフスタイルの維持をもたらす，自然的・周期的・相対的な意識
の休止パターンが，さらに強化可能な状態

診断指標　Defining characteristics

■ 睡眠覚醒サイクル強化への願望を示
　す

領域❹ 活動／休息 類❶ 睡眠／休息 00198

睡眠パターン混乱

診断の焦点：睡眠パターン

Disturbed **sleep pattern** （採択 1980, 改訂 1998, 2006, エビデンスレベル 2.1）

定義 Definition

外的要因による，限られた時間の覚醒

診断指標 Defining characteristics

- 日常的な機能が困難
- 入眠困難
- 睡眠状態の継続が困難
- 睡眠に対する不満
- 疲労感
- 体力が回復しない睡眠覚醒サイクル
- 意図しない覚醒

関連因子 Related factors

- 側に寝ている人によって生じる中断
- 環境外乱
- プライバシー不足

関連する状態 Associated conditions

- 拘束（固定）

活動耐性低下

診断の焦点：活動耐性

Decreased **activity tolerance**　（採択 2020，エビデンスレベル 3.2）

定義　Definition

必要な，あるいは希望する日常活動を完了するには，持久力が不十分な状態

診断指標　Defining characteristics

- 活動時の異常な血圧反応
- 活動時の異常な心拍反応
- 活動が必要になると心配(不安)になる
- 心電図の変化
- 労作性(時)不快感
- 労作性(時)呼吸困難
- 倦怠感を示す
- 全身の脱力

関連因子　Related factors

- 筋力の低下
- 抑うつ症状
- 痛みの恐怖
- 酸素の供給／需要の不均衡
- 身体可動性障害
- 活動に不慣れ
- 筋肉量の不足
- 栄養不良(失調)
- 疼痛
- 体調の悪化
- 坐位中心ライフスタイル

ハイリスク群　At risk populations

- 活動耐性低下歴のある人
- 高齢者

関連する状態　Associated conditions

- 新生物(腫瘍)
- 神経変性疾患
- 呼吸器疾患
- 外傷性脳損傷
- ビタミン D 欠乏症

● オリジナル文献は以下を参照 https://www.igaku-shoin.co.jp/book/detail/109078　(p. x 参照)

領域❹ 活動／休息　類❷ 活動／運動　00299

活動耐性低下リスク状態

診断の焦点：活動耐性

Risk for decreased **activity tolerance**　（採択 2020，エビデンスレベル 3.2）

定義　Definition

必要な，あるいは希望する日常活動を完了するには，持久力が不十分になりやすい状態

危険因子　Risk factors

- 筋力の低下
- 抑うつ症状
- 痛みの恐怖
- 酸素の供給／需要の不均衡
- 身体可動性障害
- 活動に不慣れ

- 筋肉量の不足
- 栄養不良（失調）
- 疼痛
- 体調の悪化
- 坐位中心ライフスタイル

ハイリスク群　At risk populations

- 活動耐性低下歴のある人
- 高齢者

関連する状態　Associated conditions

- 新生物（腫瘍）
- 神経変性疾患
- 呼吸器疾患

- 外傷性脳損傷
- ビタミン D 欠乏症

● オリジナル文献は以下を参照 https://www.igaku-shoin.co.jp/book/detail/109078　（p. x 参照）

不使用性シンドロームリスク状態

診断の焦点：不使用性シンドローム

Risk for **disuse syndrome**　（採択 1988，改訂 2013，2017）

定義　Definition

指示された，またはやむをえない筋骨格系の不活動状態のために，体組織の崩壊が起こりやすく，健康を損なうおそれのある状態

危険因子　Risk factors

■疼痛

関連する状態　Associated conditions

■意識レベル低下
■拘束(固定)

■麻痺
■指示による運動制限

注：この診断は，追加作業により根拠レベルが 2.1 以上にならなければ，2024-2026 年版 NANDA-I 分類法では削除される

領域❹ 活動／休息　類❷ 活動／運動　00091

床上可動性障害

診断の焦点：可動性　　　　　　　　　　　　　（旧診断名：床上移動障害）

Impaired bed **mobility** （採択 1998，改訂 2006，2017，2020，エビデンスレベル 2.1）

定義　Definition

床上での，ある体位から別の体位への自力動作に限界のある状態

診断指標　Defining characteristics

- 長坐位から仰臥位へと動くのが困難
- 腹臥位から仰臥位へと動くのが困難
- 坐位から仰臥位へと動くのが困難
- ベッド上で手を伸ばして物を取ることが困難
- 床上での姿勢変更が困難
- ベッドに戻ることが困難
- ベッド上での寝返りが困難
- ベッドの端に座ることが困難
- 左右への体の向きの変更が困難

関連因子　Related factors

- 認知機能障害
- 柔軟性低下
- 環境上の制約
- 姿勢バランス障害
- ヘッドボードの角度が不適切
- 移動手段についての知識不足
- 筋力不足
- 肥満
- 疼痛
- 体調の悪化

ハイリスク群　At risk populations

- 小児
- 床上安静が長期化している人
- 術後早期の人
- 高齢者

関連する状態　Associated conditions

- 人工呼吸
- 重症疾患
- 認知症
- 排液チューブ
- 筋骨格系の障害
- 神経変性障害
- 神経筋疾患
- パーキンソン病

■医薬品　　　　　　　　　　　　　■鎮静

● オリジナル文献は以下を参照 https://www.igaku-shoin.co.jp/book/detail/109078　（p. x 参照）

領域❹ 活動／休息　類❷ 活動／運動　00085

身体可動性障害

診断の焦点：可動性

Impaired physical **mobility** （採択 1973，改訂 1998，2013，2017，エビデンスレベル 2.1）

定義　Definition

胴体あるいは 1 つ以上の四肢の，意図的な自力運動に限界のある状態

診断指標　Defining characteristics

- 歩き方の変化
- 微細運動技能の低下
- 粗大運動技能の低下
- 関節可動域（ROM）低下
- 寝返りが困難
- 動きに代わるものに集中する（他者の行動への注目など）
- 不快感を示す
- 運動誘発性の震え
- 姿勢が不安定
- 反応時間の延長
- 鈍くなった動き
- ぎこちない動き
- まとまりのない（てんでばらばらの）動き

関連因子　Related factors

- 不安
- 体格指数（BMI）が年齢・性別基準の 75 パーセンタイル超
- 認知機能障害
- 受け入れ可能な活動に関する文化的信念
- 活動耐性低下
- 筋肉コントロールの低下
- 筋力の低下
- 不使用
- 環境面のサポート不足
- 身体活動の価値についての知識不足
- 筋肉量の不足
- 身体持久力の不足
- 関節の硬直
- 栄養不良（失調）
- 神経行動学的症状
- 疼痛
- 体調の悪化
- 動きを始めるのを嫌がる
- 坐位中心ライフスタイル

関連する状態　Associated conditions

- 骨構造の完全性の変化
- 拘縮
- うつ病
- 発達障害
- 代謝障害
- 筋骨格系の障害
- 神経筋疾患
- 医薬品
- 指示による運動制限
- 感覚知覚の障害

● オリジナル文献は以下を参照 https://www.igaku-shoin.co.jp/book/detail/109078　（p. x 参照）

領域❹ 活動／休息　類❷ 活動／運動　00089

車椅子可動性障害

診断の焦点：可動性　　　　　　　　　　　　　　（旧診断名：車椅子移動障害）

Impaired wheelchair **mobility**　（採択 1998，改訂 2006，2017，2020，エビデンスレベル 3.4）

定義　Definition

環境内での車椅子の自力操作に限界のある状態

診断指標　Defining characteristics

- 身をかがめて床から物を拾い上げることが困難
- 車椅子を閉じるあるいは広げることが困難
- 車椅子上で前傾して頭上の物を取ることが困難
- 手動車椅子のブレーキロックが困難
- 横向きへの車椅子操作が困難
- 車椅子でエレベーターから出るのが困難
- 開き戸を通る操作が困難
- 電動車椅子の充電器操作が困難
- 下り斜面での電動車椅子操作が困難
- 登り斜面での電動車椅子操作が困難
- 歩道の縁石での電動車椅子操作が困難
- 平らな場所での電動車椅子操作が困難
- 凹凸面での電動車椅子操作が困難
- 後方への車椅子操作が困難
- 前方への車椅子操作が困難
- 曲がり角での車椅子操作が困難
- 車椅子のモーター操作が困難
- 下り斜面での車椅子操作が困難
- 登り斜面での車椅子操作が困難
- 歩道の縁石での車椅子操作が困難
- 平らな場所での車椅子操作が困難
- 階段での車椅子操作が困難
- 凹凸面での車椅子操作が困難
- 物を運びながらの車椅子操作が困難
- 圧迫軽減動作が困難
- 静止ウィーリー（前輪上げ）が困難
- 車椅子のフットサポートに足を置くのが困難
- 車椅子でのスロープの上り下りが困難
- 電動車椅子の運転モード選択が困難
- 電動車椅子の速度選択が困難
- 車椅子上での体重移動が困難
- バランスを崩さずに車椅子に座るのが困難
- 何かにぶつからずに車椅子を止めるのが困難
- 車椅子からの移乗が困難
- 車椅子への移乗が困難

■ウィーリー(前輪上げ)状態での方向
　転換が困難

関連因子　Related factors

■気分の変化
■認知機能障害
■環境上の制約
■車椅子のサイズ調整が不十分
■車椅子使用についての知識不足
■筋力不足
■身体持久力の不足
■神経行動学的症状
■肥満
■疼痛
■体調の悪化
■物質(薬物)乱用
■視覚異常に未対応

ハイリスク群　At risk populations

■短期間，車椅子を使用する人
■車椅子からの転倒転落歴がある人
■高齢者

関連する状態　Associated conditions

■筋骨格系の障害
■神経筋疾患
■視覚障害

● オリジナル文献は以下を参照 https://www.igaku-shoin.co.jp/book/detail/109078　(p. x 参照)

領域❹ 活動／休息　**類❷ 活動／運動**　00237

坐位障害

診断の焦点：坐位

Impaired **sitting**　（採択 2013，改訂 2017，エビデンスレベル 2.1）

定義　Definition

殿部と大腿部で上半身を直立に支える安静位を，自力で意図的にとる，または保つ能力に限界のある状態

診断指標　Defining characteristics

- 凹凸面で，片側あるいは両側の下肢の位置調整が困難
- バランスの良い姿勢確保が困難
- 両側股関節を曲げたり動かしたりするのが困難
- 両側膝関節を曲げたり動かしたりするのが困難
- バランスの良い姿勢保持が困難
- 上半身に体重をかけるのが困難

関連因子　Related factors

- 認知機能障害
- エネルギー不足
- 筋力不足
- 栄養不良（失調）
- 神経行動学的症状
- 疼痛
- 自ら課した除痛姿勢

関連する状態　Associated conditions

- 代謝障害
- 精神障害
- 神経学的疾患
- 整形外科手術
- 指示された姿勢
- サルコペニア

● オリジナル文献は以下を参照 https://www.igaku-shoin.co.jp/book/detail/109078　（p. x 参照）

立位障害

診断の焦点：立位

Impaired **standing** （採択 2013，改訂 2017，エビデンスレベル 2.1）

定義　Definition

足から頭まで直立の姿勢を，自力で意図的にとる，または保つ能力に限界のある状態

診断指標　Defining characteristics

- 凹凸面で片側あるいは両側の下肢の位置調整が困難
- バランスの良い姿勢確保が困難
- 片側あるいは両側股関節の伸展が困難
- 片側あるいは両側膝関節の伸展が困難
- 片側あるいは両側股関節を曲げるのが困難
- 片側あるいは両側膝関節を曲げるのが困難
- バランスの良い姿勢保持が困難
- 片側あるいは両側股関節を動かすのが困難
- 片側あるいは両側膝関節を動かすのが困難
- 上半身に体重をかけるのが困難

関連因子　Related factors

- 過度の情動障害
- エネルギー不足
- 筋力不足
- 身体持久力の不足
- 栄養不良（失調）
- 肥満
- 疼痛
- 自ら課した除痛姿勢

関連する状態　Associated conditions

- 循環灌流障害
- 代謝障害
- 下肢の損傷
- 神経学的疾患
- 指示された姿勢
- サルコペニア
- 外科手術（的処置）

● オリジナル文献は以下を参照 https://www.igaku-shoin.co.jp/book/detail/109078　（p. x 参照）

領域❹ 活動／休息 　類❷ 活動／運動 　00090

移乗能力障害

診断の焦点：移乗能力

Impaired **transfer ability**　（採択 1998，改訂 2006，2017，エビデンスレベル 2.1）

定義　Definition

隣接する面から面への自力移動に限界のある状態

診断指標　Defining characteristics

- ベッドから(車)椅子への移乗が困難
- ベッドから立位への移動が困難
- 自動車から(車)椅子への移乗が困難
- (車)椅子から床への移動が困難
- (車)椅子から立位への姿勢変更が困難
- 床から立位への姿勢変更が困難
- 高さの違う面から面への移動が困難
- 浴槽への出入りが困難
- シャワー室への出入りが困難
- ポータブル便器への乗り降りが困難
- トイレ便座への乗り降りが困難

関連因子　Related factors

- 認知機能障害
- 環境上の制約
- 姿勢バランス障害
- 移乗技術についての知識不足
- 筋力不足
- 神経行動学的症状
- 肥満
- 疼痛
- 体調の悪化

関連する状態　Associated conditions

- 筋骨格系の障害
- 神経筋疾患
- 視覚障害

● オリジナル文献は以下を参照 https://www.igaku-shoin.co.jp/book/detail/109078 　（p. x 参照）

歩行障害

診断の焦点：歩行

Impaired **walking**　（採択 1998，改訂 2006，2017，エビデンスレベル 2.1）

定義　Definition

環境内での自力徒歩移動に限界のある状態

診断指標　Defining characteristics

- 斜面を歩いて下るのが困難
- 斜面を歩いて上るのが困難
- 凹凸面の歩行が困難
- 必要な距離の歩行が困難
- 階段を上ることが困難
- 歩道の縁石を越えることが困難

関連因子　Related factors

- 気分の変化
- 認知機能障害
- 環境上の制約
- 転倒転落への恐怖
- 移動手段についての知識不足
- 筋力不足
- 身体持久力の不足
- 神経行動学的症状
- 肥満
- 疼痛
- 体調の悪化

関連する状態　Associated conditions

- 脳血管障害
- 姿勢バランス障害
- 筋骨格系の障害
- 神経筋疾患
- 視覚障害

● オリジナル文献は以下を参照 https://www.igaku-shoin.co.jp/book/detail/109078 　(p. x 参照)

領域❹ 活動／休息　**類❸ エネルギー平衡**　**00273**

エネルギーフィールドバランス異常

診断の焦点：エネルギーフィールドバランス（旧診断名：エネルギーフィールド平衡異常）

Imbalanced energy field　（採択 2016，エビデンスレベル 2.1）

定義　Definition

通常は途切れのない全体で，独特で，力強く，創造的で，非線形の，生命に関わる
ヒューマン・エネルギー・フローが途絶した状態

診断指標　Defining characteristics

- エネルギーフィールドの不規則パターン
- エネルギーフローの閉塞
- エネルギーフィールドの停滞パターン
- エネルギーフローの停滞
- エネルギーフィールドパターンの不協和
- エネルギーフローのエネルギー不足
- 全体的な経験を取り戻す必要性の現れ
- エネルギーフローの亢進
- エネルギーフィールドの不定期パターン
- エネルギーフィールドへの磁気的引力
- エネルギーフィールドパターンの脈動頻度での拍動
- エネルギーフロー内の拍動感
- エネルギーフィールドのランダムなパターン
- エネルギーフィールドの素早いパターン
- エネルギーフィールドの遅いパターン
- エネルギーフィールドの強いパターン
- エネルギーフロー内の温度差・低温
- エネルギーフロー内の温度差・熱感
- エネルギーフロー内のチクチク（ヒリヒリ）感
- エネルギーフィールドの激しいパターン
- エネルギーフロー内のばらばらなリズム
- エネルギーフィールドの弱いパターン

関連因子　Related factors

- 不安
- 不快感
- 過度のストレス
- エネルギーのパターンや流れを乱す介入
- 疼痛

ハイリスク群　At risk populations

- 人生の大きな転換（節目）を経験している人
- 個人的危機の経験者

関連する状態　Associated conditions

- 健康状態の悪化
- 損傷

領域❹

● オリジナル文献は以下を参照 https://www.igaku-shoin.co.jp/book/detail/109078　（p. x 参照）

領域❹ 活動／休息　類❸ エネルギー平衡　00093

倦怠感

診断の焦点：倦怠感

Fatigue　（採択 1988, 改訂 1998, 2017, 2020, エビデンスレベル 3.2）

定義　Definition

どうしようもない持続的な消耗感，および通常レベルの身体的・精神的作業能力が低下した状態

診断指標　Defining characteristics

- 注意力の変化
- 無感情
- 有酸素運動能の低下
- 歩行速度低下
- 日常的な身体活動の継続困難
- いつもの日課の継続困難
- 周囲に関心を持たない
- 眠気
- リビドーの変化
- 士気喪失感
- フラストレーション
- エネルギーの欠乏
- 通常のエネルギー回復方法では安堵感が得られない
- 疲労感
- 脱力感
- 役割遂行の不足
- 身体症状の増加
- 休憩の必要性が増す
- 身体持久力の不足
- 内省的
- 嗜眠傾向
- 疲労

関連因子　Related factors

- 睡眠覚醒サイクルの変化
- 不安
- 抑うつ症状
- 環境上の制約
- 精神的労作の増加
- 身体運動(肉体的労作)の増加
- 栄養不良(失調)
- 刺激のないライフスタイル
- 疼痛
- 体調の悪化
- ストレッサー(ストレス要因)

ハイリスク群　At risk populations

- 否定的なライフイベントがあった人
- きつい(体力を要する)仕事の人
- 妊婦
- 分娩中の女性

関連する状態　Associated conditions

- 貧血
- 化学療法
- 慢性的な疾患
- 慢性炎症
- 認知症
- 線維筋痛症
- 視床下部・下垂体・副腎系軸の調節不全
- 重症筋無力症
- 新生物(腫瘍)
- 放射線治療
- 脳卒中

領域
❹

領域❹ 活動／休息　類❸ エネルギー平衡　00154

徘徊

診断の焦点：徘徊

Wandering　（採択 2000，改訂 2017）

定義　Definition

本人を危険にさらす，うろうろ歩き，目的のない歩行，または反復的な歩行。境界線や制限や障害物とは無関係のことが多い

診断指標　Defining characteristics

- 逃走行動
- 場所を頻繁に移動する
- イライラしながら歩く
- 行き当たりばったりの歩行
- 活動過多
- しばしば停止しながらの歩行
- 歩行中に立入禁止場所に入る
- 最後は道に迷う歩行
- 簡単には思いとどまれない歩行
- 明確な目的地のない長時間の歩行
- ペーシング（歩きまわる）
- 何かを探し求めていつまでも歩く
- 走査行動
- 探索行動
- 介護者の後をついて歩く
- 不法侵入

関連因子　Related factors

- 睡眠覚醒サイクルの変化
- 認知機能障害
- 自宅に戻りたい願望
- 環境からの過剰刺激
- 神経行動学的症状
- 生理的状態
- 慣れた環境からの分離

ハイリスク群　At risk populations

- 病前行動のある人

関連する状態　Associated conditions

- 皮質の萎縮
- 心理的障害

■ 鎮静

注：この診断は，追加作業により根拠レベルが 2.1 以上にならなければ，2024-2026 年版 NANDA-I
　　分類法では削除される

領域❹ 活動／休息　類❹ 心血管／肺反応　00032

非効果的呼吸パターン

診断の焦点：呼吸パターン

Ineffective **breathing pattern**
（採択 1980，改訂 1996，1998，2010，2017，2020，エビデンスレベル 3.3）

定義　Definition

吸気と呼気の両方またはいずれか一方で，十分に換気できない状態

診断指標　Defining characteristics

- 腹部の奇異呼吸パターン
- 胸郭可動域の変化
- 1回換気量の変化
- 徐呼吸
- チアノーゼ
- 呼気圧低下
- 吸気圧低下
- 分時換気量減少
- 肺活量減少
- 高炭酸ガス血症
- 過換気
- 低換気
- 低酸素血症
- 低酸素症
- 胸郭前後径の増大
- 鼻孔が開く
- 起坐呼吸
- 呼気相の延長
- 口すぼめ呼吸
- 肋骨下の陥没
- 頻(多)呼吸
- 補助呼吸筋の使用
- 三点支持姿勢(坐位か立位で前屈みになり両手を両膝に置く)

関連因子　Related factors

- 不安
- 肺拡張を妨げる体位
- 倦怠感
- 身体運動(肉体的労作)の増加
- 肥満
- 疼痛

ハイリスク群　At risk populations

- 若い女性

関連する状態　Associated conditions

- 骨の変形
- 胸郭の変形
- 慢性閉塞性肺疾患（COPD）
- 重症疾患
- 心疾患
- 過換気症候群
- 低換気症候群
- 気道抵抗の増加

- 血中水素イオン濃度上昇
- 筋骨格系の障害
- 神経系の未成熟
- 神経学的障害
- 神経筋疾患
- 肺コンプライアンス低下
- 睡眠時無呼吸症候群
- 脊髄損傷

領域❹

領域❹ 活動／休息　類❹ 心血管／肺反応　00029

心拍出量減少

診断の焦点：心拍出量

Decreased **cardiac output**　（採択 1975, 改訂 1996, 2000, 2017）

定義　Definition

心臓の拍出する血液量が，体の代謝要求に対して不十分な状態

診断指標　Defining characteristics

心拍数／リズムの変化

- 徐脈
- 心電図の変化
- 動悸
- 頻脈

前負荷の変化

- 中心静脈圧（CVP）低下
- 肺動脈楔入圧（PAWP）低下
- 浮腫
- 倦怠感
- 心雑音
- 中心静脈圧（CVP）上昇
- 肺動脈楔入圧（PAWP）上昇
- 頸静脈の怒張
- 体重増加

後負荷の変化

- 皮膚色の異常
- 血圧の変化
- 冷たくじっとり汗ばんだ皮膚
- 末梢脈の微弱化
- 肺血管抵抗（PVR）低下
- 全身血管抵抗（SVR）低下
- 呼吸困難
- 肺血管抵抗（PVR）上昇
- 全身血管抵抗（SVR）上昇
- 乏尿
- 毛細血管再充満時間の延長

心筋収縮性の変化

- 呼吸副雑音
- 咳嗽
- 心係数低下
- 駆出率低下
- 左室1回仕事係数（LVSWI）低下
- 1回拍出量係数（SVI）低下
- 起坐呼吸
- 発作性夜間呼吸困難
- 第3心音の存在
- 第4心音の存在

行動／情動……………………………………………………………………………………………

■不安　　　　　　　　　　　　　　　■精神運動性激越

関連因子　Related factors

■未開発

関連する状態　Associated conditions

■後負荷の変化　　　　　　　　　　　■心拍リズムの変化
■収縮性の変化　　　　　　　　　　　■前負荷の変化
■心拍数の変化　　　　　　　　　　　■1回心拍出量の変化

注：この診断は，追加作業により根拠レベルが 2.1 以上にならなければ，2024-2026 年版 NANDA-I
　　分類法では削除される

領域❹ 活動／休息　類❹ 心血管／肺反応　00240

心拍出量減少リスク状態

診断の焦点：心拍出量

Risk for decreased **cardiac output**　（採択 2013，改訂 2017，エビデンスレベル 2.1）

定義　Definition

心臓の拍出する血液量が，体の代謝要求に対して不十分になりやすく，健康を損なうおそれのある状態

危険因子　Risk factors

▓ 未開発

関連する状態　Associated conditions

▓ 後負荷の変化　　　　　　　　　　▓ 心拍リズムの変化
▓ 収縮性の変化　　　　　　　　　　▓ 前負荷の変化
▓ 心拍数の変化　　　　　　　　　　▓ 1 回心拍出量の変化

注：この診断は，変更・修正可能な危険因子が追加されなければ，2024-2026 年版 NANDA-I 分類では削除される

● オリジナル文献は以下を参照 https://www.igaku-shoin.co.jp/book/detail/109078　（p. x 参照）

心血管機能障害リスク状態

診断の焦点：心血管機能

Risk for impaired **cardiovascular function** （採択 2020，エビデンスレベル 3.4）

定義　Definition

物質の運搬，体の恒常性，組織代謝残留物の除去，臓器機能に障害が起こりやすく，健康を損なうおそれのある状態

危険因子　Risk factors

- 不安
- 平均的な 1 日の身体活動量が，年齢・性別推奨量以下
- 体格指数(BMI)が年齢・性別基準より高い
- 脂肪の蓄積が年齢・性別基準より多い
- 過剰な飲酒
- 過度のストレス
- 食生活の習慣化が不十分
- 修正可能な因子についての知識不足
- 受動喫煙に注意を払わない
- 無効な血糖値管理
- 無効な血圧管理
- 無効な脂質バランス管理
- 喫煙
- 物質(薬物)乱用

ハイリスク群　At risk populations

- 経済的困窮者
- 糖尿病の家族歴がある人
- 脂質異常症の家族歴がある人
- 高血圧の家族歴がある人
- メタボリックシンドロームの家族歴がある人
- 肥満の家族歴がある人
- 心血管系イベント(心筋梗塞や脳卒中)歴のある人
- 男性
- 高齢者
- 閉経後の女性

関連する状態　Associated conditions

- うつ病
- 糖尿病
- 脂質異常症
- 高血圧

▓インスリン耐性(抵抗性)　　　　　　▓医薬品

非効果的リンパ浮腫自主管理

診断の焦点：リンパ浮腫自主管理

Ineffective **lymphedema self-management** （採択 2020，エビデンスレベル 2.1）

▌定義　Definition

リンパ管・節の閉塞や障害に関連した浮腫を抱えた生活に固有の，症状や治療計画の管理，身体・心理社会・スピリチュアル面への影響の管理，ライフスタイル変化の管理が不十分な状態

▌診断指標　Defining characteristics

リンパ浮腫徴候‥‥‥‥‥‥‥‥‥‥‥‥‥‥‥‥‥‥‥‥‥‥‥‥‥‥‥‥‥‥‥‥‥
- 患肢の線維症
- 感染症を繰り返す
- 患肢の腫れ

リンパ浮腫症状‥‥‥‥‥‥‥‥‥‥‥‥‥‥‥‥‥‥‥‥‥‥‥‥‥‥‥‥‥‥‥‥‥
- 生活の質(QOL)への不満
- 患肢の不快感
- 患肢の重たい感じ
- 患肢のこわばり感

行動‥‥‥‥‥‥‥‥‥‥‥‥‥‥‥‥‥‥‥‥‥‥‥‥‥‥‥‥‥‥‥‥‥‥‥‥‥‥‥
- 平均的な1日の身体活動量が，年齢・性別推奨量以下
- 不十分な手動リンパドレナージ
- 患部の保護が不十分
- 夜間の不適切な包帯使用
- 不適切な食生活
- 不適切なスキンケア
- 圧迫帯の不適切な使用
- 重い物の運搬に注意を払わない
- 極端な温度に注意を払わない
- リンパ浮腫徴候に注意を払わない
- リンパ浮腫症状に注意を払わない
- 太陽光(線)曝露に注意を払わない
- 患肢の可動域の減少
- 夜間の包帯使用を拒む
- 圧迫帯の使用を拒む

▌関連因子　Related factors

- 認知機能障害
- 競合する要求
- 競合するライフスタイル選好
- 健康行動と社会規範との対立
- 感じている生活の質(QOL)の低下
- コミュニティ資源(リソース)へのアクセス困難
- 複雑な治療計画の管理困難

- 複雑な医療制度の上手な利用が困難
- 意思決定が困難
- 行動計画へのコミットメントの不足
- ヘルスリテラシーの不足
- 治療計画についての知識不足
- 行動開始の合図不足
- 役割モデルの不足
- ソーシャルサポートの不足
- 治療計画の実行力に限界がある
- 自己効力感が低い
- 治療計画に対する否定的な気持ち
- 神経行動学的症状
- 病気(疾患)を受容しない
- 治療計画に障壁を感じている
- 病気に社会的不名誉(スティグマ)を感じている
- 病気の深刻さの非現実的な認識
- 後遺症の起こりやすさについての非現実的な認識
- 治療のメリットの非現実的な認識

ハイリスク群　At risk populations

- 青年期の若者
- 小児
- 経済的困窮者
- 非効果的健康自主管理歴のある人
- 意思決定の経験が少ない人
- 低学歴の人
- 高齢者

関連する状態　Associated conditions

- 化学療法
- 慢性静脈不全症
- 発達障害
- 感染
- 観血的処置(侵襲的処置)
- 大手術
- 新生物(腫瘍)
- 肥満
- 放射線治療
- リンパ節切除
- 外傷

● オリジナル文献は以下を参照 https://www.igaku-shoin.co.jp/book/detail/109078　(p. x 参照)

非効果的リンパ浮腫自主管理リスク状態

診断の焦点：リンパ浮腫自主管理

Risk for ineffective **lymphedema self-management** （採択 2020，エビデンスレベル 2.1）

定義　Definition

リンパ管・節の閉塞や障害に関連した浮腫を抱えた生活に固有の，症状や治療計画の管理，身体・心理社会・スピリチュアル面への影響の管理，ライフスタイル変化の管理が，不十分になりやすく健康を損なうおそれのある状態

危険因子　Risk factors

- 認知機能障害
- 競合する要求
- 競合するライフスタイル選好
- 健康行動と社会規範との対立
- 感じている生活の質（QOL）の低下
- コミュニティ資源（リソース）へのアクセス困難
- 複雑な治療計画の管理困難
- 複雑な医療制度の上手な利用が困難
- 意思決定が困難
- 行動計画へのコミットメントの不足
- ヘルスリテラシーの不足
- 治療計画についての知識不足
- 行動開始の合図不足
- 役割モデルの不足
- ソーシャルサポートの不足
- 治療計画の実行力に限界がある
- 自己効力感が低い
- 治療計画に対する否定的な気持ち
- 神経行動学的症状
- 病気（疾患）を受容しない
- 治療計画に障壁を感じている
- 病気に社会的不名誉（スティグマ）を感じている
- 病気の深刻さの非現実的な認識
- 後遺症の起こりやすさについての非現実的な認識
- 治療のメリットの非現実的な認識

ハイリスク群　At risk populations

- 青年期の若者
- 小児
- 経済的困窮者
- 非効果的健康自主管理歴のある人
- 意思決定の経験が少ない人
- 低学歴の人
- 高齢者

関連する状態　Associated conditions

- 化学療法
- 慢性静脈不全症
- 発達障害
- 感染
- 観血的処置（侵襲的処置）
- 大手術
- 新生物（腫瘍）
- 肥満
- 放射線治療
- リンパ節切除
- 外傷

● オリジナル文献は以下を参照 https://www.igaku-shoin.co.jp/book/detail/109078　（p. x 参照）

領域❹ 活動／休息　類❹ 心血管／肺反応　00033

自発換気障害

診断の焦点：自発換気

Impaired **spontaneous ventilation** （採択 1992，改訂 2017）

定義　Definition

生命維持に必要な自力呼吸の開始や維持ができない状態

診断指標　Defining characteristics

- 心配な気持ち
- 動脈血酸素飽和度低下
- 指示との協調が困難
- 酸素分圧（P_{O_2}）低下
- 1 回換気量減少
- 補助呼吸筋の使用増加
- 心拍数増加
- 代謝率上昇
- 炭酸ガス分圧（P_{CO_2}）上昇
- 精神運動性激越

関連因子　Related factors

- 呼吸筋疲労

関連する状態　Associated conditions

- 代謝障害

注：この診断は，追加作業により根拠レベルが 2.1 以上にならなければ，2024-2026 年版 NANDA-I 分類法では削除される

領域❹ 活動／休息　類❹ 心血管／肺反応　00267

血圧不安定リスク状態

診断の焦点：血圧安定

Risk for un**stable blood pressure**　（採択 2016，エビデンスレベル 2.1）

定義　Definition

動脈血管を流れる血液の勢いが変動しやすく，健康を損なうおそれのある状態

危険因子　Risk factors

- 投薬計画との不一致
- 起立効果

関連する状態　Associated conditions

- 医薬品の副作用
- コカインの副作用
- 心律動異常
- クッシング症候群
- 体液(水分)貯留
- 体液(水分)移動
- ホルモンの変化
- 副甲状腺機能亢進症
- 甲状腺機能亢進症
- 甲状腺機能低下症
- 頭蓋内圧(ICP)の亢進
- 医薬品
- 医薬品の素早い吸収と分布
- 交感神経反応

● オリジナル文献は以下を参照 https://www.igaku-shoin.co.jp/book/detail/109078　（p. x 参照）

血栓症リスク状態

診断の焦点：血栓症

Risk for **thrombosis** （採択 2020，エビデンスレベル 2.1）

領域
❹

定義　Definition

血栓が壊れて別の血管に詰まり，血管を閉塞しやすく，健康を損なうおそれのある状態

危険因子　Risk factors

- 動脈硬化誘発食
- 脱水症
- 過度のストレス
- 身体可動性障害
- 修正可能な因子についての知識不足
- 予防策の無効な管理
- 無効な薬剤自主管理
- 肥満
- 坐位中心ライフスタイル
- 喫煙

ハイリスク群　At risk populations

- 経済的困窮者
- 60 歳以上の人
- 血栓性疾患の家族歴がある人
- 血栓性疾患歴のある人
- 妊婦
- 産後 6 週間未満の女性

関連する状態　Associated conditions

- アテローム性動脈硬化症
- 自己免疫疾患
- 血液凝固障害
- 慢性炎症
- 重症疾患
- 糖尿病
- 脂質異常症
- 血管内治療
- 心疾患
- 血液疾患
- 緊急度の高い疾患
- ホルモン療法
- 高ホモシステイン血症
- 感染
- 腎疾患
- 医療機器(器具・装置)
- メタボリックシンドローム
- 新生物(腫瘍)
- 外科手術(的処置)
- 外傷

■血管系疾患

●オリジナル文献は以下を参照 https://www.igaku-shoin.co.jp/book/detail/109078　（p. x 参照）

心臓組織灌流減少リスク状態

診断の焦点：組織灌流　　　　　　　　（旧診断名：心臓組織循環減少リスク状態）

Risk for decreased cardiac **tissue perfusion**
（採択 2008，改訂 2013，2017，エビデンスレベル 2.1）

定義　Definition

心臓（冠動脈）の血液循環が減少しやすく，健康を損なうおそれのある状態

危険因子　Risk factors

- 修正可能な因子についての知識不足
- 物質（薬物）乱用

ハイリスク群　At risk populations

- 心臓血管疾患の家族歴がある人

関連する状態　Associated conditions

- 心タンポナーデ
- 心血管の外科手技
- 冠動脈れん縮
- 糖尿病
- CRP（C 反応性タンパク）値上昇
- 脂質異常症
- 高血圧
- 血液量減少症
- 低酸素血症
- 低酸素症
- 医薬品

● オリジナル文献は以下を参照 https://www.igaku-shoin.co.jp/book/detail/109078　（p. x 参照）

領域❹ 活動／休息　類❹ 心血管／肺反応　00201

非効果的脳組織灌流リスク状態

診断の焦点：組織灌流　　　　　　　　（旧診断名：非効果的脳組織循環リスク状態）

Risk for ineffective cerebral **tissue perfusion**
（採択 2008，改訂 2013，2017，エビデンスレベル 2.1）

定義　Definition

脳組織の血液循環が減少しやすく，健康を損なうおそれのある状態

危険因子　Risk factors

- 物質（薬物）乱用

ハイリスク群　At risk populations

- 直近の心筋梗塞歴がある人

関連する状態　Associated conditions

- 部分トロンボプラスチン時間（PTT）の異常
- プロトロンビン時間（PT）異常
- 左室壁運動消失領域
- 動脈解離
- アテローム性動脈硬化症
- 心房細動
- 心房粘液腫
- 脳損傷
- 脳腫瘍
- 頸動脈狭窄症
- 脳動脈瘤
- 凝固障害
- 拡張型心筋症
- 播種性血管内凝固症候群（DIC）
- 塞栓症
- 高コレステロール血症
- 高血圧
- 感染性心内膜炎
- 機械式人工弁
- 僧帽弁狭窄症
- 医薬品
- 洞不全症候群
- 治療計画

注：この診断は，危険因子が追加されなければ，2024-2026年版NANDA-I分類では削除される

● オリジナル文献は以下を参照 https://www.igaku-shoin.co.jp/book/detail/109078　（p. x 参照）

領域❹ 活動／休息　類❹ 心血管／肺反応　00204

非効果的末梢組織灌流

診断の焦点：組織灌流　　　　　　　　　　（旧診断名：非効果的末梢組織循環）

Ineffective peripheral **tissue perfusion**　（採択 2008，改訂 2010，2017，エビデンスレベル 2.1）

領域❹

定義　Definition

末梢への血液循環が減少し，健康を損なうおそれのある状態

診断指標　Defining characteristics

- 末梢の脈拍欠如
- 運動機能の変化
- 皮膚特性の変化
- 足関節上腕血圧比（ABI），0.90 未満
- 毛細血管再充満時間（CRT），3 秒以上
- 下肢を 1 分間挙上しても色調が戻らない
- 四肢の血圧低下
- 6 分間歩行テストで，無痛歩行距離の短縮
- 末梢脈の微弱化
- 末梢の損傷部の治癒の遅れ
- 6 分間歩行テストで，歩行距離が標準以下
- 浮腫
- 四肢の痛み
- 大腿動脈の雑音
- 間欠跛行
- 感覚異常
- 四肢挙上により蒼白になる皮膚色

関連因子　Related factors

- 過剰なナトリウム摂取
- 疾病経過についての知識不足
- 修正可能な因子についての知識不足
- 坐位中心ライフスタイル
- 喫煙

関連する状態　Associated conditions

- 糖尿病
- 血管内治療
- 高血圧
- 外傷

● オリジナル文献は以下を参照 https://www.igaku-shoin.co.jp/book/detail/109078　（p. x 参照）

領域❹ 活動／休息　**類❹ 心血管／肺反応**　00228

非効果的末梢組織灌流リスク状態

診断の焦点：組織灌流　　　　　　　　（旧診断名：非効果的末梢組織循環リスク状態）

Risk for ineffective peripheral **tissue perfusion**
（採択 2010，改訂 2013，2017，エビデンスレベル 2.1）

定義　Definition

末梢への血液循環が減少しやすく，健康を損なうおそれのある状態

危険因子　Risk factors

- 過剰なナトリウム摂取
- 疾病経過についての知識不足
- 修正可能な因子についての知識不足
- 坐位中心ライフスタイル
- 喫煙

関連する状態　Associated conditions

- 糖尿病
- 血管内治療
- 高血圧
- 外傷

● オリジナル文献は以下を参照 https://www.igaku-shoin.co.jp/book/detail/109078　（p. x 参照）

領域❹ 活動／休息　類❹ 心血管／肺反応　00034

人工換気離脱困難反応

診断の焦点：人工換気離脱反応

Dysfunctional **ventilatory weaning response**　（採択 1992，改訂 2017）

領域
❹

定義　Definition

レベルを下げた人工呼吸器の換気補助に適応できず，ウィーニングが中断し長期化
している状態

診断指標　Defining characteristics

軽度
- 呼吸不快感
- 熱感
- 倦怠感
- 機械故障への恐れ
- 呼吸への集中が高まる
- 基準値から軽度の呼吸数増加
- 酸素必要量が増したと感じている
- 精神運動性激越

中等度
- 皮膚色の異常
- 心配な気持ち
- 血圧上昇（基準値から 20 mmHg 未満の上昇）
- 聴診時のエアー入り減弱
- 発汗
- 指示との協調が困難
- 指導への対応困難
- 恐怖の顔貌
- 心拍数増加（基準値から 20 回／分未満の増加）
- 活動への集中力が高まる
- 補助呼吸筋の最小使用
- 基準値から中程度の呼吸数増加

重度
- 呼吸副雑音
- 人工呼吸器と同調しない呼吸
- 血圧上昇（基準値から 20 mmHg 以上）
- 動脈血ガスが基準値から低下
- あえぎ呼吸
- 心拍数増加（基準値から 20 回／分以上の増加）
- 腹式呼吸のような奇異呼吸（シーソー呼吸）
- 大量の発汗
- 浅い呼吸
- 基準値から著しい呼吸数増加
- 補助呼吸筋の最大使用

関連因子　Related factors

生理学的因子……………………………………………………………………………
- 睡眠覚醒サイクルの変化
- 非効果的気道浄化
- 栄養不良（失調）
- 疼痛

心理的……………………………………………………………………………………
- 不安
- モチベーションの低下
- 恐怖
- 絶望感
- ウィーニングについての知識不足
- 医療従事者に対する信頼の不足
- 自尊感情が低い
- 無力感
- ウィーニング能力についての不確実性

状況的……………………………………………………………………………………
- 環境外乱
- ウィーニングの不適切なペース配分
- コントロール不良の一時的なエネルギー要求

ハイリスク群　At risk populations

- ウィーニングの試みが成功しなかった人
- 人工呼吸器に依存した経験が 4 日以上ある人

関連する状態　Associated conditions

- 意識レベル低下

● 本来この診断は新生児用に開発された。この診断は，新生児や小児に関する追加作業が完了し，根拠レベルが 2.1 以上にならなければ，2024-2026 年版 NANDA-I 分類法では削除される

成人人工換気離脱困難反応

診断の焦点：人工換気離脱反応

Dysfunctional adult **ventilatory weaning response**　（採択 2020，エビデンスレベル 3.2）

定義　Definition

人工換気を少なくとも 24 時間必要とした 18 歳を超える人が，自発換気にうまく移行できない状態

診断指標　Defining characteristics

早期反応（30 分以内）

- 呼吸副雑音
- 聞き取れる気道分泌物
- 血圧低下（90 mmHg 未満，または基準値から 20％超の低下）
- 心拍数低下（基準値から 20％超の低下）
- 酸素飽和度低下（吸気酸素濃度の割合が 40％超で 90％未満）
- 心配な気持ち
- 苦悩（苦痛）を示す
- 機械故障への恐れを示す
- 熱感
- 活動への集中力が高まる
- 血圧上昇（収縮期圧 180 mmHg 超，または基準値から 20％超の上昇）
- 心拍数増加（140 回/分超，または基準値から 20％超の増加）
- 呼吸数増加（35 回/分超，または基準値から 50％超の増加）
- 鼻孔が開く
- あえぎ（浅速呼吸）
- 腹式呼吸のような奇異呼吸（シーソー呼吸）
- 酸素必要量が増したと感じている
- 精神運動性激越
- 浅い呼吸
- 補助呼吸筋の最大使用
- 大きく目を見開く

中期反応（30〜90 分）

- pH 低下（7.32 未満，または基準値から 0.07 の低下）
- 発汗
- 指示との協調が困難
- 高炭酸ガス血症（二酸化炭素分圧が 50 mmHg 超の増加，または基準値から 8 mmHg 超の増加）
- 低酸素血症（酸素分圧 50％，または 6 L/分超の酸素）

遅発反応（90 分以降） ···

- 心肺停止
- チアノーゼ
- 倦怠感
- 最近発症した不整脈

関連因子　Related factors

- 睡眠覚醒サイクルの変化
- 過剰な気道分泌物
- 効果のない咳
- 栄養不良（失調）

ハイリスク群　At risk populations

- ウィーニングの試みに失敗した経験のある人
- 肺疾患歴のある人
- 人工呼吸器に長期にわたり依存した経験のある人
- 計画外の抜管歴がある人
- 抜管前の指標が好ましくない人
- 高齢者

関連する状態　Associated conditions

- 酸塩基バランス異常
- 貧血
- 心原性ショック
- 意識レベル低下
- 集中治療室で発生した横隔膜機能障害
- 内分泌系疾患
- 心疾患
- 緊急度の高い疾患
- 高体温
- 低酸素血症
- 感染
- 神経筋疾患
- 医薬品
- 水・電解質バランス異常

● オリジナル文献は以下を参照 https://www.igaku-shoin.co.jp/book/detail/109078　（p. x 参照）

領域❹ 活動／休息　類❺ セルフケア　00108

入浴セルフケア不足

診断の焦点：入浴セルフケア

Bathing self-care deficit　（採択 1980，改訂 1998，2008，2017，エビデンスレベル 2.1）

領域
❹

定義　Definition

体を洗う（入浴）行為を自力では完了できない状態

診断指標　Defining characteristics

■浴室までの移動が困難
■水道へのアクセスが困難
■体を拭くことが困難

■入浴に必要な物をまとめるのが困難
■浴槽の湯の温度や量の調節が困難
■体を洗うことが困難

関連因子　Related factors

■不安
■認知機能障害
■モチベーションの低下
■環境上の制約

■身体可動性障害
■神経行動学的症状
■疼痛
■脱力

ハイリスク群　At risk populations

■高齢者

関連する状態　Associated conditions

■体の部分（一部）を知覚できない
■空間的関係を知覚できない

■筋骨格疾患
■神経筋疾患

領域❹ 活動／休息　類❺ セルフケア　00109

更衣セルフケア不足

診断の焦点：更衣セルフケア

Dressing self-care deficit　（採択 1980，改訂 1998，2008，2017，エビデンスレベル 2.1）

定義　Definition

衣服の着脱を自力ではできない状態

診断指標　Defining characteristics

- 衣類の選択が困難
- 衣類の留め閉めが困難
- 衣類を寄せ集めるのが困難
- 外見の維持が困難
- 衣類の持ち上げが困難
- 下半身への衣類着用が困難
- 上半身への衣類着用が困難
- さまざまな衣類の着用が困難
- 衣類の着脱が困難
- 補助具の使用が困難
- ファスナーの上げ下げが困難

関連因子　Related factors

- 不安
- 認知機能障害
- モチベーションの低下
- 不快感
- 環境上の制約
- 倦怠感
- 神経行動学的症状
- 疼痛
- 脱力

関連する状態　Associated conditions

- 筋骨格系の障害
- 神経筋疾患

摂食セルフケア不足

診断の焦点：摂食セルフケア

Feeding self-care deficit　（採択 1980，改訂 1998，2008，2017，エビデンスレベル 2.1）

領域❹

定義　Definition

自力で食べることができない状態

診断指標　Defining characteristics

- 食物を口まで運ぶのが困難
- 食物の咀嚼が困難
- 食具に食物を載せるのが困難
- 食具の使用が困難
- 口の中で食物をうまく処理することが困難
- 容器の開閉が困難
- カップの持ち上げが困難
- 食物の用意が困難
- 最後まで自分での食事が困難
- マナーよく自分での食事が困難
- 食物の嚥下が困難
- 十分な量の食物の嚥下が困難
- 補助具の使用が困難

関連因子　Related factors

- 不安
- 認知機能障害
- モチベーションの低下
- 不快感
- 環境上の制約
- 倦怠感
- 神経行動学的症状
- 疼痛
- 脱力

関連する状態　Associated conditions

- 筋骨格系の障害
- 神経筋疾患

領域❹ 活動／休息　類❺ セルフケア　00110

排泄セルフケア不足

診断の焦点：排泄セルフケア

Toileting self-care deficit　（採択 1980，改訂 1998，2008，2017，エビデンスレベル 2.1）

定義　Definition

排便や排尿に関連する行為を自力では完了できない状態

診断指標　Defining characteristics

- トイレでの清潔行動完了が困難
- 水洗トイレを流すのが困難
- 排泄時，衣服の上げ下げが困難
- トイレまで行くのが困難
- 便座からの立ち上がりが困難
- 便座に座るのが困難

関連因子　Related factors

- 不安
- 認知機能障害
- モチベーションの低下
- 環境上の制約
- 倦怠感
- 身体可動性障害
- 移乗能力障害
- 神経行動学的症状
- 疼痛
- 脱力

関連する状態　Associated conditions

- 筋骨格系の障害
- 神経筋疾患

領域❹ 活動／休息　類❺ セルフケア　00182

セルフケア促進準備状態

診断の焦点：セルフケア

Readiness for enhanced **self-care**　（採択 2006，改訂 2013，エビデンスレベル 2.1）

定義　Definition

健康関連の目標を達成するために，自分のために行う活動パターンが，さらに強化可能な状態

診断指標　Defining characteristics

- 健康における主体性強化への願望を示す
- 生活における主体性強化への願望を示す
- 個人的成長における主体性強化への願望を示す
- ウェルビーイングにおける主体性強化への願望を示す
- セルフケア方策のため知識強化への願望を示す
- セルフケア強化への願望を示す

●オリジナル文献は以下を参照 https://www.igaku-shoin.co.jp/book/detail/109078　（p. x 参照）

領域❹ 活動／休息　**類❺ セルフケア**　**00193**

セルフネグレクト

診断の焦点：セルフネグレクト

Self-neglect　（採択 2008，改訂 2017，エビデンスレベル 2.1）

定義　Definition

社会的に許容される健康とウェルビーイングの水準を維持できないセルフケア活動を 1 つ以上含む，文化的に規定される一連の行動（出典：Gibbons, Lauder, & Ludwick, 2006）

診断指標　Defining characteristics

- 不十分な環境衛生
- 不十分な個人の衛生意識
- 保健活動へのノンアドヒアランス

関連因子　Related factors

- 認知機能障害
- 施設入所への恐れ
- 実行機能障害
- コントロールを保持できない
- ライフスタイルの選択
- 神経行動学的症状
- ストレッサー（ストレス要因）
- 物質（薬物）乱用

関連する状態　Associated conditions

- カプグラ症候群
- 前頭葉機能障害
- 機能障害
- 学習障害
- 詐病（仮病）
- 精神障害
- 精神病性障害

● オリジナル文献は以下を参照 https://www.igaku-shoin.co.jp/book/detail/109078　（p. x 参照）

ドメイン **領域 5　知覚／認知**		
注意，見当識，感覚，知覚，認知，コミュニケーションを含む，人間の処理システム		

クラス **類 1　注意**		
気づいたり観察したりする精神的なレディネス		

コード	診断名	頁
00123	半側無視	305

クラス **類 2　見当識**		
時間，場所，人についての認識		

コード	診断名	頁
現在該当なし		

クラス **類 3　感覚／知覚**		
触覚，味覚，嗅覚，視覚，聴覚，運動覚を通じて情報を受け入れ，感覚データを理解して行う，命名，関連付け，および / またはパターン認識		

コード	診断名	頁
現在該当なし		

クラス **類 4　認知**		
記憶，学習，思考，問題解決，抽象化，判断，洞察，知的能力，計算，言語の使用		

コード	診断名	頁
00128	急性混乱	307
00173	急性混乱リスク状態	308
00129	慢性混乱	309
00251	不安定性情動コントロール	310
00222	非効果的衝動コントロール	311
00126	知識不足	312
00161	知識獲得促進準備状態	313
00131	記憶障害	314
00279	思考過程混乱	315

領域⑤

NANDA International, Inc. Nursing Diagnoses : Definitions and Classification 2021-2023, 12th Edition.
Edited by T. Heather Herdman, Shigemi Kamitsuru and Camila Takáo Lopes.
© 2021 NANDA International, Inc. Published 2021 by Thieme Medical Publishers, Inc., New York.
Companion website : www.thieme.com/nanda-i
NANDA-I 看護診断―定義と分類 2021-2023 原書第 12 版
訳　上鶴重美　発行　医学書院

類5 <ruby>類<rt>クラス</rt></ruby>5 コミュニケーション

言語的および非言語的な情報の送受信

半側無視

診断の焦点：半側無視

Unilateral neglect　（採択 1986, 改訂 2006, 2017, エビデンスレベル 2.1）

定義　Definition

身体および付随する環境への感覚反応や運動反応, 心的表象, 空間性注意に障害のある状態。片側への不注意と反対側への過剰な注意を特徴とする。左半側無視のほうが右半側無視よりも重症で長期化する

領域❺

診断指標　Defining characteristics

- 無視側の安全行動の変化
- 方向感覚障害
- 無視側の着衣ができない
- 無視側の皿にある食物を食べられない
- 無視側の身だしなみを整えられない
- 無視側空間の眼球を動かせない
- 無視側空間の頭部を動かせない
- 無視側空間の手足を動かせない
- 無視側空間の体幹を動かせない
- 無視側から近づいて来る人に気づかない
- 片側視野欠損
- 線分二等分検査のパフォーマンス低下
- 線分抹消検査のパフォーマンス低下
- ターゲット抹消検査のパフォーマンス低下

- 脳血管障害による左片麻痺
- 健側での刺激に対する両眼球の著しい偏位
- 健側での刺激に対する体幹の著しい偏位
- 無視側の画を描き忘れる
- 保続
- 表象性無視
- 読む時に文字を置換して代替単語をつくる
- 健側への痛みの感覚の移動
- 無視側の手足の位置に気づいていない
- 半側視空間無視
- 何かを書く時に紙の半分だけを使う

関連因子　Related factors

- 未開発

関連する状態 Associated conditions

■脳損傷

注：この診断は，関連因子が開発されなければ，2024-2026年版 NANDA-I 分類では削除される

● オリジナル文献は以下を参照 https://www.igaku-shoin.co.jp/book/detail/109078 （p. x 参照）

急性混乱

診断の焦点：混乱

Acute **confusion**　（採択 1994，改訂 2006，2017，エビデンスレベル 2.1）

定義　Definition

短期間に発症し，持続が 3 か月未満の意識・注意・認知・知覚の可逆性障害

診断指標　Defining characteristics

- 精神運動機能の変化
- 認知機能障害
- 目標指向行動の開始困難
- 意図的行動の開始困難
- 幻覚
- 目標指向行動の完遂が不十分
- 意図的行動の完遂が不十分
- 誤った認識
- 神経行動学的症状
- 精神運動性激越

関連因子　Related factors

- 睡眠覚醒サイクルの変化
- 脱水症
- 身体可動性障害
- 身体拘束の不適切使用
- 栄養不良（失調）
- 疼痛
- 感覚遮断
- 物質（薬物）乱用
- 尿閉

ハイリスク群　At risk populations

- 60 歳以上の人
- 脳血管障害（脳卒中）歴のある人
- 男性

関連する状態　Associated conditions

- 意識レベル低下
- 代謝障害
- 感染
- 神経認知障害
- 医薬品

●オリジナル文献は以下を参照 https://www.igaku-shoin.co.jp/book/detail/109078　（p. x 参照）

領域❺ 知覚／認知 類❹ 認知 00173

急性混乱リスク状態

診断の焦点：混乱

Risk for acute **confusion** （採択 2006，改訂 2013，2017，エビデンスレベル 2.2）

定義 Definition

短期間に発症し，意識・注意・認知・知覚の可逆性障害が起こりやすく，健康を損なうおそれのある状態

危険因子 Risk factors

- 睡眠覚醒サイクルの変化
- 脱水症
- 身体可動性障害
- 身体拘束の不適切使用
- 栄養不良(失調)
- 疼痛
- 感覚遮断
- 物質(薬物)乱用
- 尿閉

ハイリスク群 At risk populations

- 60 歳以上の人
- 脳血管障害(脳卒中)歴のある人
- 男性

関連する状態 Associated conditions

- 意識レベル低下
- 代謝障害
- 感染
- 神経認知障害
- 医薬品

● オリジナル文献は以下を参照 https://www.igaku-shoin.co.jp/book/detail/109078 （p. x 参照）

慢性混乱

診断の焦点：混乱

Chronic **confusion**　（採択 1994，改訂 2017，2020，エビデンスレベル 3.1）

定義　Definition

3 か月以上持続する，意識・注意・認知・知覚の不可逆性・進行性・潜行性の障害

診断指標　Defining characteristics

- 人格の変化
- 話している時に情報検索が困難
- 意思決定が困難
- 実行機能スキル障害
- 心理社会的機能障害
- 少なくとも 1 つ以上の日常活動ができない

- 支離滅裂な会話
- 長期記憶の喪失
- 行動の著しい変化
- 短期記憶の喪失

関連因子　Related factors

- 慢性悲哀
- 坐位中心ライフスタイル

- 物質（薬物）乱用

ハイリスク群　At risk populations

- 60 歳以上の人

関連する状態　Associated conditions

- 中枢神経系疾患
- ヒト免疫不全ウイルス（HIV）感染症
- 精神障害

- 神経認知障害
- 脳卒中

●オリジナル文献は以下を参照 https://www.igaku-shoin.co.jp/book/detail/109078　（p. x 参照）

領域
❺

領域❺ 知覚／認知　類❹ 認知　00251

不安定性情動コントロール

診断の焦点：情動コントロール

Labile **emotional control**　（採択 2013，改訂 2017，エビデンスレベル 2.1）

定義　Definition

大げさで意図しない情動表出の爆発を抑えられない状態

診断指標　Defining characteristics

- アイコンタクトの欠如
- 泣く
- 悲しい気持ちのない号泣
- 幸せな気持ちのない大笑い
- 情動表現に対するきまりわるい気持ち
- トリガー要因と一致しない情動表現

- 非言語的コミュニケーション障害
- 意図しない号泣
- 意図しない笑い
- 社会的疎外
- 抑えきれない号泣
- 抑えきれない笑い
- 職業的立場からの離脱

関連因子　Related factors

- 過度の情動障害
- 倦怠感
- 症状管理についての知識不足
- 疾病についての知識不足
- 筋力不足

- 自尊感情が低い
- 社会的苦痛
- ストレッサー(ストレス要因)
- 物質(薬物)乱用

関連する状態　Associated conditions

- 脳損傷
- 機能障害
- 精神障害
- 気分障害

- 筋骨格系の障害
- 医薬品
- 身体障害

● オリジナル文献は以下を参照 https://www.igaku-shoin.co.jp/book/detail/109078　(p. x 参照)

非効果的衝動コントロール

診断の焦点：衝動コントロール

Ineffective **impulse control** （採択 2010，改訂 2017，エビデンスレベル 2.1）

▌定義　Definition

自分や他者に悪影響をもたらす可能性を考慮せずに，内的あるいは外的刺激に対して，拙速で無計画な反応を示すパターン

▌診断指標　Defining characteristics

- 考えずに行動する
- 嫌がっているにもかかわらず，他人に個人的なことを尋ねる
- 危険な行為（行動）
- ギャンブル中毒
- 貯金や財産を管理できない
- 個人情報の不適切な共有
- イライラした気分
- 知らない人に親しくしすぎる
- 刺激追求
- 乱れた性行動
- 感情爆発

▌関連因子　Related factors

- 認知機能障害
- 絶望感
- 気分障害
- 神経行動学的症状
- 喫煙
- 物質（薬物）乱用

▌関連する状態　Associated conditions

- 発達の変化
- 発達障害
- 神経認知障害
- 人格障害

● オリジナル文献は以下を参照 https://www.igaku-shoin.co.jp/book/detail/109078 　（p. x 参照）

領域❺ 知覚／認知　**類❹ 認知**　**00126**

知識不足

診断の焦点：知識

Deficient **knowledge** （採択 1980，改訂 2017，2020，エビデンスレベル 2.3）

▌定義　Definition

特定のテーマに関する認知情報がない，あるいは獲得していない状態

▌診断指標　Defining characteristics

- 指示を間違えて遂行する
- テストで実技を間違える
- テーマについての不正確な発言
- 不適切な行動

▌関連因子　Related factors

- 不安
- 認知機能障害
- 抑うつ症状
- 資源(リソース)への十分なアクセスがない
- 資源(リソース)の把握不足
- 学習への取り組み不足
- 情報不足
- 学習への関心不足
- 資源(リソース)についての知識不足
- ケア計画への関与不足
- 医療従事者に対する信頼の不足
- 自己効力感が低い
- 誤った情報
- 神経行動学的症状

▌ハイリスク群　At risk populations

- 経済的困窮者
- 読み書きのできない人
- 低学歴の人

▌関連する状態　Associated conditions

- うつ病
- 発達障害
- 神経認知障害

領域❺ 知覚／認知　類❹ 認知　00161

知識獲得促進準備状態

診断の焦点：知識（獲得）

Readiness for enhanced **knowledge**　（採択 2002，エビデンスレベル 2.1）

定義　Definition

特定のテーマに関する認知情報のパターン，あるいはその獲得パターンが，さらに強化可能な状態

診断指標　Defining characteristics

■ 学習強化への願望を示す

領域❺ 知覚／認知　類❹ 認知　00131

記憶障害

診断の焦点：記憶

Impaired **memory** （採択 1994, 改訂 2017, 2020, エビデンスレベル 3.1）

定義　Definition

日常生活動作（ADL）の自立を維持しながらも，ちょっとした情報やスキルが，永続的に覚えられないか，思い出せない状態

診断指標　Defining characteristics

- 決まった時間の行動を常に忘れる
- 新しいスキルの習得が困難
- 新しい情報の獲得が困難
- 出来事の想起が困難
- 事実情報の想起が困難
- なじみのある名前の想起が困難
- なじみのある物の想起が困難
- なじみのある言葉の想起が困難
- ある行動を実施したかどうかの想起が困難
- 新しいスキルの記憶が困難
- 新しい情報の記憶が困難

関連因子　Related factors

- 抑うつ症状
- 知的刺激の不足
- モチベーションの不足
- ソーシャルサポートの不足
- 社会的孤立
- 水・電解質バランス異常

ハイリスク群　At risk populations

- 経済的困窮者
- 60 歳以上の人
- 低学歴の人

関連する状態　Associated conditions

- 貧血
- 低酸素脳症
- 認識障害

●オリジナル文献は以下を参照 https://www.igaku-shoin.co.jp/book/detail/109078　（p. x 参照）

領域❺ 知覚／認知　**類❹ 認知**　**00279**

思考過程混乱

診断の焦点：思考過程

Disturbed **thought process**　（採択 2020，エビデンスレベル 2.3）

定義　Definition

認知機能が崩壊し，概念やカテゴリーの発展・推論・問題解決に関わる精神機能に影響を及ぼしている状態

診断指標　Defining characteristics

- 言語によるコミュニケーションが困難
- 手段的日常生活動作（IADL）が困難
- 支離滅裂な思考の順序性
- 非現実的な考え
- 出来事についての解釈障害
- 判断力の衰え
- 状況に対する情動反応の不足
- 日常生活で解決策を見つける力に限界がある
- 意思決定力に限界がある
- 期待される社会役割を果たす力に限界がある
- 活動計画力に限界がある
- 衝動をコントロールする力が乏しい
- 強迫観念
- 恐怖性障害
- 疑う

関連因子　Related factors

- 急性混乱
- 不安
- 見当識障害
- 恐怖
- 悲嘆
- 非精神病性抑うつ症状
- 疼痛
- ストレッサー（ストレス要因）
- 物質（薬物）乱用
- トラウマに未対応

ハイリスク群　At risk populations

- 経済的困窮者
- 術後早期の人
- 高齢者
- 妊婦

関連する状態　Associated conditions

- 脳損傷
- 重症疾患
- 幻覚
- 精神障害
- 神経変性障害
- 医薬品

●オリジナル文献は以下を参照 https://www.igaku-shoin.co.jp/book/detail/109078 （p. x 参照）

コミュニケーション促進準備状態

診断の焦点：コミュニケーション

Readiness for enhanced **communication** （採択 2002，改訂 2013，エビデンスレベル 2.1）

定義　Definition

情報や考えを他者と交換するパターンが，さらに強化可能な状態

診断指標　Defining characteristics

■ コミュニケーション強化への願望を
　示す

領域
❺

領域❺ 知覚／認知　**類❺ コミュニケーション**　**00051**

言語的コミュニケーション障害

診断の焦点：言語的コミュニケーション

Impaired **verbal communication**
(採択 1983，改訂 1996，1998，2017，2020，エビデンスレベル 3.2)

定義　Definition

象徴(シンボル，記号)システムを受け取る・処理する・伝える・用いる能力のいずれかあるいはすべてが，低下・遅延・消失した状態

診断指標　Defining characteristics

- アイコンタクトの欠如
- 失書症
- 代替コミュニケーション
- 構語障害
- 失語症
- 拡大コミュニケーション
- 発話量の低下
- 発話速度の低下
- 社会的交流に参加する意欲の低下
- コミュニケーションの理解が困難
- 他者との交流の確立が困難
- コミュニケーションの維持が困難
- 身振りを使った表現が困難
- 表情を使った表現が困難
- 選択的注意が困難
- 否定的な情動を表す
- 麻痺性構音障害
- 書字障害
- 構音障害
- 音声障害(発声困難)
- 会話による疲労
- 話すことができない
- 身振りを使うことができない
- 表情を使うことができない
- 介護者と同じ言語を話せない
- 不適切な言語表現
- 話すことを頑固に拒否する
- 呂律がまわらない

関連因子　Related factors

- 自己概念の変化
- 認知機能障害
- 呼吸困難
- 情動(情緒)不安定
- 環境上の制約
- 十分な刺激がない
- 自尊感情が低い
- 脆弱だと感じている
- 心理的障壁
- 文化規範と一致しない価値観

ハイリスク群　At risk populations

- 物理的障壁に直面している人
- 術後早期の人
- 言語化できない人
- コミュニケーション障壁のある人
- 大切な人がいない人

関連する状態　Associated conditions

- 知覚の変化
- 中枢神経系疾患
- 発達障害
- 弛緩性顔面（神経）麻痺
- 片側顔面けいれん
- 運動ニューロン疾患
- 新生物（腫瘍）
- 神経認知障害
- 口腔咽頭の異常
- 末梢神経系疾患
- 精神病性障害
- 呼吸筋力低下
- 唾液流出過多症
- 発話障害
- 舌疾患
- 気管切開
- 治療計画
- 口蓋帆咽頭不全
- 声帯機能不全

領域
❺

領域 6　自己知覚
<ruby>領域<rt>ドメイン</rt></ruby> 6　自己知覚
自己についての意識

<ruby>類<rt>クラス</rt></ruby> 1　自己概念
自己全体についてのとらえ方

コード	診断名	頁
00124	絶望感	322
00185	希望促進準備状態	324
00174	人間の尊厳毀損リスク状態	325
00121	自己同一性混乱	326
00225	自己同一性混乱リスク状態	328
00167	自己概念促進準備状態	329

<ruby>類<rt>クラス</rt></ruby> 2　自尊感情
自分の価値，能力，重要性，成功についての評価

コード	診断名	頁
00119	自尊感情慢性的低下	330
00224	自尊感情慢性的低下リスク状態	332
00120	自尊感情状況的低下	334
00153	自尊感情状況的低下リスク状態	336

<ruby>類<rt>クラス</rt></ruby> 3　ボディイメージ
自分の体の心的イメージ

コード	診断名	頁
00118	ボディイメージ混乱	338

領域6

NANDA International, Inc. Nursing Diagnoses : Definitions and Classification 2021-2023, 12th Edition.
Edited by T. Heather Herdman, Shigemi Kamitsuru and Camila Takáo Lopes.
© 2021 NANDA International, Inc. Published 2021 by Thieme Medical Publishers, Inc., New York.
Companion website : www.thieme.com/nanda-i
NANDA-I 看護診断─定義と分類 2021-2023 原書第 12 版
訳　上鶴重美　発行　医学書院

領域❻ 自己知覚　類❶ 自己概念　00124

絶望感

診断の焦点：希望（望）

Hopelessness （採択 1986, 改訂 2017, 2020, エビデンスレベル 2.1）

定義　Definition

自分は肯定的感情をもつことも，病気が改善することもないと感じている状態

診断指標　Defining characteristics

- 食欲不振
- 回避行動
- 感情表現が減る
- 自発性低下
- 刺激への反応低下
- 言葉による表現の減少
- 抑うつ症状
- 落胆した気持ち
- 希望が減ったという気持ちを示す
- 将来への不確かな気持ち
- 将来へのモチベーションの不足
- 自分について否定的な期待感
- 将来について否定的な期待感
- 目標達成における無能力感
- セルフケアへの関与の不足
- 不幸な出来事が起こる可能性を過大に見積もる
- 消極的（受け身）
- 睡眠覚醒サイクルの変化
- 自殺行動
- 今後の人生を想像できない
- 肯定的な出来事の発生を低く見積もる

関連因子　Related factors

- 慢性ストレス
- 恐怖
- ソーシャルサポート不足
- スピリチュアルパワーに対する信念の喪失
- 卓越した価値観に対する信念の喪失
- 自己効力感が低い
- 不動状態の長期化
- 社会的孤立
- 暴力に未対応

ハイリスク群　At risk populations

- 青年期の若者
- 強制的に退去（移住）させられた人
- 経済的困窮者
- 不妊症の人

- 重大な喪失を経験している人
- 自殺企図歴のある人
- 見捨てられたことのある人

- 高齢者
- 失業者

関連する状態　Associated conditions

- 重症疾患
- うつ病
- 生理的状態の悪化
- 哺乳と摂食障害

- 精神障害
- 新生物(腫瘍)
- 終末期疾患
- コントロール不良の重篤な疾患症状

領域❻ 自己知覚　**類❶ 自己概念**　**00185**

希望促進準備状態

診断の焦点：希望（望）

Readiness for enhanced **hope**　（採択 2006, 改訂 2013, 2020, エビデンスレベル 3.2）

定義　Definition

良好な結果を達成するための，あるいは潜在的脅威や否定的な事態を回避するための，エネルギーの結集に必要な期待と要望のパターンが，さらに強化可能な状態

診断指標　Defining characteristics

- 達成可能な目標設定力強化への願望を示す
- 可能性を信じる力強化への願望を示す
- 期待と目標の，調和強化への願望を示す
- 精神力強化への願望を示す
- 互いにケアし合うことの強化への願望を示す
- 愛を与え合うことの強化への願望を示す
- 自発性強化への願望を示す
- セルフケア関与強化への願望を示す
- 人生への前向きな姿勢強化への願望を示す
- 目標達成のため，問題解決強化への願望を示す
- 人生の意義強化への願望を示す
- スピリチュアリティ強化への願望を示す

● オリジナル文献は以下を参照 https://www.igaku-shoin.co.jp/book/detail/109078　（p. x 参照）

人間の尊厳毀損リスク状態

診断の焦点：人間の尊厳

Risk for compromised **human dignity** （採択 2006，改訂 2013，エビデンスレベル 2.1）

定義　Definition

尊重や敬意の喪失感が起こりやすく，健康を損なうおそれのある状態

危険因子　Risk factors

- 人間性の喪失
- 極秘情報の暴露
- 体の露出
- 屈辱感
- 健康情報の理解不足
- プライバシー不足
- 臨床家による侵入・侵害
- 体の機能に対するコントロールの喪失
- 社会的不名誉（スティグマ）を感じている
- 文化規範と一致しない価値観

ハイリスク群　At risk populations

- 意思決定の経験が少ない人

領域❻

● オリジナル文献は以下を参照 https://www.igaku-shoin.co.jp/book/detail/109078　（p. x 参照）

領域❻ 自己知覚　類❶ 自己概念　00121

自己同一性混乱

診断の焦点：自己同一性

Disturbed **personal identity** （採択 1978，改訂 2008，2017，エビデンスレベル 2.1）

定義　Definition

自分についての統合された完全な認識を維持できない状態

診断指標　Defining characteristics

- ボディイメージの変化
- 文化的価値観についての混乱
- 目標についての混乱
- 観念的価値観についての混乱
- 妄想的な自己描写
- 空虚感
- 違和感
- 自分についてのコロコロ移り変わる気持ち
- 内的刺激と外的刺激を区別できない
- 対人関係の不足
- 役割遂行の不足
- 一貫性のない行動
- 無効なコーピング方法
- 社会的差別

関連因子　Related factors

- 社会的役割の変化
- カルトの洗脳
- 家族機能障害
- ジェンダーコンフリクト
- 自尊感情が低い
- 社会的差別を感じている
- 文化規範と一致しない価値観

ハイリスク群　At risk populations

- 発達段階の移行状態にある人
- 状況的な危機状態にある人
- 有毒化学物質に曝露した人

関連する状態　Associated conditions

- 解離性同一性障害
- 精神障害

■ 神経認知障害　　　　　　　　■ 医薬品

領域❻ 自己知覚　類❶ 自己概念　00225

自己同一性混乱リスク状態

診断の焦点：自己同一性

Risk for disturbed **personal identity** （採択 2010，改訂 2013，2017，エビデンスレベル 2.1）

定義　Definition

自分についての統合された完全な認識の維持が困難になりやすく，健康を損なうおそれのある状態

危険因子　Risk factors

- 社会的役割の変化
- カルトの洗脳
- 家族機能障害
- ジェンダーコンフリクト
- 自尊感情が低い
- 社会的差別を感じている
- 文化規範と一致しない価値観

ハイリスク群　At risk populations

- 発達段階の移行状態にある人
- 状況的な危機状態にある人
- 有毒化学物質に曝露した人

関連する状態　Associated conditions

- 解離性同一性障害
- 精神障害
- 神経認知障害
- 医薬品

● オリジナル文献は以下を参照 https://www.igaku-shoin.co.jp/book/detail/109078　（p. x 参照）

自己概念促進準備状態

診断の焦点：自己概念

Readiness for enhanced **self-concept** （採択 2002，改訂 2013，エビデンスレベル 2.1）

定義　Definition

自分についての感じ方や考え方のパターンが，さらに強化可能な状態

診断指標　Defining characteristics

- 限界の受容強化への願望を示す
- 強みの受容強化への願望を示す
- ボディイメージの満足感強化への願望を示す
- 能力への自信強化への願望を示す
- 言動の一致強化への願望を示す
- 役割遂行強化への願望を示す
- 自己同一性の満足感強化への願望を示す
- 価値観の満足感強化への願望を示す
- 自尊感情強化への願望を示す

領域❻ 自己知覚　類❷ 自尊感情　00119

自尊感情慢性的低下

診断の焦点：自尊感情

Chronic low **self-esteem**　（採択 1988，改訂 1996，2008，2017，2020，エビデンスレベル 3.2）

定義　Definition

自己価値・自己受容・自己尊重・能力・自分に対する態度について，否定的な認識が長く続いている状態

診断指標　Defining characteristics

- 他人の意見に頼る
- 抑うつ症状
- 過度の罪悪感
- 過度に再確認を求める
- 孤独(感)を示す
- 絶望感
- 不眠
- 孤独(感)
- 非主張的(ノンアサーティブ)な行動
- 過度な同調行動
- アイコンタクトの減少
- 肯定的フィードバックに対する拒絶
- 何度もの失敗
- 深く考えすぎる
- 自己否定的発言
- 恥ずかしさ
- 自殺念慮
- 状況への対処能力を過小評価する

関連因子　Related factors

- マインドフル・アクセプタンス(心を集中させた受容)の低下
- 家計の管理が困難
- ボディイメージ混乱
- 倦怠感
- 拒絶への恐れ
- 信仰心障害
- 受けた愛情の不足
- 愛着行動の不足
- 家族の団結不足
- 仲間意識の不足
- 他者からの尊敬の不足
- 帰属感の不足
- ソーシャルサポートの不足
- 無効なコミュニケーション能力(スキル)
- 他者からの承認の不足
- 自己効力感が低い
- 不適応悲嘆
- 否定的な諦め
- 繰り返される「負の強化」
- スピリチュアルの不調和

■ スティグマ形成
■ ストレッサー（ストレス要因）

■ 文化規範と一致しない価値観

ハイリスク群　At risk populations

■ 経済的困窮者
■ 失敗を繰り返し経験している人
■ 衝撃的な状況に遭遇した人
■ 発達的移行が困難な人

■ 見捨てられたことのある人
■ 虐待を受けたことがある人
■ ネグレクトの経験者
■ 喪失経験のある人

関連する状態　Associated conditions

■ うつ病
■ 機能障害

■ 精神障害
■ 身体疾患

領域❻

● オリジナル文献は以下を参照 https://www.igaku-shoin.co.jp/book/detail/109078　（p. x 参照）

領域❻ 自己知覚　類❷ 自尊感情　00224

自尊感情慢性的低下リスク状態

診断の焦点：自尊感情

Risk for chronic low **self-esteem**　（採択 2010，改訂 2013，2017，2020，エビデンスレベル 3.2）

定義　Definition

自己価値・自己受容・自己尊重・能力・自分に対する態度について，否定的な認識が長く続きやすく，健康を損なうおそれのある状態

危険因子　Risk factors

- マインドフル・アクセプタンス(心を集中させた受容)の低下
- 家計の管理が困難
- ボディイメージ混乱
- 倦怠感
- 拒絶への恐れ
- 信仰心障害
- 受けた愛情の不足
- 愛着行動の不足
- 家族の団結不足
- 仲間意識の不足
- 他者からの尊敬の不足
- 帰属感の不足
- ソーシャルサポートの不足
- 無効なコミュニケーション能力(スキル)
- 他者からの承認の不足
- 自己効力感が低い
- 不適応悲嘆
- 否定的な諦め
- 繰り返される「負の強化」
- スピリチュアルの不調和
- スティグマ形成
- ストレッサー(ストレス要因)
- 文化規範と一致しない価値観

ハイリスク群　At risk populations

- 経済的困窮者
- 失敗を繰り返し経験している人
- 衝撃的な状況に遭遇した人
- 発達的移行が困難な人
- 見捨てられたことのある人
- 虐待を受けたことがある人
- ネグレクトの経験者
- 喪失経験のある人

関連する状態　Associated conditions

- うつ病
- 機能障害

■精神障害　　　　　　　　　　　■身体疾患

領域❻ 自己知覚　**類❷ 自尊感情**　00120

自尊感情状況的低下

診断の焦点：自尊感情

Situational low **self-esteem**
（採択 1988，改訂 1996，2000，2017，2020，エビデンスレベル 3.2）

定義　Definition

現状を受けて，自己価値・自己受容・自己尊重・能力・自分に対する態度について
の認識が，肯定的から否定的へと変化した状態

診断指標　Defining characteristics

- 抑うつ症状
- 孤独(感)を示す
- 無力
- 優柔不断な態度
- 不眠
- 孤独(感)
- 非主張的(ノンアサーティブ)な行動
- 目的がない
- 深く考えすぎる
- 自己否定的発言
- 状況への対処能力を過小評価する

関連因子　Related factors

- 価値観と一致しない行動
- 環境管理の減少
- マインドフル・アクセプタンス(心を集中させた受容)の低下
- 社会的役割の変化を受け入れることが困難
- 家計の管理が困難
- ボディイメージ混乱
- 倦怠感
- 拒絶への恐れ
- 信仰心障害
- 愛着行動の不足
- 家族の団結不足
- 他者からの尊敬の不足
- ソーシャルサポートの不足
- 無効なコミュニケーション能力(スキル)
- 自己効力感が低い
- 不適応な完璧主義
- 否定的な諦め
- 無力感
- スティグマ形成
- ストレッサー(ストレス要因)
- 非現実的な自己期待
- 文化規範と一致しない価値観

ハイリスク群　At risk populations

■ 生活環境の変化を経験している人
■ ボディイメージの変化を経験している人
■ 経済的状態の変化を経験している人
■ 役割機能の変化を経験している人
■ 大切な人の死に直面している人
■ 離婚に直面している人
■ 家族が新たに増えた人

■ 失敗を繰り返し経験している人
■ 計画外妊娠の経験者
■ 発達的移行が困難な人
■ 見捨てられたことのある人
■ 虐待を受けたことがある人
■ ネグレクトの経験者
■ 喪失経験のある人
■ 拒絶の経験者

関連する状態　Associated conditions

■ うつ病
■ 機能障害

■ 精神障害
■ 身体疾患

領域❻

領域❻ 自己知覚　**類❷ 自尊感情**　00153

自尊感情状況的低下リスク状態

診断の焦点：自尊感情

Risk for situational low **self-esteem**
(採択 2000，改訂 2013，2017，2020，エビデンスレベル 3.2)

定義　Definition

現状を受けて，自己価値・自己受容・自己尊重・能力・自己に対する態度についての認識が，肯定的から否定的へと変化しやすく，健康を損なうおそれのある状態

危険因子　Risk factors

- 価値観と一致しない行動
- 環境管理の減少
- マインドフル・アクセプタンス(心を集中させた受容)の低下
- 社会的役割の変化を受け入れることが困難
- 家計の管理が困難
- ボディイメージ混乱
- 倦怠感
- 拒絶への恐れ
- 信仰心障害
- 愛着行動の不足
- 家族の団結不足
- 他者からの尊敬の不足
- ソーシャルサポートの不足
- 無効なコミュニケーション能力(スキル)
- 自己効力感が低い
- 不適応な完璧主義
- 否定的な諦め
- 無力感
- スティグマ形成
- ストレッサー(ストレス要因)
- 非現実的な自己期待
- 文化規範と一致しない価値観

ハイリスク群　At risk populations

- 生活環境の変化を経験している人
- ボディイメージの変化を経験している人
- 経済的状態の変化を経験している人
- 役割機能の変化を経験している人
- 大切な人の死に直面している人
- 離婚に直面している人
- 家族が新たに増えた人
- 失敗を繰り返し経験している人
- 計画外妊娠の経験者
- 発達的移行が困難な人
- 見捨てられたことのある人

- 虐待を受けたことがある人
- ネグレクトの経験者
- 喪失経験のある人
- 拒絶の経験者

関連する状態　Associated conditions

- うつ病
- 機能障害
- 精神障害
- 身体疾患

領域❻

領域❻ 自己知覚　類❸ ボディイメージ　00118

ボディイメージ混乱

診断の焦点：ボディイメージ

Disturbed **body image** （採択 1973，改訂 1998，2017，2020，エビデンスレベル 3.2）

定義　Definition

身体的自己に否定的な心象のある状態

診断指標　Defining characteristics

- 固有受容感覚の変化
- 社会参加の変化
- 自分の体を見ない
- 自分の体に触らない
- 自分を他者と常に比較する
- 抑うつ症状
- セクシュアリティについての懸念
- 他者の反応を恐れる
- 変化に心を奪われている
- 失った体の一部に心を奪われている
- 以前の外見ばかりを意識する
- 以前の機能ばかりを意識する
- 以前の体力（能力）ばかりを意識する
- 頻繁に自分の体重を量る
- 体の一部を隠す
- 自分の体の変化を観察する
- 体の一部に名前をつける
- 失った体の一部に名前をつける
- 機能していない体の一部を無視する
- 体の変化に対する非言語的反応
- 感じている体の変化に対する非言語的反応
- 体の一部の過度な露出
- 外見についての考え方の変化を反映した認識
- 変化の承認を拒む
- 人生の挫折感
- 社会（社交）不安
- 非人称代名詞で体の一部を言い表す
- 非人称代名詞で失った体の一部を言い表す

関連因子　Related factors

- 身体意識（体の意識）
- 認知機能障害
- スピリチュアル信念と治療計画との対立
- 価値観と文化的規範との対立
- 体の機能への不信感
- 疾病再発への恐れ
- 自己効力感が低い
- 自尊感情が低い
- 肥満

■ 残存肢の痛み　　　　　　　　　　■ 非現実的な自己期待
■ 治療アウトカムの非現実的な認識

ハイリスク群　At risk populations

■ がんサバイバー　　　　　　　　　■ 体の機能が変化した人
■ 体重の変化を感じている人　　　　■ 傷跡のある人
■ 発達段階の移行状態にある人　　　■ ストーマのある人
■ 思春期（年ごろ）の人　　　　　　■ 女性

関連する状態　Associated conditions

■ むちゃ食い障害（過食性障害）　　■ 精神障害
■ 慢性疼痛　　　　　　　　　　　　■ 外科手術（的処置）
■ 線維筋痛症　　　　　　　　　　　■ 治療計画
■ ヒト免疫不全ウイルス（HIV）感染症　■ 傷やけが
■ 心理社会的機能障害

領域
❻

<ruby>領域<rt>ドメイン</rt></ruby> 7　役割関係

人々または人々のグループ間の肯定的および否定的なつながりやつきあい，また
そうしたつながりが示される手段

<ruby>類<rt>クラス</rt></ruby> 1　介護役割

医療専門家ではないケアの提供者が社会から期待される行動パターン

コード	診断名	頁
00056	ペアレンティング障害	342
00057	ペアレンティング障害リスク状態	344
00164	ペアレンティング促進準備状態	346
00061	介護者役割緊張	347
00062	介護者役割緊張リスク状態	350

<ruby>類<rt>クラス</rt></ruby> 2　家族関係

生物学的につながっている，あるいは自らの選択でつながっている，人々の関連
性

コード	診断名	頁
00058	愛着障害リスク状態	352
00283	家族アイデンティティ混乱シンドローム	353
00284	家族アイデンティティ混乱シンドロームリスク状態	355
00063	家族機能障害	357
00060	家族機能中断	360
00159	家族機能促進準備状態	362

<ruby>類<rt>クラス</rt></ruby> 3　役割遂行

社会から期待される行動パターンの機能の質

コード	診断名	頁
00223	非効果的パートナーシップ	363
00229	非効果的パートナーシップリスク状態	365
00207	パートナーシップ促進準備状態	366
00064	親役割葛藤	367
00055	非効果的役割遂行	368
00052	社会的相互作用障害	370

領域⑦

NANDA International, Inc. Nursing Diagnoses : Definitions and Classification 2021-2023, 12th Edition.
Edited by T. Heather Herdman, Shigemi Kamitsuru and Camila Takáo Lopes.
© 2021 NANDA International, Inc. Published 2021 by Thieme Medical Publishers, Inc., New York.
Companion website : www.thieme.com/nanda-i
NANDA-I 看護診断─定義と分類 2021-2023 原書第 12 版
訳　上鶴重美　発行　医学書院

領域❼ 役割関係　**類❶ 介護役割**　**00056**

ペアレンティング障害

診断の焦点：ペアレンティング

Impaired **parenting**　（採択 1978，改訂 1998，2017，2020，エビデンスレベル 3.1）

▌定義　Definition

主たる養育者が，一貫した共感的な権限の行使と子どものニーズに応じた適切な行動で，子どもに最適な成長と発達を育み，守り，促す能力に限界のある状態

▌診断指標　Defining characteristics

親の外面的症状···
- 敵対的な育児行動
- 衝動的な態度（行動）
- 押し付けがましい態度（行動）
- 否定的なコミュニケーション

親の内面的症状···
- 親子関係への関与の減少
- 肯定的な気質（気性）の低下
- 主観的な注意減少
- 極端な気分変動（気分のむら）
- 安全な家庭環境を提供できない
- 乳児の合図行動への不十分な反応
- 不適切な保育の手配
- 子どもを拒む
- 社会的疎外

乳児や小児···
- 不安
- 素行の問題
- 認知発達の遅滞
- 抑うつ症状
- 健康的で親密な人間関係を構築しにくい
- 社会的に機能することが困難
- 情動の調節が困難
- 極端な気分の変化
- 学業成績が低い
- 肥満
- 役割逆転
- 身体的愁訴
- 物質（薬物）乱用

▌関連因子　Related factors

- 親役割の変化
- 情動認識能力の低下
- 抑うつ症状
- 複雑な治療計画の管理困難
- 家族機能障害
- 情動の動揺

- インターネット接続された機器の使用頻度が高い
- 子どもの発達についての知識不足
- 子どもの健康維持についての知識不足
- 親役割モデルの不足
- 問題解決能力（スキル）の不足
- ソーシャルサポートの不足
- 交通機関の不足
- 子どものニーズに注意を払わない
- 不安症状の増加
- 自己効力感が低い
- 夫婦間の対立
- 体力の回復しない睡眠覚醒サイクル
- 経済的な負担感
- 社会的孤立
- 物質（薬物）乱用
- パートナーの暴力に未対応

ハイリスク群　At risk populations

親
- 青年期の若者
- 経済的困窮者
- ホームレスの人
- 家族に物質（薬物）乱用者がいる人
- 状況的な危機状態にある人
- 外傷性ショックの家族歴がある人
- 虐待を受けたことがある人
- 虐待をしたことがある人
- ネグレクトの経験者
- 暴力のある環境にいた経験のある人
- 出産前ケア（妊婦健診）が不十分だった人
- 出産前ストレス経験者
- 低学歴の人
- ひとり親

乳児や小児
- 親と長期間離れている小児
- 気難しい気質（気性）の小児
- 親が希望した性別ではない小児
- 新生児集中治療室（NICU）への入院歴がある小児
- 早産児

関連する状態　Associated conditions

親
- うつ病
- 精神障害

乳児や小児
- 行動障害
- 複雑な治療計画
- 情動障害
- 神経発達の障害

領域❼ 役割関係　**類❶ 介護役割**　**00057**

ペアレンティング障害リスク状態

診断の焦点：ペアレンティング

Risk for impaired **parenting**
(採択 1978，改訂 1998，2013，2017，2020，エビデンスレベル 3.1)

定義　Definition

主たる養育者が，一貫した共感的な権限の行使と子どものニーズに応じた適切な行動で，子どもに最適な成長と発達を育み，守り，促す能力に限界が起こりやすい状態

危険因子　Risk factors

- 親役割の変化
- 情動認識能力の低下
- 抑うつ症状
- 複雑な治療計画の管理困難
- 家族機能障害
- 情動の動揺
- インターネット接続された機器の使用頻度が高い
- 子どもの発達についての知識不足
- 子どもの健康維持についての知識不足
- 親役割モデルの不足

- 問題解決能力(スキル)の不足
- ソーシャルサポートの不足
- 交通機関の不足
- 子どものニーズに注意を払わない
- 不安症状の増加
- 自己効力感が低い
- 夫婦間の対立
- 体力の回復しない睡眠覚醒サイクル
- 経済的な負担感
- 社会的孤立
- 物質(薬物)乱用
- パートナーの暴力に未対応

ハイリスク群　At risk populations

親
- 青年期の若者
- 経済的困窮者
- ホームレスの人
- 家族に物質(薬物)乱用者がいる人
- 状況的な危機状態にある人

- 外傷性ショックの家族歴がある人
- 虐待を受けたことがある人
- 虐待をしたことがある人
- ネグレクトの経験者
- 暴力のある環境にいた経験のある人

- ■ 出産前ケア（妊婦健診）が不十分だった人
- ■ 出産前ストレス経験者

乳児や小児

- ■ 親と長期間離れている小児
- ■ 気難しい気質（気性）の小児
- ■ 親が希望した性別ではない小児

- ■ 低学歴の人
- ■ ひとり親

- ■ 新生児集中治療室（NICU）への入院歴がある小児
- ■ 早産児

関連する状態　Associated conditions

親

- ■ うつ病
- ■ 精神障害

乳児や小児

- ■ 行動障害
- ■ 複雑な治療計画

- ■ 情動障害
- ■ 神経発達の障害

領域
❼

領域❼ 役割関係　**類❶ 介護役割**　**00164**

ペアレンティング促進準備状態

診断の焦点：ペアレンティング

Readiness for enhanced **parenting**　（採択 2002，改訂 2013，2020，エビデンスレベル 2.1）

定義　Definition

主たる養育者が，一貫した共感的な権限の行使と子どものニーズに応じた適切な行動で，子どもに最適な成長と発達を育み，守り，促すパターンが，さらに強化可能な状態

診断指標　Defining characteristics

- 子どもの受容強化への願望を示す
- 配慮強化への願望を示す
- 子どもの健康維持強化への願望を示す
- 育児・保育手配強化への願望を示す
- 子どもとの関わり強化への願望を示す
- 家庭環境の安全性強化への願望を示す
- 気分の安定性強化への願望を示す
- 親子関係強化への願望を示す
- 忍耐力強化への願望を示す
- 肯定的コミュニケーション強化への願望を示す
- 親としての肯定的行動強化への願望を示す
- 肯定的な気質(気性)強化への願望を示す
- 乳児の合図行動への反応性強化への願望を示す

介護者役割緊張

診断の焦点：役割緊張

Caregiver **role strain** （採択 1992, 改訂 1998, 2000, 2017, エビデンスレベル 2.1）

▌定義　Definition

家族や大切な人のために，ケアの責任を果たすこと，期待に応えること，あるいは行動することが困難な状態

▌診断指標　Defining characteristics

介護活動・・

- 今後のケア提供力について心配する
- 今後の被介護者の健康状態について心配する
- 被介護者の施設入所の可能性について心配する
- 自分がケアできない時の被介護者のウェルビーイングについて心配する

- 必要なタスクの完了が困難
- 必要なタスクの遂行が困難
- 介護活動での機能不全の変化
- 型どおりのケアに執着する

介護者の健康状態：身体面・・

- 倦怠感
- 胃腸(消化管)障害
- 頭痛
- 高血圧

- 発疹
- 睡眠覚醒サイクルの変化
- 体重の変化

介護者の健康状態：情動面・・

- 抑うつ症状
- 情動(情緒)不安定
- 怒りを示す
- フラストレーション

- イライラする
- 自分のニーズを満たす時間の不足
- 緊張感
- 身体化

介護者の健康状態：社会経済面・・・

- 余暇活動の変化
- 孤立

- 仕事の生産性が低い
- 出世・昇進を拒む

領域❼

介護者と被介護者の関係性...
- 病気の被介護者を見るのが難しい
- 被介護者との人間関係の変化を悲しむ
- 被介護者との人間関係の変化の不確かさ

家族機能...
- 家族紛争(家庭内対立)
- 家族メンバーについて心配する

▌関連因子　Related factors

介護者因子...
- 競合する役割責任
- 抑うつ症状
- 他者の期待に応えられない
- 自分自身の期待に応えられない
- コミュニティ資源(リソース)についての知識不足
- 心理的レジリエンスの不足
- レクリエーションの不足
- 無効なコーピング方法
- 介護に不慣れ
- 身体持久力の不足
- プライバシー不足
- 介護者役割には発達段階的に時期尚早
- 体調
- 社会的孤立
- ストレッサー(ストレス要因)
- 物質(薬物)乱用
- 非現実的な自己期待

被介護者因子...
- 高いケアニーズでの退院(退所)
- ケアニーズの増大
- 主体性の喪失
- 問題行動
- 物質(薬物)乱用
- 予測不能な病気の経過
- 不安定な健康状態

介護者と被介護者の関係性...
- 虐待的な人間関係
- 共依存
- 対人関係の不足
- 虐待に未対応
- 被介護者の非現実的な期待
- 暴力的な対人関係

介護活動...
- ケア活動の性質の変化
- 24 時間にわたるケア責任
- 介護活動の複雑さ
- 過剰な介護活動
- 必要な介護期間の延長
- 支援不足
- ケアに必要な設備(器具)の不足
- ケアを提供する物理的環境の不足
- 介護者のための息抜きの不足
- 時間不足
- 予測できないケア状況

家族機能

- 家族の孤立
- 無効な家族適応
- 家族機能障害のパターン
- 介護発生前からの家族機能障害のパターン
- 無効な家族コーピングのパターン

社会経済面

- 援助・支援へのアクセスが困難
- コミュニティ資源(リソース)へのアクセスが困難
- サポートへのアクセスが困難
- コミュニティ資源(リソース)の不足
- ソーシャルサポートの不足
- 交通機関の不足
- 社会的疎外

ハイリスク群　At risk populations

- 発達障害のある被介護者
- 会話を妨げる病気の被介護者
- パートナーにケアを提供している介護者
- 発達障害のある介護者
- 女性の介護者
- 早産児にケアを提供している人
- 金銭的な危機状態にある人

関連する状態　Associated conditions

介護者因子

- 健康状態の悪化
- 心理的障害

被介護者因子

- 慢性的な疾患
- 認知機能障害
- 先天性疾患
- 疾患重症度
- 精神障害

領域❼ 役割関係　類❶ 介護役割　00062

介護者役割緊張リスク状態

診断の焦点：役割緊張

Risk for caregiver **role strain**　（採択 1992，改訂 2010，2013，2017，エビデンスレベル 2.1）

┃ 定義　Definition

家族や大切な人のために，ケアの責任を果たすこと，期待に応えること，あるいは行動することが困難になりやすく，健康を損なうおそれのある状態

┃ 危険因子　Risk factors

介護者因子‥‥‥‥‥‥‥‥‥‥‥‥‥‥‥‥‥‥‥‥‥‥‥‥‥‥‥‥‥‥‥‥
- 競合する役割責任
- 抑うつ症状
- 他者の期待に応えられない
- 自分自身の期待に応えられない
- コミュニティ資源（リソース）についての知識不足
- 心理的レジリエンスの不足
- レクリエーションの不足
- 無効なコーピング方法
- 介護に不慣れ
- 身体持久力の不足
- プライバシー不足
- 介護者役割には発達段階的に時期尚早
- 体調
- ストレッサー（ストレス要因）
- 物質（薬物）乱用
- 非現実的な自己期待
- 不安定な健康状態

被介護者因子‥‥‥‥‥‥‥‥‥‥‥‥‥‥‥‥‥‥‥‥‥‥‥‥‥‥‥‥‥‥
- 高いケアニーズでの退院（退所）
- ケアニーズの増大
- 主体性の喪失
- 問題行動
- 物質（薬物）乱用
- 予測不能な病気の経過
- 不安定な体調

介護者と被介護者の関係性‥‥‥‥‥‥‥‥‥‥‥‥‥‥‥‥‥‥‥‥‥‥‥‥
- 虐待的な人間関係
- 共依存
- 対人関係の不足
- 虐待に未対応
- 被介護者の非現実的な期待
- 暴力的な対人関係

介護活動

- ■ ケア活動の性質の変化
- ■ 24 時間にわたるケア責任
- ■ 介護活動の複雑さ
- ■ 過剰な介護活動
- ■ 必要な介護期間の延長
- ■ 支援不足
- ■ ケアに必要な設備(器具)の不足
- ■ ケアを提供する物理的環境の不足
- ■ 介護者のための息抜きの不足
- ■ 時間不足
- ■ 予測できないケア状況

家族機能

- ■ 家族の孤立
- ■ 無効な家族適応
- ■ 家族機能障害のパターン
- ■ 介護発生前からの家族機能障害のパターン
- ■ 無効な家族コーピングのパターン

社会経済面

- ■ 援助・支援へのアクセスが困難
- ■ コミュニティ資源(リソース)へのアクセス困難
- ■ サポートへのアクセスが困難
- ■ コミュニティ資源(リソース)の不足
- ■ ソーシャルサポートの不足
- ■ 交通機関の不足
- ■ 社会的疎外
- ■ 社会的孤立

■ ハイリスク群　At risk populations

- ■ 発達障害のある被介護者
- ■ 会話を妨げる病気の被介護者
- ■ パートナーにケアを提供している介護者
- ■ 発達障害のある介護者
- ■ 女性の介護者
- ■ 早産児にケアを提供している人
- ■ 金銭的な危機状態にある人

■ 関連する状態　Associated conditions

介護者因子

- ■ 健康状態の悪化
- ■ 心理的障害

被介護者因子

- ■ 慢性的な疾患
- ■ 認知機能障害
- ■ 先天性疾患
- ■ 疾患重症度
- ■ 精神障害

領域❼

領域❼ 役割関係　類❷ 家族関係　00058

愛着障害リスク状態

診断の焦点：愛着

Risk for impaired **attachment**　（採択 1994, 改訂 2008, 2013, 2017, エビデンスレベル 2.1）

定義　Definition

親あるいは大切な人と子どもとの，保護的で養育的な互恵関係の進展を促す相互作用プロセスが，中断しやすい状態

危険因子　Risk factors

- 不安
- 子どもが病気のため親が効果的に接触を開始できない
- 乳児行動統合障害
- 親が自分のニーズを満たせない
- プライバシー不足
- 親が病気のため乳児への接触を効果的に開始できない
- 親子分離
- 乳児行動統合障害に起因する親の葛藤
- 物理的障壁
- 物質（薬物）乱用

ハイリスク群　At risk populations

- 早産児

家族アイデンティティ混乱シンドローム

診断の焦点：家族アイデンティティ混乱シンドローム

Disturbed family identity syndrome　（採択 2020，エビデンスレベル 2.1）

定義　Definition

家族とは何かの共通意識を生み出して保つ，双方で意思を通じ合わせるプロセスを維持できない状態

診断指標　Defining characteristics

- 意思決定葛藤(00083)
- 家族コーピング機能停止(00073)
- 自己同一性混乱(00121)
- 家族機能障害(00063)
- レジリエンス障害(00210)
- 非効果的出産育児行動(00221)
- 非効果的パートナーシップ(00223)
- 非効果的セクシュアリティパターン(00065)
- 家族機能中断(00060)

関連因子　Related factors

- 曖昧な家族関係
- 家族メンバー間のコーピングスタイルの違い
- 家族の儀式の中断
- 家族や役割の中断
- 過度のストレス
- ソーシャルサポートの不足
- 家族メンバー間の一貫性のない治療計画管理
- 無効なコーピング方法
- 無効な家族コミュニケーション
- 価値体系に脅威を感じている
- 社会的差別を感じている
- 性的機能不全(性機能障害)
- 家庭内暴力に未対応
- 非現実的な期待
- 文化規範と一致しない価値観

ハイリスク群　At risk populations

- 混合家族(ブレンデッドファミリー)
- 経済的に困窮した家族
- 不妊症の家族
- 家庭内暴力の経験のある家族
- 収監者がいる家族
- 健康状態が変化しているメンバーのいる家族

領域❼

■ 発達段階の危機状態にあるメンバー
のいる家族

■ 状況的な危機状態にあるメンバーの
いる家族

■ 親戚から遠く離れて暮らすメンバー
のいる家族

■ 養子縁組の経験者がいる家族

■ 愛情行為障害者がいる家族

■ 失業者のいる家族

関連する状態　Associated conditions

■ 不妊症の治療計画

家族アイデンティティ混乱シンドロームリスク状態

診断の焦点：家族アイデンティティ混乱シンドローム

Risk for **disturbed family identity syndrome**　（採択 2020，エビデンスレベル 2.1）

定義　Definition

家族とは何かの共通意識を生み出して保つ，双方で意思を通じ合わせるプロセスを維持するのが困難になりやすく，家族メンバーの健康を損なうおそれのある状態

危険因子　Risk factors

- 曖昧な家族関係
- 家族メンバー間のコーピングスタイルの違い
- 家族の儀式の中断
- 家族や役割の中断
- 過度のストレス
- ソーシャルサポートの不足
- 家族メンバー間の一貫性のない治療計画管理
- 無効なコーピング方法
- 無効な家族コミュニケーション
- 価値体系に脅威を感じている
- 社会的差別を感じている
- 性的機能不全(性機能障害)
- 家庭内暴力に未対応
- 非現実的な期待
- 文化規範と一致しない価値観

ハイリスク群　At risk populations

- 混合家族(ブレンデッドファミリー)
- 経済的に困窮した家族
- 不妊症の家族
- 家庭内暴力の経験のある家族
- 収監者がいる家族
- 健康状態が変化しているメンバーのいる家族
- 発達段階の危機状態にあるメンバーのいる家族
- 状況的な危機状態にあるメンバーのいる家族
- 親戚から遠く離れて暮らすメンバーのいる家族
- 養子縁組の経験者がいる家族
- 愛情行為障害者がいる家族
- 失業者のいる家族

領域❼

関連する状態　Associated conditions

■不妊症の治療計画

●オリジナル文献は以下を参照 https://www.igaku-shoin.co.jp/book/detail/109078　（p. x 参照）

家族機能障害

診断の焦点：家族機能

Dysfunctional **family processes**　（採択 1994，改訂 2008，2017，エビデンスレベル 2.1）

定義　Definition

家族機能が，家族メンバーのウェルビーイングを支えることができない状態

診断指標　Defining characteristics

行動・・

- 学業成績の変化
- 注意力の変化
- 衝突回避
- 相容れないコミュニケーションパターン
- 支配的なコミュニケーションパターン
- 他者を批判する
- 身体的接触の減少
- 問題の否認
- 幅広い気持ちを受け入れるのが困難
- 援助を受け入れることが困難
- 変化に適応するのが困難
- 衝撃的な体験を前向きに処理するのが困難
- 幅広い気持ちを表現するのが困難
- 楽しむことが困難
- 家族の情動面のニーズを満たすことが困難
- 家族の安全面のニーズを満たすことが困難
- 家族のスピリチュアル面のニーズを満たすことが困難
- 適切に援助を受けることが困難
- 親密な人間関係が困難
- ライフサイクルの移行が困難
- 物質(薬物)乱用が可能になるパターン
- エスカレートする対立
- 厳しい自己判断
- 未熟性
- コミュニケーション能力(スキル)の不足
- 物質(薬物)乱用についての知識不足
- 不適切な怒りの表現
- 主体性の喪失
- 嘘をつく
- 不適応悲嘆
- ごまかし(小細工)
- ニコチン中毒
- 方向性として目標達成よりも緊張緩和を好む

領域❼

- 逆説的なコミュニケーションパターン
- 約束を破るパターン
- 権力争い
- 精神運動性激越
- 正当化
- 個人的な責任を受け入れない
- 援助を得ることを拒む
- 支持を求める
- 承認を求める

- 自己非難
- 社会的孤立
- 物質(薬物)乱用がメインの特別な行事
- ストレス関連の身体疾患
- 物質(薬物)乱用
- 信頼できない行動
- 子どもへの暴言
- 親への暴言
- パートナーへの暴言

気持ち

- 不安
- 愛情と同情で混乱する
- 混乱
- 抑うつ症状
- 不満
- 他者に情動的に支配される
- 怒りを示す
- 苦悩(苦痛)を示す
- きまりわるい気持ち
- 恐怖感
- 見捨てられた気持ち
- 挫折感
- 愛されていないという気持ち
- フラストレーション
- 不安定な気持ち
- 消えることのない憤り
- 孤独(感)を示す
- 恥ずかしい気持ち
- 緊張を示す

- 絶望感
- 敵対心
- 喪失感
- アイデンティティの喪失
- 自尊感情が低い
- 他者への不信感
- 不機嫌
- 無力感
- 拒絶
- 他者とは違うという気持ち
- 情動的孤立感
- 罪悪感
- 誤解された気持ち
- 抑圧された情動
- 物質(薬物)乱用者の行動に対して責任感をもつ
- 不幸
- 無価値

役割と関係性

- 家族関係の変化
- 役割機能の変化
- 慢性的な家族問題
- 閉鎖的なコミュニケーション形態
- パートナーとの対立
- 家族関係の悪化

- 家族メンバーの成長・成熟に向けた相互連携力低下
- 家族の儀式の中断
- 家族役割の中断
- 家族を拒絶する
- 家族解体

- 家族の団結不足
- 家族メンバーの自主性への敬意の念が足りない
- 家族メンバーの個性への敬意の念が足りない
- 対人関係能力(スキル)の不足
- 一貫性のないペアレンティング(しつけ)
- パートナーとの無効なコミュニケーション
- 家族メンバーへの義務を軽視する
- 拒絶のパターン
- 親のサポートが足りないと感じている
- 家族内の三角関係

関連因子　Related factors

- 依存症になりやすい性格
- 問題解決能力(スキル)の不足
- 無効なコーピング方法
- 脆弱だと感じている

ハイリスク群　At risk populations

- 経済的に困窮した家族
- 治療計画に抵抗したことのある家族
- 物質(薬物)乱用歴のある人がいる家族
- 物質(薬物)乱用の遺伝的素因のある人がいる家族

関連する状態　Associated conditions

- うつ病
- 発達障害
- 愛情行為障害
- 外科手術(的処置)

領域❼

領域❼ 役割関係　**類❷ 家族関係**　**00060**

家族機能中断

診断の焦点：家族機能　　　　　　　　　　（旧診断名：家族機能破綻）

Interrupted **family processes**　（採択 1982，改訂 1998，2017）

定義　Definition

家族機能の連続性が途切れ，家族メンバーのウェルビーイングを支えることができない状態

診断指標　Defining characteristics

- 感情反応の変化
- コミュニケーションパターンの変化
- 家族紛争（家庭内対立）の解決方法の変化
- 家族生活の満足度の変化
- 人間関係の変化
- 親密さの変化
- 意思決定への関与の変化
- 問題解決への関与の変化
- 身体化の変化
- ストレス解消行動の変化
- 割り当てられたタスクの変化
- 利用できる情動面のサポートが減る
- 相互支援の減少
- 無効なタスクの完了
- パワー連携の変化
- コミュニティ資源（リソース）との対立
- コミュニティ資源（リソース）からの孤立
- 慣習的行為の変化

関連因子　Related factors

- コミュニティ交流の変化
- 家族の役割変化
- 家族メンバー間のパワーシフトへの対処が困難

ハイリスク群　At risk populations

- 経済的状況の変化した家族
- 社会的身分（地位）の変化した家族
- 発達段階の危機状態にあるメンバーのいる家族
- 発達的移行を経験しているメンバーのいる家族
- 状況的な危機状態にあるメンバーのいる家族

■ 状況的移行を経験しているメンバー
　のいる家族

関連する状態　Associated conditions

■ 健康状態の変化

注：この診断は，追加作業により根拠レベルが 2.1 以上にならなければ，2024-2026 年版 NANDA-I
　　分類法では削除される

領域❼ 役割関係　**類❷ 家族関係**　**00159**

家族機能促進準備状態

診断の焦点：家族機能

Readiness for enhanced **family processes**　（採択 2002, 改訂 2013, エビデンスレベル 2.1）

定義　Definition

家族メンバーのウェルビーイングを支える家族機能のパターンが，さらに強化可能な状態

診断指標　Defining characteristics

- 人格的自律と家族の団結とのバランス強化への願望を示す
- コミュニケーションパターン強化への願望を示す
- 日常生活動作（ADL）を支えるために，家族のエネルギーレベル強化への願望を示す
- 変化への家族の適応強化への願望を示す
- 家族のダイナミクス強化への願望を示す
- 家族の心理的レジリエンス強化への願望を示す
- 家族メンバーの成長促進への願望を示す
- コミュニティとの相互依存強化への願望を示す
- 家族メンバー間の境界維持強化への願望を示す
- 家族メンバーへの敬意強化への願望を示す
- 家族メンバーの安全性強化への願望を示す

非効果的パートナーシップ

診断の焦点：パートナーシップ

Ineffective **relationship** （採択 2010，改訂 2017，エビデンスレベル 2.1）

定義　Definition

相補的なパートナーシップのパターンが，互いのニーズを満たすには不十分な状態

診断指標　Defining characteristics

- 家族ライフサイクルの発達目標にふさわしい課題達成の遅れ
- パートナーとの相補関係の不満
- パートナー間の情動的ニーズ充足の不満
- パートナーとのアイディア共有の不満
- パートナーとの情報共有の不満
- パートナー間の身体的ニーズ充足の不満
- パートナー間の自主性の不均衡
- パートナー間の協力体制の不均衡
- パートナー間の相互尊重が十分にない
- 日常活動におけるパートナー間の相互支援が十分にない
- パートナーのもつ機能障害への理解不足
- パートナーを支援者とみなしていない
- パートナーとのコミュニケーションに不満

関連因子　Related factors

- コミュニケーション能力(スキル)の不足
- ストレッサー(ストレス要因)
- 物質(薬物)乱用
- 非現実的な期待

ハイリスク群　At risk populations

- 発達段階の危機状態にある人
- 家庭内暴力の経歴のある人
- パートナーが収監されている人

領域❼

関連する状態　Associated conditions

■パートナーの認知機能障害

●オリジナル文献は以下を参照 https://www.igaku-shoin.co.jp/book/detail/109078　（p. x 参照）

非効果的パートナーシップリスク状態

診断の焦点：パートナーシップ

Risk for ineffective **relationship**　（採択 2010，改訂 2013，2017，エビデンスレベル 2.1）

定義　Definition

相補的なパートナーシップのパターンが，互いのニーズを満たすには不十分になりやすい状態

危険因子　Risk factors

- コミュニケーション能力(スキル)の不足
- ストレッサー(ストレス要因)
- 物質(薬物)乱用
- 非現実的な期待

ハイリスク群　At risk populations

- 発達段階の危機状態にある人
- 家庭内暴力の経歴のある人
- パートナーが収監されている人

関連する状態　Associated conditions

- パートナーの認知機能障害

領域❼

● オリジナル文献は以下を参照 https://www.igaku-shoin.co.jp/book/detail/109078 （p. x 参照）

領域❼ 役割関係　**類❸ 役割遂行**　00207

パートナーシップ促進準備状態

診断の焦点：パートナーシップ

Readiness for enhanced **relationship**　（採択 2006, 改訂 2013, エビデンスレベル 2.1）

定義　Definition

互いのニーズに応えるための相補的なパートナーシップのパターンが，さらに強化可能な状態

診断指標　Defining characteristics

- パートナー間での自主性強化への願望を示す
- パートナー間の協力体制強化への願望を示す
- パートナー間のコミュニケーション強化への願望を示す
- 各パートナーの情動的ニーズの充足強化への願望を示す
- パートナーとの相互尊重強化への願望を示す
- パートナー間の相補関係の満足感強化への願望を示す
- パートナー間の情動的ニーズ充足の満足感強化への願望を示す
- パートナー間のアイディア共有の満足感強化への願望を示す
- パートナー間の情報共有の満足感強化への願望を示す
- パートナー間の身体的ニーズ充足の満足感強化への願望を示す
- パートナーの機能不全について理解強化への願望を示す

● オリジナル文献は以下を参照 https://www.igaku-shoin.co.jp/book/detail/109078　（p. x 参照）

親役割葛藤

診断の焦点：役割葛藤

Parental **role conflict** （採択 1988，改訂 2017）

定義　Definition

親が経験する，危機に反応した役割の混乱と葛藤状態

診断指標　Defining characteristics

- 不安
- 介護者の習慣（日課）の中断
- 恐怖感
- フラストレーション
- 子どものニーズへの対応が足りないと感じている
- 子どもに関する決断のコントロール喪失感
- いつものケア活動にかかわろうとしない
- 親役割の変化を心配する
- 家族について心配する
- 罪悪感

関連因子　Related factors

- 在宅治療計画による家庭生活の中断
- 侵襲的治療への気後れ
- 制限的治療への気後れ
- 親子分離

ハイリスク群　At risk populations

- 従来と異なる環境で暮らす人
- 婚姻関係に変化が起きている人
- 特別なニーズの在宅ケアが必要な子どもをもつ親

領域❼

注：この診断は，追加作業により根拠レベルが 2.1 以上にならなければ，2024-2026 年版 NANDA-I 分類法では削除される

領域❼ 役割関係　類❸ 役割遂行　00055

非効果的役割遂行

診断の焦点：役割遂行

Ineffective **role performance**　（採択 1978, 改訂 1996, 1998, 2017）

定義　Definition

行動と自己表現のパターンが，周囲の状況・規範・期待に合わない状態

診断指標　Defining characteristics

- 責任パターンの変化
- 他者が認識している役割の変化
- 役割認知の変化
- 役割再開の変化
- 不安
- 抑うつ症状
- 家庭内暴力
- ハラスメント（迷惑行為）
- 自信がない
- 役割実現に必要な外部支援が足りない
- 求められる役割についての知識不足
- モチベーションの不足
- 役割実現に必要な機会が十分にない
- 自主管理が不十分
- 能力（スキル）不足
- 不適切な発達上の期待
- 変化に対する適応が無効
- 無効なコーピング方法
- 非効果的役割遂行
- 社会的差別を感じている
- 悲観的な見方
- 無力感
- 社会的差別
- 役割のアンビバレンス（複雑な心情）
- 役割否認
- 役割不満
- システムの矛盾
- 不確かさ

関連因子　Related factors

- ボディイメージの変化
- 葛藤（対立）
- 倦怠感
- 健康資源（リソース）の不足
- 心理社会的サポート体制が十分にない
- 不十分な報酬
- 役割モデルの不足
- 役割の準備不足

- 役割の社会化の不足
- 医療制度との不適切な連携
- 自尊感情が低い
- 疼痛
- 役割葛藤
- 役割混乱

- 役割緊張
- ストレッサー(ストレス要因)
- 物質(薬物)乱用
- 家庭内暴力に未対応
- 非現実的な役割期待

ハイリスク群　At risk populations

- 経済的困窮者
- 役割期待に不相応な発達段階の人

- 仕事で高度な役割が求められる人
- 低学歴の人

関連する状態　Associated conditions

- うつ病
- 神経学的異常
- 人格障害

- 身体疾患
- 精神異常

領域❼

注：この診断は，追加作業により根拠レベルが 2.1 以上にならなければ，2024-2026 年版 NANDA-I
　　分類法では削除される

領域❼ 役割関係　**類❸ 役割遂行**　**00052**

社会的相互作用障害

診断の焦点：社会的相互作用

Impaired **social interaction**　（採択 1986，改訂 2017，2020，エビデンスレベル 2.1）

定義　Definition

社会的な交換が，量的に不足か過剰，あるいは質的に無効な状態

診断指標　Defining characteristics

- 他者との交流時の不安
- 他者との交流が機能不全
- 人と満足できる相互関係を構築する
  のが難しい
- 社会的に機能するのが難しい
- 社会的役割を遂行するのが難しい
- 社会的状況への違和感
- 社会的つながりに対する不満
- 家族がやりとりの変化を訴える
- 心理社会的サポート体制が十分にな
  い
- 他者に対する社会的身分（地位）の使
  用が不適切
- 社会活動レベルが低い
- 他者との交流が最小限
- 社会との関わりへの不満
- 競合する不健康な関心
- 他者との協力に気が進まない

関連因子　Related factors

- 自己概念の変化
- 認知機能障害
- 抑うつ症状
- 思考過程混乱
- 環境上の制約
- 身体可動性障害
- コミュニケーション能力（スキル）の
  不足
- 相互関係を良くする方法についての
  知識不足
- 不十分な個人の衛生意識
- ソーシャルスキル（社交術）の不足
- ソーシャルサポートの不足
- 不適応悲嘆
- 神経行動学的症状
- 社会文化的不調和

ハイリスク群　At risk populations

- 大切な人がいない人

関連する状態　Associated conditions

- 口臭
- 精神病
- 神経発達障害
- 治療上の隔離

_{ドメイン}領域 8　セクシュアリティ

性同一性，性機能，および生殖

_{クラス}類 1　性同一性

セクシュアリティやジェンダーに関して特定の人である状態

コード	診断名	頁
現在該当なし		

_{クラス}類 2　性機能

性行為に関与する技量や能力

コード	診断名	頁
00059	性機能障害	374
00065	非効果的セクシュアリティパターン	375

_{クラス}類 3　生殖

人間が生み出されるあらゆる過程

コード	診断名	頁
00221	非効果的出産育児行動	376
00227	非効果的出産育児行動リスク状態	378
00208	出産育児行動促進準備状態	379
00209	母親／胎児二者関係混乱リスク状態	380

領域 ❽

NANDA International, Inc. Nursing Diagnoses : Definitions and Classification 2021-2023, 12th Edition.
Edited by T. Heather Herdman, Shigemi Kamitsuru and Camila Takáo Lopes.
© 2021 NANDA International, Inc. Published 2021 by Thieme Medical Publishers, Inc., New York.
Companion website : www.thieme.com/nanda-i
NANDA-I 看護診断―定義と分類 2021-2023 原書第 12 版
　訳　上鶴重美　発行　医学書院

領域⑧ セクシュアリティ **類❷ 性機能** **00059**

性機能障害

診断の焦点：性機能 （旧診断名：性的機能障害）

Sexual dysfunction （採択 1980，改訂 2006，2017，エビデンスレベル 2.1）

定義 Definition

性的反応の欲望期・興奮期・オーガズム期のすべてあるいはいずれかの段階で，性機能の変化を経験し，満足感がない，報われない，不十分と見なされる状態

診断指標 Defining characteristics

- 他者への関心の変化
- 利己心の変化
- 性行為の変化
- 性的興奮の変化
- 性的役割の変化
- 性的満足の変化
- 性欲低下
- 性的限界を感じている
- 望ましさの確認を求める
- 性機能の望ましくない変化

関連因子 Related factors

- 性機能についての誤った情報
- 性機能についての知識不足
- 役割モデルの不足
- プライバシーの不足
- 脆弱だと感じている
- 虐待に未対応
- 価値観の対立

ハイリスク群 At risk populations

- 大切な人がいない人

関連する状態 Associated conditions

- 体の機能の変化
- 体の構造の変化

●オリジナル文献は以下を参照 https://www.igaku-shoin.co.jp/book/detail/109078 （p. x 参照）

非効果的セクシュアリティパターン

診断の焦点：セクシュアリティパターン

Ineffective **sexuality pattern** （採択 1986，改訂 2006，2017，エビデンスレベル 2.1）

定義　Definition

自分のセクシュアリティについての懸念を表す状態

診断指標　Defining characteristics

- 性行為の変化
- 性的行動の変化
- 性的パートナーとの関係の変化
- 性的役割の変化
- 性行為が困難
- 性行動が困難
- 価値観の対立

関連因子　Related factors

- 性的指向についての葛藤
- 異形嗜好についての葛藤
- 妊娠への恐れ
- 性感染症への恐れ
- 性的パートナーとの関係の悪化
- 代替の性的手段の不足
- 役割モデルの不足
- プライバシーの不足

ハイリスク群　At risk populations

- 大切な人がいない人

領域
❽

●オリジナル文献は以下を参照 https://www.igaku-shoin.co.jp/book/detail/109078 （p. x 参照）

領域❽ セクシュアリティ　類❸ 生殖　00221

非効果的出産育児行動

診断の焦点：出産育児行動

Ineffective **childbearing process** （採択 2010, 改訂 2017, エビデンスレベル 2.1)

┃ 定義　Definition

ウェルビーイングを確保するための健康的な妊娠・出産・新生児ケアを，準備や維持することが困難な状態

┃ 診断指標　Defining characteristics

妊娠中
- ソーシャルサポートを活用できない
- 愛着行動の不足
- 出産前ケア（妊婦健診）不足
- 妊娠中のライフスタイルが不適切
- 新生児ケア用品の準備不足
- 家庭環境の準備不足
- 生まれてくる子どもへの敬意が十分にない
- 妊娠中の不快症状の管理が無効
- 分娩と出産についての非現実的な期待

分娩中
- 分娩中の積極性低下
- ソーシャルサポートを活用できない
- 愛着行動の不足
- 分娩の段階に応じたライフスタイルとして不適切
- 分娩開始徴候への不適切な反応

産褥期
- ソーシャルサポートを活用できない
- 愛着行動の不足
- 乳児ケア技術の不足
- 乳児の衣類不足
- 乳児への不適切な授乳方法
- 不適切な乳房ケア
- 不適切なライフスタイル
- 乳児にとって危険な環境

┃ 関連因子　Related factors

- 家庭内暴力
- 出産育児行動についての知識不足
- ペアレンティングに必要な精神面の準備不足
- 親役割モデルの不足
- 出産前ケア（妊婦健診）が不十分
- ソーシャルサポートの不足
- 一貫性のない妊婦健診の受診

- 母親としての自信がない
- 母親の栄養失調
- 母親の無力感
- 母親の心理的苦痛
- 物質(薬物)乱用
- 家庭内暴力に未対応
- 非現実的な出産計画
- 危険な環境

ハイリスク群　At risk populations

- 計画外の妊娠をしている人
- 望まない妊娠をしている人

領域❽ セクシュアリティ　類❸ 生殖　00227

非効果的出産育児行動リスク状態

診断の焦点：出産育児行動

Risk for ineffective **childbearing process**
（採択 2010，改訂 2013，2017，エビデンスレベル 2.1）

定義　Definition

ウェルビーイングを確保するための健康的な妊娠・出産・新生児ケアを，準備や維持することが困難になりやすい状態

危険因子　Risk factors

- 家庭内暴力
- 出産育児行動についての知識不足
- ペアレンティングに必要な精神面の準備不足
- 親役割モデルの不足
- 出産前ケア（妊婦健診）が不十分
- ソーシャルサポートの不足
- 一貫性のない妊婦健診の受診
- 母親としての自信がない
- 母親の栄養失調
- 母親の無力感
- 母親の心理的苦痛
- 物質（薬物）乱用
- 家庭内暴力に未対応
- 非現実的な出産計画
- 危険な環境

ハイリスク群　At risk populations

- 計画外の妊娠をしている人
- 望まない妊娠をしている人

● オリジナル文献は以下を参照 https://www.igaku-shoin.co.jp/book/detail/109078　（p. x 参照）

出産育児行動促進準備状態

診断の焦点：出産育児行動

Readiness for enhanced **childbearing process**　（採択 2008，改訂 2013，エビデンスレベル 2.1）

定義　Definition

ウェルビーイングを確保するための健康的な妊娠・出産・新生児ケアを，準備や維持するパターンがさらに強化可能な状態

診断指標　Defining characteristics

妊娠中‥‥‥‥‥‥‥‥‥‥‥‥‥‥‥‥‥‥‥‥‥‥‥‥‥‥‥‥‥‥‥‥‥‥‥‥‥‥
- 出産育児行動のため知識強化への願望を示す
- 妊娠中の不快症状の管理強化への願望を示す
- 妊娠中のライフスタイル強化への願望を示す
- 生まれてくる子どものための準備強化への願望を示す

分娩中‥‥‥‥‥‥‥‥‥‥‥‥‥‥‥‥‥‥‥‥‥‥‥‥‥‥‥‥‥‥‥‥‥‥‥‥‥‥
- 分娩の段階に応じたライフスタイル強化への願望を示す
- 分娩中の積極性強化への願望を示す

産褥期‥‥‥‥‥‥‥‥‥‥‥‥‥‥‥‥‥‥‥‥‥‥‥‥‥‥‥‥‥‥‥‥‥‥‥‥‥‥
- 愛着行動強化への願望を示す
- 乳児ケアのスキル強化への願望を示す
- 乳児への授乳スキル強化への願望を示す
- 乳房ケア強化への願望を示す
- 乳児のために，環境の安全性強化への願望を示す
- 産後のライフスタイル強化への願望を示す
- サポートシステム活用強化への願望を示す

領域
⑧

● オリジナル文献は以下を参照 https://www.igaku-shoin.co.jp/book/detail/109078　（p. x 参照）

領域❽ セクシュアリティ　類❸ 生殖　00209

母親／胎児二者関係混乱リスク状態

診断の焦点：母親／胎児二者関係

Risk for disturbed **maternal-fetal dyad**　（採択 2008，改訂 2013，2017，エビデンスレベル 2.1）

定義　Definition

共存疾患または妊娠関連の健康状態の結果，母親と胎児の共生的な二者関係が途絶えやすく，健康を損なうおそれのある状態

危険因子　Risk factors

- 出産前ケア（妊婦健診）が不十分
- 物質（薬物）乱用
- 虐待に未対応

関連する状態　Associated conditions

- 胎児への酸素運搬の悪化
- グルコース代謝障害
- 妊娠合併症
- 治療計画

● オリジナル文献は以下を参照 https://www.igaku-shoin.co.jp/book/detail/109078　（p. x 参照）

領域⑨

NANDA International, Inc. Nursing Diagnoses : Definitions and Classification 2021-2023, 12th Edition.
Edited by T. Heather Herdman, Shigemi Kamitsuru and Camila Takáo Lopes.
© 2021 NANDA International, Inc. Published 2021 by Thieme Medical Publishers, Inc., New York.
Companion website : www.thieme.com/nanda-i
NANDA-I 看護診断—定義と分類 2021-2023 原書第 12 版
訳　上鶴重美　発行　医学書院

類2 コーピング反応（つづき）

コード	診断名	頁
00241	気分調節障害	416
00125	無力感	417
00152	無力感リスク状態	419
00187	パワー促進準備状態	420
00210	レジリエンス障害	421
00211	レジリエンス障害リスク状態	423
00212	レジリエンス促進準備状態	424
00137	慢性悲哀	425
00177	ストレス過剰負荷	426

類3 神経行動学的ストレス

神経と脳の機能を反映した行動反応

コード	診断名	頁
00258	急性離脱シンドローム	427
00259	急性離脱シンドロームリスク状態	428
00009	自律神経過反射	429
00010	自律神経過反射リスク状態	431
00264	新生児離脱シンドローム	433
00116	乳児行動統合障害	434
00115	乳児行動統合障害リスク状態	436
00117	乳児行動統合促進準備状態	437

移住トランジション複雑化リスク状態

診断の焦点：移住トランジション

Risk for complicated **immigration transition**　（採択 2016，エビデンスレベル 2.1）

定義　Definition

移民としてのトランジションにおける，不満足な結果や文化的障壁に対して，否定的な気持ち(孤独感，恐怖，不安)を経験しやすく，健康を損なうおそれのある状態

危険因子　Risk factors

- 脅迫的な家主
- 就ける仕事が教育的な準備(学歴)以下
- コミュニケーションの障壁
- 文化的障壁
- 資源(リソース)へのアクセスについての知識不足
- ソーシャルサポートの不足
- 非血縁者と同居している世帯
- 過密住宅
- あからさまな社会的差別
- 文化化に関する親子間の対立
- 不衛生な住宅

ハイリスク群　At risk populations

- 強制移住させられている人
- 労働搾取にあっている人
- 不安定な経済状況の人
- 不十分な訓練で危険な職場環境にさらされた人
- 大切な人たちから離れて暮らしている人
- 不法滞在の移民
- 移住することでの期待が満たされていない人

領域❾

●オリジナル文献は以下を参照 https://www.igaku-shoin.co.jp/book/detail/109078　（p. x 参照）

領域❾ コーピング／ストレス耐性　類❶ トラウマ後反応　00141

心的外傷後シンドローム

診断の焦点：心的外傷後シンドローム

Post-trauma syndrome　（採択 1986，改訂 1998，2010，2017，エビデンスレベル 2.1）

定義　Definition

忘れられないほど衝撃的で圧倒的な出来事に対する，持続的な不適応反応の状態

診断指標　Defining characteristics

- 攻撃的な行動
- 疎外（感）
- 注意力の変化
- 気分の変化
- 不安（00146）
- 回避行動
- 強迫行動
- 否認
- 抑うつ症状
- 解離性健忘
- 夜尿症
- 大げさな驚愕反応
- 怒りを示す
- しびれ感
- 恥ずかしい気持ち
- 恐怖（00148）
- フラッシュバック
- 胃腸（消化管）刺激
- 頭痛
- 動悸
- 絶望感（00124）
- 嫌悪感
- 過覚醒
- 侵入的な夢
- 侵入的想起
- イライラした気分
- 感覚神経の興奮性（易刺激性）
- 悪夢
- パニック発作
- 激しい怒り
- 罪悪感
- 抑圧
- 物質（薬物）乱用

関連因子　Related factors

- 自我（エゴ）の強さの弱まり
- ニーズに合わない環境
- 誇張された責任感
- ソーシャルサポートの不足
- 衝撃的な出来事だという認識
- 自傷行為
- サバイバー役割

ハイリスク群　At risk populations

- 家から強制的に退去させられた人
- 衝撃的な出来事の長期化を経験している人
- 災害にあった人
- 流行(伝染)病に曝露した人
- 死者多数の悲惨な出来事にあった人
- 人間が普段経験する範囲を超える出来事にあった人
- 重大な事故にあった人
- 戦禍にあった人
- 保健福祉職の人
- 深刻な脅威に苦しんでいる人
- 体の一部の切除や切断を目の当たりにした人
- 暴力による死を目の当たりにした人
- 大切な人が重傷を負った人
- 大切な人が深刻な脅威にあった人
- 家が破壊された人
- 戦争捕虜の経験者
- 虐待を受けたことがある人
- 犯罪被害の経験者
- 孤立の経験者
- 拷問の経験者

関連する状態　Associated conditions

- うつ病

注：この診断は，シンドロームの定義に合わせるための追加作業が行われなければ，2024-2026年版 NANDA-I分類では削除される

領域❾ コーピング／ストレス耐性　類❶ トラウマ後反応　00145

心的外傷後シンドロームリスク状態

診断の焦点：心的外傷後シンドローム

Risk for **post-trauma syndrome** （採択 1998，改訂 2013，2017，エビデンスレベル 2.1）

定義　Definition

忘れられないほど衝撃的で圧倒的な出来事に対して，不適応反応が持続しやすく，健康を損なうおそれのある状態

危険因子　Risk factors

- 自我(エゴ)の強さの弱まり
- ニーズに合わない環境
- 誇張された責任感
- ソーシャルサポートの不足
- 衝撃的な出来事だという認識
- 自傷行為
- サバイバー役割

ハイリスク群　At risk populations

- 家から強制的に退去させられた人
- 衝撃的な出来事の長期化を経験している人
- 災害にあった人
- 流行(伝染)病に曝露した人
- 死者多数の悲惨な出来事にあった人
- 人間が普段経験する範囲を超える出来事にあった人
- 重大な事故にあった人
- 戦禍にあった人
- 保健福祉職の人
- 深刻な脅威に苦しんでいる人
- 体の一部の切除や切断を目の当たりにした人
- 暴力による死を目の当たりにした人
- 大切な人が重傷を負った人
- 大切な人が深刻な脅威にあった人
- 家が破壊された人
- 戦争捕虜の経験者
- 虐待を受けたことがある人
- 犯罪被害の経験者
- 孤立の経験者
- 拷問の経験者

関連する状態　Associated conditions

■ うつ病

注：この診断は，心的外傷後シンドローム（00141）と共に追加作業が行われなければ，2024-2026 年
　　版 NANDA-I 分類では削除される

領域❾ コーピング／ストレス耐性　類❶ トラウマ後反応　00142

レイプ-心的外傷シンドローム

診断の焦点：レイプ-心的外傷シンドローム

Rape-trauma syndrome （採択 1980，改訂 1998，2017）

定義　Definition

被害者の意思や同意を無視した，強制的で暴力的な性行為に対する持続的な不適応反応の状態

診断指標　Defining characteristics

- 攻撃的行動
- 人間関係の変化
- 怒りの行動
- 不安（00146）
- 心原性ショック
- 混乱
- 否認
- 抑うつ症状
- 意思決定が困難
- 無秩序の思考
- 怒りを示す
- きまりわるい気持ち
- 恥ずかしい気持ち
- 恐怖（00148）
- 屈辱感
- 過覚醒
- 主体性の喪失
- 自尊感情が低い
- 気分が変わりやすい
- 筋れん縮
- 筋肉の緊張
- 悪夢
- パラノイア（偏執病）
- 脆弱だと感じている
- 恐怖性障害
- 身体外傷
- 無力感（00125）
- 精神運動性激越
- 睡眠覚醒サイクルの変化
- 罪悪感
- 自己非難
- 性機能障害（00059）
- 物質（薬物）乱用
- 復讐の念

関連因子　Related factors

- 未開発

ハイリスク群　At risk populations

■ レイプ経験者

■ 自殺未遂歴のある人

関連する状態　Associated conditions

■ うつ病

■ 解離性同一性障害

注：この診断は，追加作業により根拠レベルが 2.1 以上にならなければ，2024-2026 年版 NANDA-I
　　分類では削除される

領域❾ コーピング／ストレス耐性　類❶ トラウマ後反応　00114

移転ストレスシンドローム

診断の焦点：移転ストレスシンドローム

Relocation stress syndrome　（採択 1992，改訂 2000，2017）

定義　Definition

ある環境から別の環境に移動した後に起こる，生理的および心理社会的な混乱状態

診断指標　Defining characteristics

- 怒りの行動
- 不安(00146)
- 自己概念低下
- 抑うつ症状
- 怒りを示す
- フラストレーション
- 恐怖(00148)
- 罹患率上昇
- 身体症状の増加
- ニーズを言葉にすることが増える
- アイデンティティの喪失
- 主体性の喪失
- 自尊感情が低い
- 悲観的な見方
- 心を奪われている
- 睡眠覚醒サイクルの変化
- 移転・転勤・移住について心配する
- 孤立感
- 心もとない気持ち
- 孤独感
- 社会的疎外
- 移動に気が進まない

関連因子　Related factors

- コミュニケーションの障壁
- 環境のコントロールが不十分
- 出発前カウンセリングの不足
- ソーシャルサポートの不足
- 無効なコーピング方法
- 無力感
- 自己価値を下げる難しい状況
- 社会的孤立

ハイリスク群　At risk populations

- 予測できない経験に直面している人
- ある環境から別の環境へ移動する人
- 喪失経験のある人

関連する状態　Associated conditions

- うつ病
- 精神的適応力の減退
- 健康状態の悪化
- 心理社会的機能障害

注：この診断は，追加作業により根拠レベルが 2.1 以上にならなければ，2024-2026 年版 NANDA-I
　　分類では削除される

● オリジナル文献は以下を参照 https://www.igaku-shoin.co.jp/book/detail/109078　（p. x 参照）

領域❾ コーピング／ストレス耐性　**類❶ トラウマ後反応**　**00149**

移転ストレスシンドロームリスク状態

診断の焦点：移転ストレスシンドローム

Risk for **relocation stress syndrome**　（採択 2000，改訂 2013，2017）

定義　Definition

ある環境から別の環境へ移動した後に，生理的および心理社会的な混乱状態が起こりやすく，健康を損なうおそれのある状態

危険因子　Risk factors

- コミュニケーションの障壁
- 環境のコントロールが不十分
- 出発前カウンセリングの不足
- ソーシャルサポートの不足
- 無効なコーピング方法
- 無力感
- 自己価値を下げる難しい状況
- 社会的孤立

ハイリスク群　At risk populations

- 予測できない経験に直面している人
- ある環境から別の環境へ移動する人
- 喪失経験のある人

関連する状態　Associated conditions

- うつ病
- 精神的適応力の減退
- 健康状態の悪化
- 心理社会的機能障害

注：この診断は，追加作業により根拠レベルが 2.1 以上にならなければ，2024-2026 年版 NANDA-I
　　分類では削除される

非効果的行動計画

診断の焦点：行動計画

Ineffective **activity planning**　（採択 2008，改訂 2017，エビデンスレベル 2.1）

定義　Definition

特定の条件下で時間内に，一連の活動への準備ができない状態

診断指標　Defining characteristics

- 計画の欠如
- タスクに関する不安
- 健康資源（リソース）の不足
- 整理整頓能力（スキル）の不足
- 失敗のパターン
- タスク遂行への恐れ
- 選択した活動の未達成の目標

関連因子　Related factors

- 提案された解決法に直面した時の逃走行動
- 快楽主義
- 情報処理能力の不足
- ソーシャルサポートの不足
- 出来事についての非現実的な認識
- 自分の力量についての非現実的な認識

ハイリスク群　At risk populations

- 先延ばしの経験がある人

領域
❾

● オリジナル文献は以下を参照 https://www.igaku-shoin.co.jp/book/detail/109078　（p. x 参照）

領域❾ コーピング／ストレス耐性 **類❷ コーピング反応** **00226**

非効果的行動計画リスク状態

診断の焦点：行動計画

Risk for ineffective **activity planning** （採択 2010, 改訂 2013, エビデンスレベル 2.1）

定義　Definition

特定の条件下で時間内に，一連の活動への準備が困難になりやすく，健康を損なうおそれのある状態

危険因子　Risk factors

- 提案された解決法に直面した時の逃走行動
- 快楽主義
- 情報処理能力の不足
- ソーシャルサポートの不足
- 出来事についての非現実的な認識
- 自分の力量についての非現実的な認識

ハイリスク群　At risk populations

- 先延ばしの経験がある人

●オリジナル文献は以下を参照 https://www.igaku-shoin.co.jp/book/detail/109078　（p. x 参照）

不安

診断の焦点：不安

Anxiety （採択 1973，改訂 1982，1998，2017，2020，エビデンスレベル 3.2）

定義　Definition

漠然とした差し迫った危険・大惨事・不運を予期するような，広範な脅威に対する情動反応

診断指標　Defining characteristics

行動的／情動的

- 泣く
- 生産性低下
- 精神的・肉体的な激しい苦悶
- ライフイベントの変化についての不安
- 苦悩（苦痛）
- 不安定な気持ち
- 激しく怯える気持ち
- どうすることもできない無力感
- 過覚醒
- 警戒心が増す
- 不眠
- イライラした気分
- 緊張感
- 精神運動性激越
- アイコンタクトの減少
- 走査行動
- 自己中心的（自己注目）

生理的

- 呼吸パターンの変化
- 食欲不振
- 反射の亢進
- 胸部圧迫感
- 四肢の冷感
- 下痢
- 口渇
- 腹痛を示す
- 気が遠くなる感じ
- 筋力低下
- 緊張を示す
- 顔面潮紅
- 血圧上昇
- 心拍数増加
- 発汗の増加
- 悪心
- 瞳孔散大
- 震える声
- 睡眠覚醒サイクルの変化
- 動悸
- 手足のチクチク（ヒリヒリ）感
- 表在血管の収縮

■ 振戦（震え）　　　　　　　　　■ 遅延性排尿
■ 頻尿　　　　　　　　　　　　　■ 尿意切迫

認知的··

■ 注意力の変化　　　　　　　　　■ 心を奪われている様子
■ 混乱　　　　　　　　　　　　　■ 思考の遮断を訴える
■ 知覚野の縮小　　　　　　　　　■ 深く考えすぎる
■ 忘れっぽい

関連因子　Related factors

■ 人生の目標への葛藤　　　　　　■ 物質（薬物）乱用
■ 人から人への伝播　　　　　　　■ 不慣れな状況
■ 疼痛　　　　　　　　　　　　　■ 満たされないニーズ
■ ストレッサー（ストレス要因）　■ 価値観の対立

ハイリスク群　At risk populations

■ 発達段階の危機状態にある人　　■ 周術期の人
■ 状況的な危機状態にある人　　　■ 不安の家族歴がある人
■ 毒素に曝露した人　　　　　　　■ 遺伝的素因のある人

関連する状態　Associated conditions

■ 精神障害

防衛的コーピング

診断の焦点：コーピング

Defensive **coping** （採択 1988，改訂 2008，エビデンスレベル 2.1）

定義　Definition

自己防衛パターンに基づき，偽りの肯定的自己評価を繰り返し投影することで，潜在的な脅威から肯定的な自尊心を守っている状態

診断指標　Defining characteristics

- 現実検討の変化
- 問題の否認
- 脆弱性の否認
- 人間関係の構築が困難
- 人間関係の維持が困難
- 誇張
- 敵意のある笑い
- 失礼な言動に対する過敏性
- 批判に対する過敏性
- 治療計画の完遂が不十分
- 治療計画への関与不足
- 非難の投影
- 責任の投影
- 失敗を正当化する
- 現実の歪曲
- 他者をあざ笑う
- 他者に対する傲慢な態度

関連因子　Related factors

- 自己知覚と価値体系との矛盾
- 失敗への恐れ
- 恥をかくことへの恐れ
- 反響(跳ね返り)への恐れ
- 他者への信頼不足
- 心理的レジリエンスの不足
- 自信が十分にない
- ソーシャルサポートの不足
- 不確かさ
- 非現実的な自己期待

領域
❾

● オリジナル文献は以下を参照 https://www.igaku-shoin.co.jp/book/detail/109078　（p. x 参照）

領域❾ コーピング／ストレス耐性　類❷ コーピング反応　00069

非効果的コーピング

診断の焦点：コーピング

Ineffective **coping**　（採択 1978，改訂 1998）

■ 定義　Definition

認知面や行動面の努力を伴う，ストレッサー評価が無効なパターンで，ウェルビーイングに関する要求を管理できない状態

■ 診断指標　Defining characteristics

- 感情反応の変化
- 注意力の変化
- コミュニケーションパターンの変化
- 他者への破壊的な行為
- 自分への破壊的な行為
- 情報整理が困難
- 倦怠感
- よく病気になる
- 助けを求めることができない
- 情報に注意を向けることができない
- 状況に対処できない
- 基本的ニーズを満たせない
- 役割期待に応えられない
- 目標指向行動の不十分な完遂
- 問題解決不足
- 問題解決能力（スキル）の不足
- 睡眠覚醒サイクルの変化を訴える
- 十分なコントロール感がないと訴える
- リスクをいとわない行動
- 物質（薬物）乱用

■ 関連因子　Related factors

- 高度な脅威
- 適応エネルギーを温存できない
- 間違った脅威の評価
- 状況に対処する能力に十分な自信がない
- 健康資源（リソース）の不足
- ストレッサーへの準備不足
- コントロール感が十分にない
- ソーシャルサポートの不足
- 無効な緊張緩和方法

ハイリスク群　At risk populations

■ 成熟的な危機状態にある人　　　　　　■ 状況的な危機状態にある人

注：この診断は，追加作業により根拠レベルが2.1以上にならなければ，2024-2026年版 NANDA-I
　　分類法では削除される

領域❾ コーピング／ストレス耐性　類❷ コーピング反応　00158

コーピング促進準備状態

診断の焦点：コーピング

Readiness for enhanced **coping**　（採択 2002，改訂 2013，エビデンスレベル 2.1）

▌定義　Definition

認知面や行動面の努力を伴う，ストレッサー評価が有効なパターンで，ウェルビーイングに関する要求の管理が，さらに強化可能な状態

▌診断指標　Defining characteristics

- ストレス管理方略のため，知識強化への願望を示す
- ストレス要因の管理強化への願望を示す
- ソーシャルサポート強化への願望を示す
- 情動志向型方略の活用強化への願望を示す
- 問題志向型方略の活用強化への願望を示す
- スピリチュアル資源の活用強化への願望を示す

非効果的コミュニティコーピング

診断の焦点：コーピング　　　　　　　　　（旧診断名：非効果的地域社会コーピング）

Ineffective community **coping**　（採択 1994，改訂 1998，2017）

定義　Definition

コミュニティの適応のための活動と問題解決のパターンが，コミュニティの需要や必要性を満たしていない状態

診断指標　Defining characteristics

- コミュニティが住民の期待に応えていない
- コミュニティへの参加不足
- コミュニティの疾病率上昇
- コミュニティの過度な対立
- コミュニティの過度なストレス
- コミュニティの問題の発生率が高い
- コミュニティの無力感
- コミュニティの脆弱感

関連因子　Related factors

- コミュニティの問題解決リソースの不足
- コミュニティ資源（リソース）の不足
- コミュニティのシステムの不在

ハイリスク群　At risk populations

- 災害を経験したコミュニティ

注：この診断は，追加作業により根拠レベルが 2.1 以上にならなければ，2024-2026 年版 NANDA-I 分類法では削除される

領域❾ コーピング／ストレス耐性　**類❷ コーピング反応**　**00076**

コミュニティコーピング促進準備状態

診断の焦点：コーピング　　　　　　（旧診断名：地域社会コーピング促進準備状態）

Readiness for enhanced community **coping**　（採択 1994，改訂 2013）

定義　Definition

コミュニティの適応のための活動と問題解決のパターンが，コミュニティの需要や必要性を満たすために，さらに強化可能な状態

診断指標　Defining characteristics

- 利用できる地域レクリエーション・プログラム増加への願望を示す
- コミュニティで利用できる，リラクゼーションプログラム強化への願望を示す
- 住民間のコミュニケーション強化への願望を示す
- 集団とコミュニティとのコミュニケーション強化への願望を示す
- 予測できるストレス要因のコミュニティ計画強化への願望を示す
- ストレス要因を管理するコミュニティ資源（リソース）強化への願望を示す
- ストレス管理に必要なコミュニティの責任能力強化への願望を示す
- 特定の課題の問題解決強化への願望を示す

注：この診断は，追加作業により根拠レベルが2.1以上にならなければ，2024-2026年版 NANDA-I 分類法では削除される

家族コーピング機能低下

診断の焦点：コーピング

Compromised family **coping** （採択 1980，改訂 1996，2017）

定義　Definition

患者が健康課題に関連する適応課題を管理・習得するうえで必要な，普段は支援的なプライマリパーソン(家族メンバー，大切な人，親しい友人)からの，サポート・慰め・援助・励ましが，足りない，役に立たない，低下した状態

診断指標　Defining characteristics

- 健康問題に対する支援者の反応を，患者が不満に思う
- 健康問題に対する支援者の反応を，患者が心配する
- 支援者と患者とのコミュニケーションに限界がある
- 支援者の防衛行動が患者の能力と一致しない
- 支援者の防衛行動が患者の自律のニードと一致しない
- 支援者が十分な知識がないと訴える
- 支援者が理解不足を訴える
- 支援者が，患者のニードへの自分の反応に心を奪われていると訴える
- 支援者が患者から身を引く
- 支援者による援助行動に満足できない

関連因子　Related factors

- 支援者に影響している共存状況
- 支援者の能力の枯渇
- 家族解体
- 他者から提供された不正確な情報
- 支援者が利用できる情報の不足
- 相互サポートの不足
- 患者から支援者へのサポート不足
- 支援者による情報の理解不足
- 支援者による情報の誤解
- 支援者が家族外の心配事に心を奪われている

領域❾

ハイリスク群　At risk populations

- 家族役割が変わったメンバーのいる家族
- 長引く疾病で処理能力が枯渇した支援者のいる家族
- 発達段階の危機状態にある支援者のいる家族
- 状況的な危機状態にある支援者のいる家族

注：この診断は，根拠レベルが2.1以上に改訂されなければ，2024-2026年版NANDA-I分類では削除される

家族コーピング機能停止

診断の焦点：コーピング

Disabled family **coping**　（採択 1980，改訂 1996，2008，エビデンスレベル 2.1）

定義　Definition

プライマリパーソン（家族メンバー，大切な人，親しい友人）の行動が，健康課題に不可欠な適応課題に，自分や患者が効果的に対処する能力を無効にしている状態

診断指標　Defining characteristics

- 患者を放棄する
- 患者の病気の症状をまねる
- 攻撃的行動
- 抑うつ症状
- 意義ある生活の構築が困難
- 患者の基本的ニーズを無視する
- 家族関係を無視する
- 患者の健康問題に関する現実の歪曲
- 見捨てられた気持ち
- ウェルビーイングを害する家族の行動

- 敵対心
- 個人主義の欠如
- 患者を許容する能力が十分にない
- クライアントの主体性の喪失
- 治療計画を軽視する
- 患者のニーズに関係なく，いつもの日課を続ける
- 患者への過度の注目の長期化
- 精神運動性激越
- 心因性（心身）症状

関連因子　Related factors

- 曖昧な家族関係
- 介護者が慢性的に気持ちを示さない
- 支援者と患者のコーピングスタイルの違い

- 支援者間のコーピングスタイルの違い

領域
❾

領域❾ コーピング／ストレス耐性　**類❷ コーピング反応**　**00075**

家族コーピング促進準備状態

診断の焦点：コーピング

Readiness for enhanced family **coping**　（採択 1980, 改訂 2013）

定義　Definition

患者の健康課題に深く関わっているプライマリパーソン（家族メンバー，大切な人，親しい友人）の適応課題を管理するパターンが，さらに強化可能な状態

診断指標　Defining characteristics

■増大する危機の影響を認めたいという願望を示す
■ウェルネスの最大化につながる経験を選びたいとの願望を示す
■同じような状況を経験した人々とのつながり強化への願望を示す

■豊かなライフスタイル強化への願望を示す
■ヘルスプロモーション強化への願望を示す

注：この診断は，追加作業により根拠レベルが 2.1 以上にならなければ，2024-2026 年版 NANDA-I 分類法では削除される

領域❾ コーピング／ストレス耐性　**類❷ コーピング反応**　**00147**

死の不安

診断の焦点：死の不安

Death anxiety　（採択 1998，改訂 2006，2017，2020，エビデンスレベル 2.1）

▌定義　Definition

自分や大切な人たちの死や，死のプロセスの予感によって起こる，情動的な苦痛と不安定さが，生活の質(QOL)に悪影響を及ぼしている状態

▌診断指標　Defining characteristics

- 情動不安
- 介護者負担(緊張)についての懸念
- 自分の死が大切な人に及ぼす影響への懸念
- 深い悲しみ
- 終末期疾患発症への恐れ
- 孤独(感)への恐れ
- 死ぬ時に知的能力を喪失することへの恐れ
- 死に関連した痛みの恐怖
- 早すぎる死への恐れ
- 長引く死のプロセスへの恐れ
- 愛する人と離れることへの恐れ
- 死と結び付いている苦痛への恐れ
- 死のプロセスへの恐れ
- 未知への恐れ
- 無力感
- 死と臨終に関連した否定的な考え

▌関連因子　Related factors

- 麻酔の悪影響の予感
- 死の影響が他者に及ぶ予感
- 痛みの予感
- 苦痛の予感
- 差し迫った死の認識
- 抑うつ症状
- 死についての話し合い
- 信仰心障害
- 孤独(感)
- 自尊感情が低い
- 自分の死ぬべき運命を受け入れない
- スピリチュアルペイン
- 大いなる力との遭遇の不確実性
- 死後の世界の不確実性
- 大いなる力の存在の不確実性
- 予後の不確実性
- 不快な身体症状

ハイリスク群　At risk populations

- 大切な人がターミナルケアを受けている人
- ターミナルケアを受けている人
- 大切な人の死を伴う災難の経験者
- 臨死体験のある人
- 高齢者
- 女性
- 若年成人

関連する状態　Associated conditions

- うつ病
- 死の恐怖のイメージがある病気
- 終末期疾患

● オリジナル文献は以下を参照 https://www.igaku-shoin.co.jp/book/detail/109078　（p. x 参照）

非効果的否認

診断の焦点：否認

Ineffective **denial**　（採択 1988，改訂 2006，エビデンスレベル 2.1）

定義　Definition

不安や恐怖を軽減するために，ある出来事についての知識やその意味を，意識的または無意識的に否定しようとする試みが，健康を損ねる原因になっている状態

診断指標　Defining characteristics

- 医療を探し求めることの遅れ
- 死の恐怖を否定する
- 障害への恐れを否定する
- 症状の原因を取り換える
- 疾病の生活への影響を認めない
- 危険の関連性を認めない
- 症状の関連性を認めない
- 病気の影響を恐怖に置き換える
- 不適切な感情
- 症状を過小評価する
- 医療を拒む
- 悲惨な出来事を話すとき，そっけない意見を言う
- 悲惨な出来事を話すとき，そっけない仕草をする
- 医療従事者からアドバイスされていない治療法を用いる

関連因子　Related factors

- 不安
- 過度のストレス
- 死への恐れ
- 人格的自律を失うことへの恐れ
- 離別への恐れ
- 情動面のサポート不足
- コントロール感が十分にない
- 無効なコーピング方法
- 強い情動への対応が足りないと感じている
- 嫌な現実の脅威

領域❾

● オリジナル文献は以下を参照 https://www.igaku-shoin.co.jp/book/detail/109078　（p. x 参照）

領域❾ コーピング／ストレス耐性　類❷ コーピング反応　00148

恐怖

診断の焦点：恐怖

Fear　（採択 1980，改訂 1996，2000，2017，2020，エビデンスレベル 3.2）

定義　Definition

差し迫る脅威の発見によって喚起され，即時の警告反応を伴う，基本的で激しい情動反応（出典：アメリカ心理学会）

診断指標　Defining characteristics

生理学的因子………………………………………………………………………
- 食欲不振
- 発汗
- 下痢
- 呼吸困難
- 血圧上昇
- 心拍数増加
- 呼吸数増加
- 発汗の増加

- 排尿頻度の増加
- 筋肉の緊張
- 悪心
- 蒼白
- 瞳孔散大
- 嘔吐
- 口内乾燥症

行動的／情動的………………………………………………………………………
- 心配な気持ち
- 恐怖の源への集中
- 自信低下
- 警戒心
- 恐怖感
- 激しく怯える気持ち

- 緊張を示す
- 攻撃的な態度（行動）
- 注意力の増大
- 非効果的衝動コントロール
- 緊張感
- 精神運動性激越

関連因子　Related factors

- コミュニケーションの障壁
- 脅威に対して学習された反応
- 嫌悪するような恐怖刺激に対する反応

- 不慣れな状況

ハイリスク群　At risk populations

- 小児
- 衝撃的な状況に遭遇した人
- 暴力が増加した地域の住人
- ターミナルケアを受けている人
- ソーシャルサポートから切り離された人
- 外科手術(的処置)を受ける人
- 外傷性ショック歴のある人
- 転倒転落歴のある人
- 高齢者
- 妊婦
- 女性
- 出産中の女性

関連する状態　Associated conditions

- 感覚障害

領域❾ コーピング／ストレス耐性　類❷ コーピング反応　00301

悲嘆不適応

診断の焦点：悲嘆　　　　　　　　　　　　　　　（旧診断名：悲嘆複雑化）

Maladaptive **grieving**　（採択 2020，エビデンスレベル 3.4）

定義　Definition

大切な人の死後に起こる障害で，死別に伴う苦悩の経験が，社会文化的な期待どおりには進まない状態

診断指標　Defining characteristics

- 不安
- 日々の役割遂行減少
- 抑うつ症状
- 親密さのレベル低下
- 不信感
- 過度のストレス
- 故人が経験した症状を追体験する
- 怒りを示す
- 圧倒されるような感覚
- 故人についての苦悩（苦痛）
- 他者から切り離された気持ち
- 空虚感
- 呆然とした気持ち
- ショックな気持ち
- 倦怠感
- 胃腸（消化管）症状
- 悲嘆回避
- 罹患率上昇
- 故人を恋しく思う
- 他者への不信感
- 死を受け入れない
- つらい記憶がいつまでも続く
- 故人への思いに執着する
- 故人について深く考えすぎる
- 故人を探し求める
- 自己非難

関連因子　Related factors

- 同時に起こる危機への対処が困難
- 過度の情動障害
- 愛着不安が高い
- ソーシャルサポートの不足
- 愛着回避が低い

ハイリスク群　At risk populations

- 経済的困窮者
- 社会的に受け入れ難い喪失を経験している人

- 大切な人を予期しない突然死で失った人
- 大切な人の暴力的な死を経験している人
- 死亡届に不満のある人
- コントロール不良な故人の症状を目の当たりにした人
- 小児期に虐待を受けた人
- 未解決の悲嘆歴がある人
- 故人が亡くなる前にかなり依存していた人
- 情動面で故人に近かった人
- 故人と未解決の対立がある人
- 有給の仕事がない人
- 女性

関連する状態　Associated conditions

- 不安障害
- うつ病

領域❾

● オリジナル文献は以下を参照 https://www.igaku-shoin.co.jp/book/detail/109078　（p. x 参照）

領域❾ コーピング／ストレス耐性　**類❷ コーピング反応**　**00302**

悲嘆不適応リスク状態

診断の焦点：悲嘆　　　　　　　　　　　　　（旧診断名：悲嘆複雑化リスク状態）

Risk for maladaptive **grieving**　（採択 2020，エビデンスレベル 3.4）

定義　Definition

大切な人の死後に障害が起こりやすく，死別に伴う苦悩の経験が，社会文化的な期待どおりには進まず，健康を損なうおそれのある状態

危険因子　Risk factors

- 同時に起こる危機への対処が困難
- 過度の情動障害
- 愛着不安が高い
- ソーシャルサポートの不足
- 愛着回避が低い

ハイリスク群　At risk populations

- 経済的困窮者
- 社会的に受け入れ難い喪失を経験している人
- 大切な人を予期しない突然死で失った人
- 大切な人の暴力的な死を経験している人
- 死亡届に不満のある人
- コントロール不良な故人の症状を目の当たりにした人
- 小児期に虐待を受けた人
- 未解決の悲嘆歴がある人
- 故人が亡くなる前にかなり依存していた人
- 情動面で故人に近かった人
- 故人と未解決の対立がある人
- 有給の仕事がない人
- 女性

関連する状態　Associated conditions

- 不安障害
- うつ病

● オリジナル文献は以下を参照 https://www.igaku-shoin.co.jp/book/detail/109078　（p. x 参照）

悲嘆促進準備状態

診断の焦点：悲嘆

Readiness for enhanced **grieving**　（採択 2020，エビデンスレベル 2.1）

定義　Definition

実際の，予期され，認識された重大な喪失の後に起こる，新たな機能的現実を統合するパターンで，さらに強化可能な状態

診断指標　Defining characteristics

- 故人のレガシーを引き継ぐことへの願望を示す
- これまでの活動に参加したいという願望を示す
- 痛みに対するコーピング強化への願望を示す
- 寛容性強化への願望を示す
- 希望強化への願望を示す
- 個人的成長強化への願望を示す
- 睡眠覚醒サイクル強化への願望を示す
- 怒りの感情の統合に向けた願望を示す
- 絶望感の統合に向けた願望を示す
- 罪悪感の統合に向けた願望を示す
- 後悔の気持ちの統合に向けた願望を示す
- 肯定的な感情の統合に向けた願望を示す
- 故人の肯定的な記憶の統合への願望を示す
- 楽しい人生の可能性の統合に向け願望を示す
- 意味ある人生の可能性の統合に向け願望を示す
- 目標ある人生の可能性の統合に向け願望を示す
- 満足できる人生の可能性の統合に向け願望を示す
- 喪失感の統合に向け願望を示す
- 新たな人間関係へのエネルギー投入への願望を示す

領域❾

● オリジナル文献は以下を参照 https://www.igaku-shoin.co.jp/book/detail/109078　（p. x 参照）

領域❾ コーピング／ストレス耐性　**類❷ コーピング反応**　**00241**

気分調節障害

診断の焦点：気分調節

Impaired **mood regulation** （採択 2013，改訂 2017，エビデンスレベル 2.1）

定義　Definition

気分や感情の変動を特徴とする，軽度から重度までさまざまな一連の感情・認知・身体・生理的症状からなる精神状態

診断指標　Defining characteristics

- 言語行動の変化
- 食欲の変化
- 脱抑制
- 情動不安
- 過度の罪悪感
- 過度の自己認識
- 思考の飛躍
- 絶望感
- 注意障害
- イライラした気分
- 精神運動性激越
- 精神運動遅滞
- 悲しみの感情
- 自己非難
- 社会的疎外

関連因子　Related factors

- 睡眠覚醒サイクルの変化
- 不安
- 社会的に機能することが困難
- 自己概念に影響している外的因子
- 過覚醒
- 孤独(感)
- 疼痛
- 死について繰り返し考える
- 自殺について繰り返し考える
- 社会的孤立
- 物質(薬物)乱用
- 体重の変化

関連する状態　Associated conditions

- 慢性的な疾患
- 機能障害
- 精神異常

● オリジナル文献は以下を参照 https://www.igaku-shoin.co.jp/book/detail/109078　（p. x 参照）

無力感

診断の焦点：力（パワー）

Powerlessness　（採択 1982，改訂 2010，2017，2020，エビデンスレベル 2.2）

定義　Definition

ウェルビーイング・私生活・社会に影響を及ぼす要因や出来事に対して，実際のまたは認識しているコントロール力や影響力の喪失感がある状態（出典：アメリカ心理学会）

診断指標　Defining characteristics

- 回復遅延
- 抑うつ症状
- 役割遂行についての疑念
- 以前のように活動できないことでのフラストレーション
- 人生に目的がないという気持ち
- 恥ずかしい気持ち
- 倦怠感
- 主体性の喪失
- 十分なコントロール感がないと訴える
- 社会的疎外

関連因子　Related factors

- 不安
- 介護者役割緊張
- 機能不全の施設環境
- 身体可動性障害
- 自分の状況改善への関心不足
- 対人関係の不足
- 状況管理についての知識不足
- 自分の状況を改善するモチベーションの不足
- 治療計画への関与不足
- ソーシャルサポートの不足
- 無効なコーピング方法
- 自尊感情が低い
- 疼痛
- 治療計画が複雑だと感じている
- 社会的不名誉（スティグマ）を感じている
- 社会的排除

ハイリスク群　At risk populations

- 経済的困窮者
- 衝撃的な出来事に遭遇した人

領域❾

関連する状態　Associated conditions

- 脳血管障害
- 認識障害
- 重症疾患

- 進行性の病気
- 予測不能な病気の経過

● オリジナル文献は以下を参照 https://www.igaku-shoin.co.jp/book/detail/109078　（p. x 参照）

無力感リスク状態

診断の焦点：力(パワー)

Risk for **power**lessness　(採択 2000，改訂 2010，2013，2017，2020，エビデンスレベル 2.2)

定義　Definition

ウェルビーイング・私生活・社会に影響を及ぼす要因や出来事に対して，実際のまたは認識しているコントロール力や影響力の喪失感が起こりやすく，健康を損なうおそれのある状態(出典：アメリカ心理学会)

危険因子　Risk factors

- 不安
- 介護者役割緊張
- 機能不全の施設環境
- 身体可動性障害
- 自分の状況改善への関心不足
- 対人関係の不足
- 状況管理についての知識不足
- 自分の状況を改善するモチベーションの不足
- 治療計画への関与不足
- ソーシャルサポートの不足
- 無効なコーピング方法
- 自尊感情が低い
- 疼痛
- 治療計画が複雑だと感じている
- 社会的不名誉(スティグマ)を感じている
- 社会的排除

ハイリスク群　At risk populations

- 経済的困窮者
- 衝撃的な出来事に遭遇した人

関連する状態　Associated conditions

- 脳血管障害
- 認識障害
- 重症疾患
- 進行性の病気
- 予測不能な病気の経過

領域❾

● オリジナル文献は以下を参照 https://www.igaku-shoin.co.jp/book/detail/109078　(p. x 参照)

領域❾ コーピング／ストレス耐性　類❷ コーピング反応　00187

パワー促進準備状態

診断の焦点：力（パワー）

Readiness for enhanced **power**　（採択 2006, 改訂 2013, エビデンスレベル 2.1）

定義　Definition

ウェルビーイングのために意図的に変化に参加するパターンが、さらに強化可能な状態

診断指標　Defining characteristics

- 起こりうる変化把握強化への願望を示す
- 変化につながる決断強化への願望を示す
- 変化のために活動する主体性強化への願望を示す
- 変化への関与強化に願望を示す
- 変化に関与する知識強化への願望を示す
- 日常生活の選択関与強化への願望を示す
- 健康上の選択関与強化への願望を示す
- パワー強化への願望を示す

● オリジナル文献は以下を参照 https://www.igaku-shoin.co.jp/book/detail/109078　（p. x 参照）

レジリエンス障害

診断の焦点：レジリエンス

Impaired **resilience**　（採択 2008，改訂 2017，エビデンスレベル 2.1）

定義　Definition

困難だと認識している状況や変化する状況から，ダイナミックな適応プロセスによって回復する力が低下した状態

診断指標　Defining characteristics

- 学術活動への関心低下
- 職業活動への関心低下
- 抑うつ症状
- 恥ずかしい気持ち
- 健康状態の悪化
- コントロール感が十分にない
- 無効なコーピング方法
- 無効な統合
- 自尊感情が低い
- 苦悩(苦痛)の新たな高まり
- 罪悪感
- 社会的孤立

関連因子　Related factors

- 家族関係の変化
- コミュニティの暴力
- 家族の儀式の中断
- 家族役割の中断
- 家族機能障害
- 健康資源(リソース)の不足
- ソーシャルサポートの不足
- 一貫性のないペアレンティング(しつけ)
- 無効な家族適応
- 非効果的衝動コントロール
- さまざまな困難な状況の併存
- 脆弱だと感じている
- 物質(薬物)乱用

ハイリスク群　At risk populations

- 経済的困窮者
- 新たな危機状態にある人
- 慢性的な危機状態にある人
- 暴力のある環境にいた人
- 少数民族の人
- 精神障害のある親がいる人
- 暴力のある環境にいた経験のある人
- 大家族の人
- 低学歴の母親
- 女性

領域❾

関連する状態　Associated conditions

■ 知的障害 ■ 心理的障害

レジリエンス障害リスク状態

診断の焦点：レジリエンス

Risk for impaired **resilience**　（採択 2008，改訂 2013，2017，エビデンスレベル 2.1）

定義　Definition

困難だと認識している状況や変化する状況から，ダイナミックな適応プロセスによって回復する力が低下しやすく，健康を損なうおそれのある状態

危険因子　Risk factors

- 家族関係の変化
- コミュニティの暴力
- 家族儀式の中断
- 家族役割の中断
- 家族機能障害
- 健康資源(リソース)の不足
- ソーシャルサポートの不足
- 一貫性のないペアレンティング(しつけ)
- 無効な家族適応
- 非効果的衝動コントロール
- さまざまな困難な状況の併存
- 脆弱だと感じている
- 物質(薬物)乱用

ハイリスク群　At risk populations

- 経済的困窮者
- 新たな危機状態にある人
- 慢性的な危機状態にある人
- 暴力のある環境にいた人
- 少数民族の人
- 精神障害のある親がいる人
- 暴力のある環境にいた経験のある人
- 大家族の人
- 低学歴の母親
- 女性

関連する状態　Associated conditions

- 知的障害
- 心理的障害

領域❾

● オリジナル文献は以下を参照 https://www.igaku-shoin.co.jp/book/detail/109078 　(p. x 参照)

領域❾ コーピング／ストレス耐性　類❷ コーピング反応　00212

レジリエンス促進準備状態

診断の焦点：レジリエンス

Readiness for enhanced **resilience**　（採択 2008，改訂 2013，エビデンスレベル 2.1）

定義　Definition

困難だと認識している状況や変化する状況から，ダイナミックな適応プロセスによって回復する力のパターンが，さらに強化可能な状態

診断指標　Defining characteristics

- 利用できる資源（リソース）強化への願望を示す
- コミュニケーション能力（スキル）強化への願望を示す
- 環境の安全性強化への願望を示す
- 目標設定強化への願望を示す
- 対人関係強化への願望を示す
- 活動関与強化への願望を示す
- 自分の行為に対する責任強化への願望を示す
- 肯定的姿勢強化への願望を示す
- 目標に向け前進強化への願望を示す
- 心理的レジリエンス強化への願望を示す
- 自尊感情強化への願望を示す
- コントロール感強化への願望を示す
- サポート体制強化への願望を示す
- コンフリクトマネジメント方略の活用強化への願望を示す
- コーピングスキルの活用強化への願望を示す
- リソース活用強化への願望を示す

● オリジナル文献は以下を参照 https://www.igaku-shoin.co.jp/book/detail/109078　（p. x 参照）

慢性悲哀

診断の焦点：悲哀

Chronic **sorrow** （採択 1998, 改訂 2017）

定義　Definition

周期的に繰り返し起こり，進行する可能性のある広範囲にわたる悲しみのパターン。疾患や障害の経過を通じた，絶え間ない喪失を受けて（親，介護者，慢性疾患や障害をもつ人が）経験する

診断指標　Defining characteristics

- ウェルビーイングを妨げる気持ちを示す
- どうしようもなく否定的な気持ち
- 悲しみ

関連因子　Related factors

- 障害管理上の危機
- 疾患管理上の危機
- 節目の見逃し
- チャンスの見逃し

ハイリスク群　At risk populations

- 発達段階の危機の経験者
- 大切な人の喪失を経験している人
- 長期にわたり介護者役割で働く人

関連する状態　Associated conditions

- 慢性的な障害
- 慢性的な疾患

領域❾

注：この診断は，追加作業により根拠レベルが 2.1 以上にならなければ，2024-2026 年版 NANDA-I 分類法では削除される

領域❾ コーピング／ストレス耐性　類❷ コーピング反応　00177

ストレス過剰負荷

診断の焦点：ストレス

Stress overload　（採択 2006，エビデンスレベル 3.2）

定義　Definition

行動を必要とする，過剰な量と種類の要求がある状態

診断指標　Defining characteristics

- 意思決定が困難
- プレッシャーを感じる
- 怒りの増大を示す
- 緊張を示す
- 機能の障害
- イライラの増大
- ストレスによる悪影響

関連因子　Related factors

- 資源(リソース)不足
- 繰り返されるストレッサー(ストレス要因)
- ストレッサー(ストレス要因)

● オリジナル文献は以下を参照 https://www.igaku-shoin.co.jp/book/detail/109078　(p. x 参照)

急性離脱シンドローム

診断の焦点：急性離脱シンドローム

Acute substance withdrawal syndrome　（採択 2016，エビデンスレベル 2.1）

定義　Definition

依存性のある化合物の急激な中断に続く，重篤で多因子性の続発症

診断指標　Defining characteristics

- 急性混乱（00128）
- 不安（00146）
- 睡眠パターン混乱（00198）
- 悪心（00134）
- 電解質バランス異常リスク状態（00195）
- 損傷リスク状態（00035）

関連因子　Related factors

- アルコールや他の中毒性物質（薬物）への依存の強まり
- 長期にわたる中毒性物質（薬物）の乱用
- 栄養不良（失調）
- 依存性物質（薬物）の突然の使用中止

ハイリスク群　At risk populations

- 離脱症状歴のある人
- 高齢者

関連する状態　Associated conditions

- 深刻な共存疾患

領域
❾

●オリジナル文献は以下を参照 https://www.igaku-shoin.co.jp/book/detail/109078　（p. x 参照）

領域**⑨** コーピング／ストレス耐性　類**❸** 神経行動学的ストレス　00259

急性離脱シンドロームリスク状態

診断の焦点：急性離脱シンドローム

Risk for **acute substance withdrawal syndrome**　（採択 2016，エビデンスレベル 2.1）

定義　Definition

依存性のある化合物の急激な中断に続く，重篤で多因子性の続発症が起こりやすく，健康を損なうおそれのある状態

危険因子　Risk factors

- アルコールや他の中毒性物質（薬物）への依存の強まり
- 長期にわたる中毒性物質（薬物）の乱用
- 栄養不良（失調）
- 依存性物質（薬物）の突然の使用中止

ハイリスク群　At risk populations

- 離脱症状歴のある人
- 高齢者

関連する状態　Associated conditions

- 深刻な共存疾患

● オリジナル文献は以下を参照 https://www.igaku-shoin.co.jp/book/detail/109078 （p. x 参照）

自律神経過反射

診断の焦点：自律神経過反射　　　　　　　　（旧診断名：自律神経反射異常亢進）

Autonomic dysreflexia　（採択 1988, 改訂 2017）

定義　Definition

第 7 胸髄（T7）か，それより上部の脊髄損傷後に起こる，命に関わる抑制できない有害刺激に対する交感神経系の反応がみられる状態

診断指標　Defining characteristics

- 目がかすむ（霧視）
- 徐脈
- 胸痛
- 悪寒
- 結膜充血
- 損傷部よりも上部の発汗
- さまざまな部分に拡散する頭痛
- ホルネル症候群

- 口の中に金属味を感じる
- 鼻づまり
- 損傷部よりも下部が蒼白
- 感覚異常
- 発作性高血圧
- 立毛（筋）反射
- 損傷部よりも上部の皮膚の赤い斑点
- 頻脈

関連因子　Related factors

消化管刺激
- 腸の膨満
- 便秘
- 便通困難
- 直腸への指刺激

- 浣腸
- 宿便
- 坐薬

外皮刺激
- 皮膚刺激
- 皮膚のかぶれ

- 日焼け
- 創傷

筋骨格-神経刺激
- 損傷部より下部のヒリヒリする刺激
- 筋れん縮
- 損傷部より下部の痛い刺激

- 骨突出部上の圧迫
- 生殖器への圧迫
- 関節可動域（ROM）訓練

領域❾

調節-状況刺激 ···

- 体を締め付ける衣服
- 環境温度の変動
- ポジショニング(位置調整)

生殖器-泌尿器刺激 ···

- 膀胱拡張
- 膀胱けいれん
- 器具の使用
- 性交

その他の因子 ···

- 介護者の疾病経過についての知識不足
- 疾病経過についての知識不足

ハイリスク群　At risk populations

- 脊髄損傷または病変があり，両極端の環境温度にさらされた人
- 脊髄損傷または病変があり，射精する男性
- 脊髄損傷または病変があり，分娩中の女性
- 脊髄損傷または病変があり，月経中の女性
- 脊髄損傷または病変があり，妊娠中の女性

関連する状態　Associated conditions

- 骨折
- 排尿筋・括約筋協調不全
- 消化器系疾患
- 精巣上体炎
- 異所骨
- 卵巣嚢腫
- 医薬品
- 腎臓結石
- 物質(薬物)離脱
- 外科手術(的処置)
- 膀胱カテーテル留置
- 尿路感染症
- 静脈血栓塞栓症

注：この診断は，追加作業により根拠レベルが 2.1 以上にならなければ，2024-2026 年版 NANDA-I 分類法では削除される

自律神経過反射リスク状態

診断の焦点：自律神経過反射　　　　（旧診断名：自律神経反射異常亢進リスク状態）

Risk for **autonomic dysreflexia**　（採択 1998, 改訂 2000, 2013, 2017）

定義　Definition

第6胸髄(T6), またはそれより上部の胸髄に損傷や病変を有する人で, 脊髄性ショックからは回復しているが, 命に関わる抑制できない有害刺激に対する交感神経系の反応が起こりやすく〔第7(T7)と第8胸髄(T8)損傷の患者にみられる〕, 健康を損なうおそれのある状態

危険因子　Risk factors

消化管刺激
- 腸の膨満
- 便秘
- 便通困難
- 直腸への指刺激
- 浣腸
- 宿便
- 坐薬

外皮刺激
- 皮膚刺激
- 皮膚のかぶれ
- 日焼け
- 創傷

筋骨格-神経刺激
- 損傷部より下部のヒリヒリする刺激
- 筋れん縮
- 損傷部より下部の痛い刺激
- 骨突出部上の圧迫
- 生殖器への圧迫
- 関節可動域(ROM)訓練

調節-状況刺激
- 体を締め付ける衣服
- 環境温度の変動
- ポジショニング(位置調整)

生殖器-泌尿器刺激
- 膀胱拡張
- 膀胱けいれん
- 器具の使用
- 性交

領域❾

その他の因子…………………………………………………………………………………………………

- 介護者の疾病経過についての知識不足
- 疾病経過についての知識不足

ハイリスク群　At risk populations

- 脊髄損傷または病変があり，両極端の環境温度にさらされた人
- 脊髄損傷または病変があり，月経中の女性
- 脊髄損傷または病変があり，射精する男性
- 脊髄損傷または病変があり，妊娠中の女性
- 脊髄損傷または病変があり，分娩中の女性

関連する状態　Associated conditions

- 骨折
- 腎臓結石
- 排尿筋・括約筋協調不全
- 物質（薬物）離脱
- 消化器系疾患
- 外科手術（的処置）
- 精巣上体炎
- 膀胱カテーテル留置
- 異所骨
- 尿路感染症
- 卵巣嚢腫
- 静脈血栓塞栓症
- 医薬品

注：この診断は，追加作業により根拠レベルが2.1以上にならなければ，2024-2026年版NANDA-I分類法では削除される

新生児離脱シンドローム

診断の焦点：新生児離脱シンドローム

Neonatal abstinence syndrome　（採択 2016，エビデンスレベル 2.1）

定義　Definition

依存性のある物質への胎内曝露または生後の薬物疼痛管理の結果として，新生児に一連の離脱症状がみられる状態

診断指標　Defining characteristics

- 下痢（00013）
- 乳児行動統合障害（00116）
- 睡眠パターン混乱（00198）
- 安楽障害（00214）
- 神経行動学的ストレス
- 誤嚥リスク状態（00039）
- 愛着障害リスク状態（00058）
- 皮膚統合性障害リスク状態（00047）
- 非効果的体温調節リスク状態（00274）
- 損傷リスク状態（00035）

関連因子　Related factors

- 未開発

ハイリスク群　At risk populations

- 母親が乱用した物質（薬物）に，子宮内で曝露した新生児
- 疼痛コントロール物質に医原性曝露した新生児
- 早産の新生児

- 離脱症状のアセスメントとケアプランに関する判断には，Finnegan Neonatal Abstinence Scoring Tool（FNAST）を推奨する。新生児離脱シンドロームの診断には，FANAST の 8 点以上と子宮内での曝露歴が併用されている。このツールは，米国で主に開発されて西洋諸国で使用されているため，他の地域には不適切かもしれない。この診断は，関連因子が開発されなければ 2024-2026 年版 NANDA-I 分類法では削除される

- オリジナル文献は以下を参照 https://www.igaku-shoin.co.jp/book/detail/109078　（p. x 参照）

領域❾

領域❾ コーピング／ストレス耐性　類❸ 神経行動学的ストレス　00116

乳児行動統合障害

診断の焦点：行動統合

Dis**organized** infant **behavior**　（採択 1994，改訂 1998，2017）

定義　Definition

機能する生理学的システムと神経行動学的システムが崩壊した状態

診断指標　Defining characteristics

注意-相互作用系···
- 感覚刺激に対する反応低下

運動系···
- 原始反射の変化
- 大げさな驚愕反応
- そわそわする
- 手指を広げる
- 握り拳をつくる
- 手を顔に当てる
- 四肢の過伸展
- 運動筋の緊張障害
- 両手を顔に当てた状態を保つ
- 振戦（身ぶるい）
- 単収縮（ひきつる）
- まとまりのない（てんでばらばらの）動き

生理的···
- 皮膚色の異常
- 不整脈
- 徐脈
- 授乳速度に耐えられない
- 大量の授乳に耐えられない
- 酸素飽和度の低下
- 頻脈
- 吸啜中断の合図

調整問題···
- 驚愕反射を抑制できない
- イライラした気分

状態統合系···
- 動覚醒状態
- 閉眼時にびまん性の α 波活動
- イライラした泣き方
- 静覚醒状態
- 覚醒レベルの変動

関連因子　Related factors

- 介護者が乳児の合図を見誤る
- 環境からの過剰刺激
- 哺乳に耐えられない
- 介護者の合図行動についての知識不足
- 環境内での封じ込め不足
- 物理的環境の不足
- 環境的感覚刺激の不足
- 栄養不良（失調）
- 疼痛
- 感覚遮断
- 感覚の過剰刺激

ハイリスク群　At risk populations

- 子宮内で催奇形性物質に曝露した乳児
- 低月経後年齢の乳児
- 早産児

関連する状態　Associated conditions

- 先天性疾患
- 未熟な神経学的機能
- 乳児の運動機能障害
- 先天性遺伝病
- 観血的処置（侵襲的処置）
- 口の障害

領域❾

注：この診断は，追加作業により根拠レベルが2.1以上にならなければ，2024-2026年版 NANDA-I
　　分類法では削除される

領域❾ コーピング／ストレス耐性　類❸ 神経行動学的ストレス　00115

乳児行動統合障害リスク状態

診断の焦点：行動統合

Risk for dis**organized** infant **behavior** （採択 1994，改訂 2013，2017）

定義　Definition

機能する生理学的システムと神経行動学的システムの調整パターンが崩壊しやすく，健康を損なうおそれのある状態

危険因子　Risk factors

- 介護者が乳児の合図を見誤る
- 環境からの過剰刺激
- 哺乳に耐えられない
- 介護者の合図行動についての知識不足
- 環境内での封じ込め不足
- 物理的環境の不足
- 環境的感覚刺激の不足
- 栄養不良（失調）
- 疼痛
- 感覚遮断
- 感覚の過剰刺激

ハイリスク群　At risk populations

- 子宮内で催奇形性物質に曝露した乳児
- 低月経後年齢の乳児
- 早産児

関連する状態　Associated conditions

- 先天性疾患
- 未熟な神経学的機能
- 乳児の運動機能障害
- 先天性遺伝病
- 観血的処置（侵襲的処置）
- 口の障害

注：この診断は，追加作業により根拠レベルが 2.1 以上にならなければ，2024-2026 年版 NANDA-I 分類法では削除される

乳児行動統合促進準備状態

診断の焦点：行動統合

Readiness for enhanced **organized** infant **behavior**　（採択 1994，改訂 2013）

▌定義　Definition

機能する生理学的システムと神経行動学的システムの統合された調整パターンが，さらに強化可能な状態

▌診断指標　Defining characteristics

- 主介護者が合図認識強化への願望を示す
- 主介護者が環境条件改善への願望を示す
- 主介護者が乳児の自己制御行動についての認識強化への願望を示す

領域❾

注：この診断は，追加作業により根拠レベルが 2.1 以上にならなければ，2024-2026 年版 NANDA-I 分類法では削除される

領域 **10** 　生活原理

真実または本質的な価値と見なされる，行為・慣習・制度に関する，日頃の行い・思考・行動の根底にある原則

類 **1** 　価値観

好ましい行動様式や最終状態の識別とランク付け

コード	診断名	頁
現在該当なし		

類 **2** 　信念

真実である，または本質的な価値があるとみなされている行為・慣習・制度に関する意見，期待，または判断

コード	診断名	頁
00068	スピリチュアルウェルビーイング促進準備状態	440

類 **3** 　価値観／信念／行動の一致

価値観と信念と行動との間で得られた調和やバランス

コード	診断名	頁
00184	意思決定促進準備状態	442
00083	意思決定葛藤	443
00242	解放的意思決定障害	444
00244	解放的意思決定障害リスク状態	445
00243	解放的意思決定促進準備状態	446
00175	道徳的苦悩	447
00169	信仰心障害	448
00170	信仰心障害リスク状態	450
00171	信仰心促進準備状態	451
00066	スピリチュアルペイン	452
00067	スピリチュアルペインリスク状態	454

領域 ⑩

NANDA International, Inc. Nursing Diagnoses : Definitions and Classification 2021-2023, 12th Edition.
Edited by T. Heather Herdman, Shigemi Kamitsuru and Camila Takáo Lopes.
© 2021 NANDA International, Inc. Published 2021 by Thieme Medical Publishers, Inc., New York.
Companion website : www.thieme.com/nanda-i
NANDA-I 看護診断―定義と分類 2021-2023 原書第 12 版
訳　上鶴重美　発行　医学書院

領域⑩ 生活原理　類❷ 信念　00068

スピリチュアルウェルビーイング促進準備状態

診断の焦点：スピリチュアルウェルビーイング

Readiness for enhanced **spiritual well-being**
（採択 1994，改訂 2002，2013，2020，エビデンスレベル 2.1）

定義　Definition

人生の意味と目的を，自己・他者・世界・自分よりも大きな力とのつながりの中で統合するパターンが，さらに強化可能な状態

診断指標　Defining characteristics

- 受容強化への願望を示す
- 自らを癒やす力の強化への願望を示す
- 自分の信仰心の安らぎ強化への願望を示す
- 自然とのつながり強化への願望を示す
- 自分よりも大きな力とのつながり強化への願望を示す
- コーピング強化への願望を示す
- 勇気強化への願望を示す
- 創造的エネルギー強化への願望を示す
- 他者からの寛容性強化への願望を示す
- 環境の調和強化への願望を示す
- 希望強化への願望を示す
- 内なる平安強化への願望を示す
- 大切な人と交流強化への願望を示す
- 喜び強化への願望を示す
- 愛情強化への願望を示す
- 他者に対する愛情強化への願望を示す
- 瞑想訓練強化への願望を示す
- 神秘体験強化への願望を示す
- 自然との一体感強化への願望を示す
- 自分よりも大きな力との一体感強化への願望を示す
- 宗教的慣習の，関与強化への願望を示す
- 自分よりも大きな力との平安強化への願望を示す
- 信心深さ強化への願望を示す
- 尊敬の念強化への願望を示す
- 人生の満足感強化への願望を示す
- 自己認識強化への願望を示す
- 自分への寛容性強化への願望を示す
- 畏敬の念強化への願望を示す
- 自分の中の調和感強化への願望を示す
- 同一性意識強化への願望を示す

■ 環境の不思議な力をさらに感じたい
　と願望を示す

■ 心の平穏強化への願望を示す

■ 他者への奉仕強化への願望を示す

■ 自分の信仰心強化への願望を示す

■ 神への降伏強化への願望を示す

領域❿

領域⓾ 生活原理　**類❸ 価値観／信念／行動の一致**　**00184**

意思決定促進準備状態

診断の焦点：意思決定

Readiness for enhanced **decision-making**　（採択 2006, 改訂 2013, エビデンスレベル 2.1）

定義　Definition

短期と長期の健康関連目標を達成するための，行動方針を選ぶパターンが，さらに
強化可能な状態

診断指標　Defining characteristics

- 社会文化的目標と決断の調和強化への願望を示す
- 社会文化的価値観と決断の調和強化への願望を示す
- 目標と決断の調和強化への願望を示す
- 価値観と決断の調和強化への願望を示す
- 意思決定強化への願望を示す
- 決断の損益分析強化への願望を示す
- 選択肢について，理解強化への願望を示す
- 選択肢の意味について，理解強化への願望を示す
- 決断に向け信頼できる根拠の活用強化への願望を示す

● オリジナル文献は以下を参照 https://www.igaku-shoin.co.jp/book/detail/109078　（p. x 参照）

意思決定葛藤

診断の焦点：意思決定葛藤

Decisional conflict （採択 1988，改訂 2006，エビデンスレベル 2.1）

定義　Definition

競合する活動の選択肢には，価値観と信念への危険・損害・挑戦を伴うため，とるべき活動方針が不確かな状態

診断指標　Defining characteristics

- 意思決定の遅れ
- 意思決定中の苦悩（苦痛）
- 苦悩（苦痛）を示す身体徴候
- 緊張を示す身体徴候
- 決断の際に道徳的原理に疑問を感じる
- 決断の際に道徳的規則に疑問を感じる
- 決断の際に道徳的価値観に疑問を感じる
- 決断の際に個人的信念に疑問を感じる
- 決断の際に個人的価値観に疑問を感じる
- 考えた行動がもたらす好ましくない結果を認識している
- 選択肢についての不確かさ
- 自己中心的（自己注目）
- 選択肢から選ぶのに迷う

関連因子　Related factors

- 道徳的責任との矛盾
- 矛盾する情報源
- 情報不足
- ソーシャルサポートの不足
- 意思決定に不慣れ
- 意思決定への干渉
- 道徳的原理が相反する行動を支持
- 道徳的規則が相反する行動を支持
- 道徳的価値観が相反する行動を支持
- 価値体系に脅威を感じている
- 曖昧な個人的信念
- 曖昧な個人的価値観

領域❿

● オリジナル文献は以下を参照 https://www.igaku-shoin.co.jp/book/detail/109078　（p. x 参照）

領域⓵ 生活原理　類❸ 価値観／信念／行動の一致　00242

解放的意思決定障害

診断の焦点：解放的意思決定

Impaired **emancipated decision-making**　（採択 2013，改訂 2017，エビデンスレベル 2.1）

定義　Definition

医療上の意思決定プロセスが，個人的知識や社会規範に対する考慮を組み入れない，あるいは柔軟な環境下で行われないことで，満足できない決定をもたらしている状態

診断指標　Defining characteristics

- 医療オプションの実施の遅れ
- 現在のライフスタイルに最適な医療オプションの選択が困難
- 自分の意見を言う際に制約を感じる
- 他者の意見についての苦悩（苦痛）
- 他者の意見についての過剰な懸念
- 他者が決断をどう思うかを過度に恐れる
- 選択肢が現在のライフスタイルにどう適合するのか説明できない
- 他人の前で医療オプションについて話した経験が少ない

関連因子　Related factors

- 利用できる医療オプションについての理解力低下
- 医療オプションに関する認識について的確に言語化するのが困難
- 医療オプションを率直に話し合う十分な自信がない
- 医療オプションに関する情報の不足
- 医療オプションを率直に話し合うためのプライバシーの不足
- 意思決定における自信が十分にない
- 医療オプションについて話し合う時間が足りない

ハイリスク群　At risk populations

- 意思決定の経験が少ない（人）
- 家父長制の序列下で医療にアクセスする女性
- 家父長制の序列のある家庭で暮らしている女性

●オリジナル文献は以下を参照 https://www.igaku-shoin.co.jp/book/detail/109078　（p. x 参照）

解放的意思決定障害リスク状態

診断の焦点：解放的意思決定

Risk for impaired **emancipated decision-making**
（採択 2013，改訂 2017，エビデンスレベル 2.1）

定義　Definition

医療上の意思決定プロセスが，個人的知識や社会規範に対する考慮を組み入れない，あるいは柔軟な環境下で行われないことで，満足できない決定をもたらしやすい状態

危険因子　Risk factors

- 利用できる医療オプションについての理解力低下
- 医療オプションに関する認識について的確に言語化するのが困難
- 医療オプションを率直に話し合う十分な自信がない
- 医療オプションに関する情報の不足
- 医療オプションを率直に話し合うためのプライバシーの不足
- 意思決定における自信が十分にない
- 医療オプションについて話し合う時間が足りない

ハイリスク群　At risk populations

- 意思決定の経験が少ない（人）
- 家父長制の序列下で医療にアクセスする女性
- 家父長制の序列のある家庭で暮らしている女性

領域❿

● オリジナル文献は以下を参照 https://www.igaku-shoin.co.jp/book/detail/109078　（p. x 参照）

領域⑩ 生活原理　**類❸ 価値観／信念／行動の一致**　**00243**

解放的意思決定促進準備状態

診断の焦点：解放的意思決定

Readiness for enhanced **emancipated decision-making**　（採択 2013，エビデンスレベル 2.1）

定義　Definition

医療上の意思決定プロセスが，個人的知識や社会規範に対する考慮を組み入れ，さらに強化可能な状態

診断指標　Defining characteristics

- 現在のライフスタイルを高める医療オプションの選択力強化への願望を示す
- 選んだ医療オプションの実行力強化への願望を示す
- すべての医療オプションの理解力強化への願望を示す
- 自分の意見を遠慮なく言える力の強化への願望を示す
- 医療オプションについて人前で話すために，安心感強化への願望を示す
- 意思決定における自信強化への願望を示す
- 医療オプションを率直に話し合うための自信強化への願望を示す
- 意思決定強化への願望を示す
- 医療オプションを話し合うプライバシー強化への願望を示す

● オリジナル文献は以下を参照 https://www.igaku-shoin.co.jp/book/detail/109078　（p. x 参照）

領域❿ 生活原理　類❸ 価値観／信念／行動の一致　00175

道徳的苦悩

診断の焦点：道徳的苦悩

Moral distress　（採択 2006, エビデンスレベル 2.1）

定義　Definition

選択した倫理的または道徳的な決定や活動を，実行できないことへの反応

診断指標　Defining characteristics

■ 道徳的選択に基づいた行動への苦悶

関連因子　Related factors

■ 意思決定者間の対立
■ 終末期の意思決定が困難
■ 治療に関する意思決定が困難
■ 意思決定の対立に利用できる情報
■ 意思決定に必要な時間の制約
■ 文化規範と一致しない価値観

ハイリスク群　At risk populations

■ 人格的自律の喪失を経験している人
■ 意思決定者から物理的に離れたところにいる人

領域
❿

領域⑩ 生活原理　**類❸ 価値観／信念／行動の一致**　**00169**

信仰心障害

診断の焦点：信仰心

Impaired **religiosity**　（採択 2004，改訂 2017，エビデンスレベル 2.1）

定義　Definition

特定の伝統信仰の信念を頼りにしたり，儀式に参加したりする能力が低下した状態

診断指標　Defining characteristics

- 信念パターンと再び結び付くことを切望する
- 慣習と再び結び付くことを切望する
- 所定の宗教的信念を忠実に守ることが困難
- 所定の宗教儀式を忠実に守ることが困難
- 宗教界から切り離される苦悩（苦痛）
- 宗教的信念に疑問を感じる
- 宗教的慣習に疑問を感じる

関連因子　Related factors

- 不安
- 宗教活動への文化的障壁
- 抑うつ症状
- 環境上の制約
- 死への恐れ
- ソーシャルサポートの不足
- 社会文化的交流の不足
- 交通機関の不足
- 効果のない介護
- 無効なコーピング方法
- 不安定
- 疼痛
- スピリチュアルペイン

ハイリスク群　At risk populations

- 入院中の人
- 終末期の危機状態にある人
- 人生の大きな転換（節目）を経験している人
- 個人的な危機状態にある人
- スピリチュアルの危機状態にある人
- 宗教的操作の経験者
- 高齢者

関連する状態　Associated conditions

■ うつ病

■ 健康状態の悪化

領域⑩ 生活原理　類❸ 価値観／信念／行動の一致　00170

信仰心障害リスク状態

診断の焦点：信仰心

Risk for impaired **religiosity** （採択 2004，改訂 2013，2017，エビデンスレベル 2.1）

定義　Definition

特定の伝統信仰の信念を頼りにしたり，儀式に参加したりする能力が低下しやすく，健康を損なうおそれのある状態

危険因子　Risk factors

- 不安
- 宗教活動への文化的障壁
- 抑うつ症状
- 環境上の制約
- 死への恐れ
- ソーシャルサポートの不足
- 社会文化的交流の不足
- 交通機関の不足
- 効果のない介護
- 無効なコーピング方法
- 不安定
- 疼痛
- スピリチュアルペイン

ハイリスク群　At risk populations

- 入院中の人
- 終末期の危機状態にある人
- 人生の大きな転換（節目）を経験している人
- 個人的な危機状態にある人
- スピリチュアルの危機状態にある人
- 宗教的操作の経験者
- 高齢者

関連する状態　Associated conditions

- うつ病
- 健康状態の悪化

●オリジナル文献は以下を参照 https://www.igaku-shoin.co.jp/book/detail/109078　（p. x 参照）

信仰心促進準備状態

診断の焦点：信仰心

Readiness for enhanced **religiosity**　（採択 2004，改訂 2013，エビデンスレベル 2.1）

定義　Definition

特定の伝統信仰の信念を頼りにしたり，儀式に参加したりするパターンが，さらに強化可能な状態

診断指標　Defining characteristics

■ 宗教指導者とのつながり強化への願望を示す

■ 寛容性強化への願望を示す

■ 宗教的経験の関与強化への願望を示す

■ 宗教的慣習の関与強化への願望を示す

■ 宗教的オプション増強への願望を示す

■ 宗教的資料活用強化への願望を示す

■ 信念パターンを取り戻したいという願望を示す

■ 宗教的慣習を取り戻したいという願望を示す

● オリジナル文献は以下を参照 https://www.igaku-shoin.co.jp/book/detail/109078　（p. x 参照）

領域⓾ 生活原理　類❸ 価値観／信念／行動の一致　00066

スピリチュアルペイン

診断の焦点：スピリチュアルペイン

Spiritual distress　（採択 1978，改訂 2002，2013，2017，2020，エビデンスレベル 3.2）

定義　Definition

人生の意味と目的を，自己・他者・世界・自分よりも大きな力とのつながりの中で統合する能力の低下に苦しんでいる状態

診断指標　Defining characteristics

- 怒りの行動
- 泣く
- 創造性（力）の表現の低下
- 自然に関心を持たない
- 睡眠異常（症）
- 過度の罪悪感
- 疎外（感）を示す
- 怒りを示す
- 自分よりも大きな力への怒り
- 信念についての懸念
- 将来への懸念
- 価値体系についての懸念
- 家族についての懸念
- 自分よりも大きな力に見捨てられた気持ち
- 空虚感
- 愛されていないという気持ち
- 役に立たない（価値がない）という気持ち

- 勇気がないことを示す
- 自信の喪失感
- コントロールの喪失感
- 希望の喪失感
- やすらぎの喪失感
- 寛容性の必要性を示す
- 残念な気持ち
- 苦痛（苦しみ）
- 倦怠感
- 恐怖
- 内省することができない
- （神の）超絶性を体験できない
- 悲嘆不適応
- 生きる意味を失ったと感じている
- アイデンティティに疑問を感じる
- 生きる意味に疑問を感じる
- 苦痛の意味に疑問を感じる
- 自身の尊厳に疑問を感じる
- 他者とのかかわりを拒む

関連因子　Related factors

- 宗教儀式の変化
- スピリチュアル活動の変化
- 不安
- 愛の体験を阻む障壁
- 文化的対立（葛藤）
- 抑うつ症状
- 老化のプロセスを受け入れることが困難
- 環境管理の不足
- 対人関係の不足
- 孤独（感）
- 主体性の喪失
- 自尊感情が低い
- 疼痛
- やり残したことがあるという感覚
- 自己疎外
- サポート体制からの分離
- 社会的疎外
- 社会文化的な欠乏
- ストレッサー（ストレス要因）
- 物質（薬物）乱用

ハイリスク群　At risk populations

- 子どもが生まれた人
- 大切な人の死に直面している人
- 不妊症の人
- 人生の大きな転換（節目）を経験している人
- 人種や民族の対立を経験している人
- 予期せぬライフイベントを経験している人
- 死に直面した人
- 自然災害にあった人
- 衝撃的な出来事に遭遇した人
- わるいニュースを受け取った人
- ターミナルケアを受けている人
- 低学歴の人

関連する状態　Associated conditions

- 慢性的な疾患
- うつ病
- 体の一部の喪失
- 体の一部の機能の喪失
- 治療計画

領域❿

● オリジナル文献は以下を参照 https://www.igaku-shoin.co.jp/book/detail/109078　（p. x 参照）

領域⑩ 生活原理　類❸ 価値観／信念／行動の一致　00067

スピリチュアルペインリスク状態

診断の焦点：スピリチュアルペイン

Risk for **spiritual distress**
（採択 1998，改訂 2004，2013，2017，2020，エビデンスレベル 3.2）

定義　Definition

人生の意味と目的を，自己・他者・世界・自分よりも大きな力とのつながりの中で統合する能力が低下しやすく，健康を損なうおそれのある状態

危険因子　Risk factors

- 宗教儀式の変化
- スピリチュアル活動の変化
- 不安
- 愛の体験を阻む障壁
- 文化的対立（葛藤）
- 抑うつ症状
- 老化のプロセスを受け入れることが困難
- 環境管理の不足
- 対人関係の不足
- 孤独（感）
- 主体性の喪失
- 自尊感情が低い
- 疼痛
- やり残したことがあるという感覚
- 自己疎外
- サポート体制からの分離
- 社会的疎外
- 社会文化的な欠乏
- ストレッサー（ストレス要因）
- 物質（薬物）乱用

ハイリスク群　At risk populations

- 子どもが生まれた人
- 大切な人の死に直面している人
- 不妊症の人
- 人生の大きな転換（節目）を経験している人
- 人種や民族の対立を経験している人
- 予期せぬライフイベントを経験している人
- 死に直面した人
- 自然災害にあった人
- 衝撃的な出来事に遭遇した人
- わるいニュースを受け取った人
- ターミナルケアを受けている人
- 低学歴の人

関連する状態　Associated conditions

- 慢性的な疾患
- うつ病
- 体の一部の喪失
- 体の一部の機能の喪失
- 治療計画

● オリジナル文献は以下を参照 https://www.igaku-shoin.co.jp/book/detail/109078　（p. x 参照）

領域 11　安全／防御

危険性や身体損傷や免疫系の損傷がないこと，損失の予防，安全と安心の保障

類 1　感染

病原性侵襲に続く宿主反応

類 2　身体損傷

肉体的危害や傷

領域⓫

NANDA International, Inc. Nursing Diagnoses : Definitions and Classification 2021-2023, 12th Edition.
Edited by T. Heather Herdman, Shigemi Kamitsuru and Camila Takáo Lopes.
© 2021 NANDA International, Inc. Published 2021 by Thieme Medical Publishers, Inc., New York.
Companion website : www.thieme.com/nanda-i
NANDA-I 看護診断—定義と分類 2021-2023 原書第 12 版
訳　上鶴重美　発行　医学書院

類5 防御的プロセス

自己が非自己から自分を守るプロセス

コード	診断名	頁
00218	ヨード造影剤有害反応リスク状態	538
00217	アレルギー反応リスク状態	539
00042	ラテックスアレルギー反応リスク状態	540

類6 体温調節

生体を保護する目的で体内の熱とエネルギーを調節する生理学的プロセス

コード	診断名	頁
00007	高体温	541
00006	低体温	542
00253	低体温リスク状態	544
00280	新生児低体温	545
00282	新生児低体温リスク状態	547
00254	周術期低体温リスク状態	549
00008	非効果的体温調節	551
00274	非効果的体温調節リスク状態	553

領域⑪

領域⓫ 安全／防御　**類❶ 感染**　**00004**

感染リスク状態

診断の焦点：感染

Risk for **infection**　（採択 1986，改訂 2010，2013，2017，2020，エビデンスレベル 3.1）

定義　Definition

病原体が侵入して増殖しやすく，健康を損なうおそれのある状態

危険因子　Risk factors

- 侵襲的な器具の長期管理が困難
- 創傷ケアの管理が困難
- 消化管運動機能障害
- 完全人工栄養
- 皮膚統合性障害
- 個人用防護具へのアクセス不足
- 公衆衛生推奨事項の順守が不十分
- 不十分な環境衛生
- ヘルスリテラシーの不足
- 不十分な衛生状態
- 病原体との接触回避についての知識不足
- 口腔衛生の不足
- ワクチン接種の不足
- 栄養不良（失調）
- 混合栄養
- 肥満
- 喫煙
- 体液のうっ滞

ハイリスク群　At risk populations

- 経済的困窮者
- 疾病のアウトブレイクにあった人
- 増大する環境病原体に曝露した人
- 低学歴の人
- 母乳育児されてない乳児

関連する状態　Associated conditions

- 分泌物の pH の変化
- 貧血
- 慢性疾患
- 線毛運動の減少
- 免疫抑制
- 観血的処置（侵襲的処置）
- 白血球減少症
- 羊膜の早期破裂

■羊膜の破裂遅延　　　　　　　　■炎症反応の抑制

●オリジナル文献は以下を参照 https://www.igaku-shoin.co.jp/book/detail/109078　（p. x 参照）

領域⓫ 安全／防御　類❶ 感染　00266

手術部位感染リスク状態

診断の焦点：手術部位感染

Risk for **surgical site infection** （採択 2016，エビデンスレベル 2.1）

定義　Definition

手術部位に病原体が侵入しやすく，健康を損なうおそれのある状態

危険因子　Risk factors

- アルコール依存症
- 肥満
- 喫煙

ハイリスク群　At risk populations

- 手術室で低温にさらされた人
- 過剰な人員環境下で外科手術を受けた人
- 増大する環境病原体に曝露した人
- ASA の PS 分類（アメリカ麻酔科学会全身状態分類），2度以上の人

関連する状態　Associated conditions

- 糖尿病
- 広範囲の外科手術
- 全身麻酔
- 高血圧
- 免疫抑制
- 抗菌薬の予防投与が不十分
- 無効な抗菌薬予防投与
- 他の手術部位の感染
- 観血的処置（侵襲的処置）
- 外傷後の変形性関節症
- 長時間の外科手術
- プロテーゼ（人工器官）
- リウマチ性関節炎
- 深刻な共存疾患
- 手術による移植
- 手術創汚染

● オリジナル文献は以下を参照 https://www.igaku-shoin.co.jp/book/detail/109078　（p. x 参照）

領域⓫ 安全／防御　**類❷ 身体損傷**　00031

非効果的気道浄化

診断の焦点：気道浄化

Ineffective **airway clearance**
（採択 1980，改訂 1996，1998，2017，2020，エビデンスレベル 3.3）

定義　Definition

きれいな気道を維持するために，分泌物または閉塞物を気道から取り除く力が低下した状態

診断指標　Defining characteristics

- 咳が出ない
- 呼吸副雑音
- 呼吸リズムの変化
- 胸部打診の変化
- 胸部声音振盪の変化
- 緩徐呼吸
- チアノーゼ
- 言語で表現しにくい
- 減弱した呼吸音
- 過剰な喀痰
- 低酸素血症
- 効果のない咳
- 効果のない痰の喀出
- 鼻孔が開く
- 起坐呼吸
- 精神運動性激越
- 肋骨下の陥没
- 頻呼吸
- 補助呼吸筋の使用

関連因子　Related factors

- 脱水症
- 過剰な粘液
- 有害物質への曝露
- 痛みの恐怖
- 気道内の異物
- 受動喫煙に注意を払わない
- 粘液栓
- 貯留した分泌物
- 喫煙

ハイリスク群　At risk populations

- 小児
- 乳児

関連する状態　Associated conditions

- 気道れん縮
- アレルギー性気道
- 気管支喘息
- 慢性閉塞性肺疾患(COPD)
- 先天性心疾患
- 重症疾患
- 肺胞の滲出液
- 全身麻酔
- 気管支壁の過形成
- 神経筋疾患
- 気道感染症

誤嚥リスク状態

診断の焦点：誤嚥

Risk for **aspiration**　（採択 1988，改訂 2013，2017，2020，エビデンスレベル 3.2）

定義　Definition

気管や気管支に消化管分泌物・口腔咽頭分泌物・固形物・液体が侵入しやすく，健康を損なうおそれのある状態

危険因子　Risk factors

- 上半身挙上を阻む障壁
- 胃腸(消化管)運動の低下
- 嚥下困難
- 経腸栄養チューブの位置異常
- 修正可能な因子についての知識不足
- 胃残留物の増加
- 非効果的気道浄化

ハイリスク群　At risk populations

- 高齢者
- 早産児

関連する状態　Associated conditions

- 慢性閉塞性肺疾患(COPD)
- 重症疾患
- 意識レベル低下
- 胃内容物の排出遅延
- 嘔吐反射低下
- 経腸栄養
- 顔面手術
- 顔面外傷
- 頭頸部腫瘍
- 下部食道括約筋の機能不全
- 胃内圧上昇
- 下顎固定の手法
- 医療機器(器具・装置)
- 頸部の手術
- 頸部の外傷
- 神経疾患
- 口腔外科手術
- 口の外傷
- 医薬品
- 肺炎
- 脳卒中
- 治療計画

領域⓫

領域⓫ 安全／防御　類❷ 身体損傷　00206

出血リスク状態

診断の焦点：出血

Risk for **bleeding** （採択 2008，改訂 2013，2017，エビデンスレベル 2.1）

定義　Definition

血液量が減少しやすく，健康を損なうおそれのある状態

危険因子　Risk factors

■ 出血予防についての知識不足

ハイリスク群　At risk populations

■ 転倒転落歴のある人

関連する状態　Associated conditions

■ 動脈瘤
■ 割礼
■ 播種性血管内凝固症候群（DIC）
■ 胃腸（消化管）の病気
■ 肝機能障害

■ 先天性凝血障害（血液凝固異常）
■ 産後の合併症
■ 妊娠合併症
■ 外傷
■ 治療計画

● 危険因子の追加が必要

● オリジナル文献は以下を参照 https://www.igaku-shoin.co.jp/book/detail/109078　（p. x 参照）

領域⓫ 安全／防御　**類❷ 身体損傷**　00048

歯列障害

診断の焦点：歯列　　　　　　　　　　　　　　（旧診断名：歯生障害）

Impaired **dentition**　（採択 1998，改訂 2017）

定義　Definition

歯の発達や萌出パターンあるいは個々の歯の構造的完全性が，破綻している状態

診断指標　Defining characteristics

- すり減った歯
- 歯の欠如
- 虫歯
- エナメル質の変色
- エナメル質の浸蝕
- 多すぎる歯石
- 多すぎる歯垢
- 顔面非対称
- 口臭

- 年齢に不相応な歯の萌出
- 歯がグラグラしている
- 不正咬合
- 乳歯の早期脱落
- 歯根の齲歯（虫歯）
- 歯の破折
- 歯列不正
- 歯痛

関連因子　Related factors

- 歯科医療へのアクセス困難
- 口腔セルフケアの実施が困難
- フッ素の過剰摂取
- 研磨性口腔衛生剤の過剰使用
- 染色物質の習慣的乱用

- 食生活の習慣化が不十分
- 歯科（口腔）衛生についての知識不足
- 口腔衛生の不足
- 栄養不良（失調）

ハイリスク群　At risk populations

- 経済的困窮者

- 歯牙障害の遺伝的素因がある人

関連する状態　Associated conditions

- 歯ぎしり

- 慢性嘔吐

領域⓫

■口の温度感受性　　　　　　　　■医薬品

注：この診断は，追加作業により根拠レベルが2.1以上にならなければ，2024-2026年版NANDA-I
　　分類法では削除される

領域⓫ 安全／防御　**類❷ 身体損傷**　00219

ドライアイリスク状態

診断の焦点：ドライアイ

Risk for **dry eye**　（採択 2010，改訂 2013，2017，2020，エビデンスレベル 3.2）

定義　Definition

涙液層が不十分になりやすいことで，目の不快感および眼表面の損傷を引き起こす可能性があり，健康を損なうおそれのある状態

危険因子　Risk factors

- 空調設備
- 大気汚染
- カフェイン摂取
- まばたき頻度の減少
- 過度の風
- 修正可能な因子についての知識不足
- コンタクトレンズの不適切な使用
- 扇風機の不適切な使用
- ヘアドライヤーの不適切な使用
- 受動喫煙に注意を払わない
- 水分摂取不足
- 空気湿度が低い
- オメガ 3 脂肪酸の欠乏
- 喫煙
- 太陽光（線）曝露
- ベンザルコニウム塩化物防腐剤入り製品の使用
- ビタミン A 欠乏症

ハイリスク群　At risk populations

- コンタクトレンズ使用者
- 集中治療室の滞在が長期化している人
- アレルギー歴のある人
- 高齢者
- 女性

関連する状態　Associated conditions

- 人工呼吸
- 自己免疫疾患
- 化学療法
- まばたきの減少
- 意識レベル低下
- ホルモンの変化
- 眼瞼を閉じることができない
- 白血球増加症
- 代謝性疾患
- 感覚や運動の反射喪失を伴う神経損傷
- 神経筋遮断薬

領域⓫

■酸素療法

■医薬品

■眼球突出

■放射線治療

■涙液量減少

■外科手術(的処置)

●オリジナル文献は以下を参照 https://www.igaku-shoin.co.jp/book/detail/109078　(p. x 参照)

非効果的ドライアイ自主管理

診断の焦点：ドライアイ自主管理

Ineffective **dry eye self-management**　（採択 2020，エビデンスレベル 2.1）

定義　Definition

十分でない涙液層を抱えた生活に固有の，症状や治療計画の管理，身体・心理社会・スピリチュアル面への影響の管理，ライフスタイル変化の管理が不十分な状態

診断指標　Defining characteristics

ドライアイ徴候
- 結膜浮腫
- 結膜の充血
- 流涙症
- 糸状角膜炎
- フルオレセインによる角結膜染色
- シルマー試験Ⅰ法で，水性涙液産生が低い
- 粘膜斑

ドライアイ症状
- 生活の質（QOL）への不満
- 目のかすみ
- 目の疲れ
- 目の灼熱感
- 眼球の乾燥感
- 眼球の異物感
- 眼球の瘙痒感
- 目に砂が入った感じ

行動
- 眼瞼ケアが困難
- カフェイン摂取の減量が困難
- 空気湿度の不十分な維持管理
- まぶた閉鎖装置の使用不足
- 処方薬の使用不足
- コンタクトレンズの不適切な使用
- 扇風機の不適切な使用
- ヘアドライヤーの不適切な使用
- 加湿機能付きゴーグルの不適切な使用
- ドライアイ徴候に注意を払わない
- ドライアイ症状に注意を払わない
- 受動喫煙に注意を払わない
- 食事からのオメガ3脂肪酸の摂取不足
- 食事からのビタミンAの摂取不足
- 水分摂取不足
- 推奨されるまばたき運動の不履行
- 推奨される目の休息の不履行
- ベンザルコニウム塩化物防腐剤入り製品の使用

領域⓫

関連因子 Related factors

- 認知機能障害
- 競合する要求
- 競合するライフスタイル選好
- 健康行動と社会規範との対立
- 感じている生活の質(QOL)低下
- コミュニティ資源(リソース)へのアクセス困難
- 複雑な治療計画の管理困難
- 複雑な医療制度の上手な利用が困難
- 意思決定が困難
- 行動計画へのコミットメントの不足
- ヘルスリテラシーの不足
- 治療計画についての知識不足
- 行動開始の合図不足
- 役割モデルの不足
- ソーシャルサポートの不足
- 治療計画の実行力に限界がある
- 自己効力感が低い
- 治療計画に対する否定的な気持ち
- 病気(疾患)を受容しない
- 治療計画に障壁を感じている
- 病気に社会的不名誉(スティグマ)を感じている
- 病気の深刻さの非現実的な認識
- 後遺症の起こりやすさについての非現実的な認識
- 治療のメリットの非現実的な認識

ハイリスク群 At risk populations

- 小児
- 経済的困窮者
- 入院が長期化している人
- 非効果的健康自主管理歴のある人
- 意思決定の経験が少ない人
- 低学歴の人
- 高齢者
- 更年期の女性

関連する状態 Associated conditions

- アレルギー
- 自己免疫疾患
- 化学療法
- 発達障害
- 移植片対宿主病
- 眼瞼を閉じることができない
- 白血球増加症
- 代謝性疾患
- 運動反射喪失を伴う神経損傷
- 感覚反射喪失を伴う神経損傷
- 酸素療法
- 医薬品
- 眼球突出
- 放射線治療
- 涙液量減少
- 外科手術(的処置)

●オリジナル文献は以下を参照 https://www.igaku-shoin.co.jp/book/detail/109078 (p. x 参照)

口腔乾燥リスク状態

診断の焦点：口腔乾燥

Risk for **dry mouth**　（採択 2016，エビデンスレベル 2.1）

定義　Definition

粘膜を湿らせる唾液の量や質の低下によって，口腔粘膜に不快感や損傷が起こりやすく，健康を損なうおそれのある状態

危険因子　Risk factors

- 脱水症
- 抑うつ症状
- 過度のストレス
- 興奮
- 喫煙

ハイリスク群　At risk populations

- 妊婦

関連する状態　Associated conditions

- 化学療法
- うつ病
- 水分制限
- 経口摂取できない
- 酸素療法
- 医薬品
- 頭頸部への放射線治療
- 全身性疾患

領域⓫

● オリジナル文献は以下を参照 https://www.igaku-shoin.co.jp/book/detail/109078　（p. x 参照）

領域⑪ 安全／防御　類❷ 身体損傷　00303

成人転倒転落リスク状態

診断の焦点：転倒転落　　　　　　　　　　（旧診断名：転倒転落リスク状態）

Risk for adult **falls** （採択 2020, エビデンスレベル 3.4）

定義　Definition

成人がうっかりして，地面や床などの低い高さのところに着地する事故を経験しやすく，健康を損なうおそれのある状態

危険因子　Risk factors

生理学的因子

- 慢性的な筋骨格痛
- 下肢筋力低下
- 脱水症
- 下痢
- 首を伸ばした時の立ちくらみ
- 首を回した時の立ちくらみ
- 低血糖

- 身体可動性障害
- 姿勢バランス障害
- 失禁
- 肥満
- 睡眠障害
- ビタミン D 欠乏症

神経心理学的因子

- 興奮性混乱
- 不安
- 認知機能障害
- 抑うつ症状

- 転倒転落への恐怖
- 絶え間ない徘徊
- 物質(薬物)乱用

未修正の環境因子

- 散らかった環境
- 高く作られたベッド面
- 気象関連の危険な状況への遭遇
- 十分なすべり止め用具が浴室にない
- 十分なすべり止め用具が床にない
- 十分な照明がない
- 不適切な便座の高さ
- ペットに注意を払わない

- 手すりがない
- 手の届かないところに置かれた物
- 肘掛けのない椅子(座席)
- 背もたれのない椅子(座席)
- 段差のある床
- 不慣れな環境
- 小型のじゅうたん(敷物)の使用

その他の因子...

- 日常生活動作(ADL)が困難
- 手段的日常生活動作(IADL)が困難
- 標準的で有効なスクリーニングツールで特定されている因子
- 夜間に助けなしで起き上がる
- 修正可能な因子についての知識不足
- 歩行に不適切な服装
- 不適切な履き物

ハイリスク群　At risk populations

- 経済的困窮者
- 60 歳以上の人
- 入院が長期化している人
- 老人介護施設(老人ホーム)にいる人
- 緩和ケア環境にいる人
- リハビリテーション環境の人
- 術後早期の人
- 1 人暮らしの人
- 在宅ケアを受けている人
- 転倒転落歴のある人
- 低学歴の人
- 拘束(抑制)されている人

関連する状態　Associated conditions

- 貧血
- 歩行補助具
- うつ病
- 内分泌系疾患
- 義足
- 大きな外傷
- 精神障害
- 筋骨格疾患
- 神経認知障害
- 起立性低血圧
- 医薬品
- 感覚障害
- 血管系疾患

● オリジナル文献は以下を参照 https://www.igaku-shoin.co.jp/book/detail/109078　(p. x 参照)

領域⓫ 安全／防御　**類❷ 身体損傷**　00306

小児転倒転落リスク状態

診断の焦点：転倒転落

Risk for child **falls**　（採択 2020，エビデンスレベル 2.1）

定義　Definition

小児がうっかりして，地面や床などの低い高さのところに着地する事故を経験しやすく，健康を損なうおそれのある状態

危険因子　Risk factors

介護者因子

- 台上でおむつを替える
- 消耗
- 子ども用具のキャスターを固定しない
- 発達段階の変化についての知識不足
- 子どもへの不十分な監視
- 環境安全に注意を払わない
- スポーツ活動の安全装置に注意を払わない
- 台上に置いたバウンサーに子どもを乗せる
- 子どもを歩行器に入れる
- 台上に置いた椅子に子どもを乗せる
- シートベルトのない椅子(座席)に子どもを乗せる
- ショッピングカートのカゴに子どもを乗せる
- 年齢に不相応な遊具に子どもを乗せる
- 産後抑うつ症状
- 安全対策せずに腕に子どもを抱いて眠る
- 安全対策せずに膝に子どもを置いて眠る

生理学的因子

- 認知機能障害
- 下肢筋力低下
- 脱水症
- 低血糖
- 低血圧
- 身体可動性障害
- 姿勢バランス障害
- 失禁
- 栄養不良(失調)
- 神経行動学的症状
- 肥満
- 睡眠障害

未修正の環境因子

- 階段に転落防止柵(ベビーゲート)がない
- 階段に手すりがない
- 子ども用具のキャスターに固定機能がない
- 窓に防護柵がない
- 散らかった環境
- バルコニーへのアクセスを容易にする家具の配置
- 窓へのアクセスを容易にする家具の配置
- テーブルやカウンターの近くに置かれたハイチェア
- 十分なすべり止め具が床にない
- 自動車内に十分な安全拘束具(チャイルドシートなど)がない
- 十分な照明がない
- 遊具のメンテナンス不足
- 高い台面の安全拘束具(ベルトなど)が不十分
- ペットに注意を払わない
- 手の届かないところに置かれた物
- 肘掛けのない椅子(座席)
- 背もたれのない椅子(座席)
- 段差のある床
- 不慣れな環境
- 転倒防止装置のない家具の使用
- 年齢不相応の家具の使用
- 小型のじゅうたん(敷物)の使用

その他の因子

- 標準的で有効なスクリーニングツールで特定されている因子
- 歩行に不適切な服装
- 不適切な履き物

ハイリスク群　At risk populations

- 男児
- 12歳未満の小児
- 経済的に困窮した家庭に生まれた小児
- 指示による絶食が長期化している小児
- 過密な環境にいた小児
- 労働力とされている小児
- 介護者が低学歴の小児
- 介護者に精神衛生上の問題がある小児
- 転倒転落歴のある小児
- 介護者がストレスに苦しんでいる小児
- 介護者が若い小児
- 入院1週間以内の小児

関連する状態　Associated conditions

- 歩行補助具
- 哺乳と摂食障害
- 筋骨格疾患
- 神経認知障害
- 医薬品
- 感覚障害

領域⓫ 安全／防御　類❷ 身体損傷　00035

損傷リスク状態

診断の焦点：損傷　　　　　　　　　　　　　　（旧診断名：身体損傷リスク状態）

Risk for **injury**　（採択 1978，改訂 2013，2017）

定義　Definition

個人の適応力や防御力と相互作用している環境条件によって，負傷しやすく，健康を損なうおそれのある状態

危険因子　Risk factors

- 認知機能障害
- 有毒化学物質への曝露
- コミュニティの予防接種実施レベル
- 修正可能な因子についての知識不足
- 栄養不良(失調)
- 神経行動学的症状
- 院内因子
- 病原体への曝露
- 物理的障壁
- 汚染された栄養源
- 危険な搬送方法(交通手段)

関連する状態　Associated conditions

- 血液像の異常
- 精神運動機能の変化
- 自己免疫疾患
- 生化学機能不全
- 効果器の機能障害
- 低酸素症
- 免疫系疾患
- 第一次生体防御機構の障害
- 感覚障害
- 感覚統合障害

注：この診断は，追加作業により根拠レベルが 2.1 以上にならなければ，2024-2026 年版 NANDA-I 分類法では削除される

角膜損傷リスク状態

診断の焦点：損傷

Risk for corneal **injury** （採択 2013，改訂 2017，エビデンスレベル 2.1）

定義　Definition

角膜組織の表層や深層に影響する，感染または炎症性損傷が起こりやすく，健康を損なうおそれのある状態

危険因子　Risk factors

■ 眼球の露出

■ 修正可能な因子についての知識不足

ハイリスク群　At risk populations

■ 入院が長期化している人

関連する状態　Associated conditions

■ 人工呼吸
■ 瞬きが 1 分間に 5 回未満
■ グラスゴー・コーマ・スケール 6 点　未満

■ 酸素療法
■ 眼窩周囲浮腫
■ 医薬品
■ 気管切開

領域⓫

● オリジナル文献は以下を参照 https://www.igaku-shoin.co.jp/book/detail/109078　（p. x 参照）

領域⑪ 安全／防御　類❷ 身体損傷　00320

乳頭乳輪複合体損傷

診断の焦点：損傷

Nipple-areolar complex **injury**　（採択 2020，エビデンスレベル 2.1）

定義　Definition

母乳育児プロセスによって，乳頭乳輪複合体に限局性の損傷が起きた状態

診断指標　Defining characteristics

- 擦りむいた皮膚
- 皮膚の色の変化
- 乳頭乳輪複合体の厚みの変化
- 水疱のできた皮膚
- 変色した皮膚の染み
- 破壊された表皮
- 斑状出血
- 皮膚のびらん
- 紅斑
- 痛み
- 血腫
- 皮膚浸軟
- 皮膚のかさぶた（痂皮）
- 皮膚亀裂
- 皮膚潰瘍形成
- 皮膚小水疱
- 腫れ
- 表皮より下の組織露出

関連因子　Related factors

- 乳房腫脹
- 乳輪が硬い
- 搾乳器の不適切な使用
- 不十分な吸着
- 母親の手による不適切な乳房の支え方
- 授乳中の乳児の不適切なポジショニング（位置調整）
- 授乳中の母親の不適切なポジショニング（位置調整）
- 無効な乳児の吸啜反射
- 無効な非栄養吸啜（おしゃぶり）
- 乳腺炎
- 母乳育児についての母親の不安
- 母乳育児プロセスへの母親のイライラ
- 乳児が自発的に乳首を放つのを母親が待たない
- 乳児が吸っているのに母親が無理に乳房から離す
- 人工乳首（哺乳瓶）使用による乳頭混乱

■処置後の痛み
■長時間の湿気(水分)への曝露
■補足的授乳

■乳首の自然保護を除去する製品の使用

ハイリスク群　At risk populations

■初産婦
■シングルマザー
■19歳未満の女性
■初めて母乳育児する女性
■乳頭乳輪複合体の色素脱失がある女性

■出産前ケアで乳頭乳輪複合体の準備が不十分だった経験のある女性
■母乳育児で乳頭外傷歴がある女性
■陥没乳首の女性
■乳頭乳輪複合体がピンク色の女性

関連する状態　Associated conditions

■舌小帯短縮症

■顎顔面奇形

領域⓫ 安全／防御　類❷ 身体損傷　00321

乳頭乳輪複合体損傷リスク状態

診断の焦点：損傷

Risk for nipple-areolar complex **injury** （採択 2020, エビデンスレベル 2.1）

定義　Definition

母乳育児プロセスによって, 乳頭乳輪複合体に限局性の損傷が起こりやすい状態

危険因子　Risk factors

- 乳房腫脹
- 乳輪が硬い
- 搾乳器の不適切な使用
- 不十分な吸着
- 出産前ケアでの乳頭乳輪複合体の準備が不十分
- 母親の手による不適切な乳房の支え方
- 授乳中の乳児の不適切なポジショニング(位置調整)
- 授乳中の母親の不適切なポジショニング(位置調整)
- 無効な乳児の吸啜反射
- 無効な非栄養吸啜(おしゃぶり)
- 乳腺炎
- 母乳育児についての母親の不安
- 母乳育児プロセスへの母親のイライラ
- 乳児が自発的に乳首を放つのを母親が待たない
- 乳児が吸っているのに母親が無理に乳房から離す
- 人工乳首(哺乳瓶)使用による乳頭混乱
- 処置後の痛み
- 長時間の湿気(水分)への曝露
- 補足的授乳
- 乳首の自然な保護(抵抗力)を除去する製品の使用

ハイリスク群　At risk populations

- 初産婦
- シングルマザー
- 19 歳未満の女性
- 初めて母乳育児する女性
- 乳頭乳輪複合体の色素脱失がある女性
- 出産前ケアで乳頭乳輪複合体の準備が不十分だった経験のある女性
- 母乳育児で乳頭外傷歴がある女性
- 陥没乳首の女性
- 乳頭乳輪複合体がピンク色の女性

関連する状態　Associated conditions

■ 舌小帯短縮症　　　　　　　　　■ 顎顔面奇形

● オリジナル文献は以下を参照 https://www.igaku-shoin.co.jp/book/detail/109078　（p. x 参照）

領域⓫

領域⓫ 安全／防御　類❷ 身体損傷　00250

尿路損傷リスク状態

診断の焦点：損傷

Risk for urinary tract **injury**　（採択 2013，改訂 2017，2020，エビデンスレベル 2.1）

定義　Definition

カテーテル使用により尿路構造の損傷が起こりやすく，健康を損なうおそれのある状態

危険因子　Risk factors

- 認知機能障害
- 混乱
- 介護者の尿道カテーテルケアについての知識不足
- 尿道カテーテルケアについての知識不足
- 神経行動学的症状
- 肥満

ハイリスク群　At risk populations

- 両極端の年齢の人（乳幼児と高齢者）

関連する状態　Associated conditions

- 骨盤内器官の解剖学的変異
- カテーテル固定を妨げる病気
- 排尿筋・括約筋協調不全
- ラテックスアレルギー
- 尿路カテーテルの長期使用
- 延髄損傷
- 前立腺肥大症
- 繰り返しのカテーテル挿入
- バルーン固定液量 30 mL 以上
- 口径の大きな尿路カテーテル使用

●オリジナル文献は以下を参照 https://www.igaku-shoin.co.jp/book/detail/109078　（p. x 参照）

周術期体位性損傷リスク状態

診断の焦点：周術期体位性損傷　（旧診断名：周手術期体位性身体損傷リスク状態）
Risk for **perioperative positioning injury**
（採択 1994，改訂 2006，2013，2017，2020，エビデンスレベル 2.1）

定義　Definition

侵襲的処置や外科的処置の間に用いる姿勢や体位固定具が原因で，想定外の解剖学的変化や身体的変化が起こりやすく，健康を損なうおそれのある状態

危険因子　Risk factors

- 筋力の低下
- 脱水症
- 標準的で有効なスクリーニングツールで特定されている因子
- 適切な設備(器具)へのアクセス不足
- 適切な支持面へのアクセス不足
- 肥満の人に利用できる設備(器具)の不足
- 栄養不良(失調)
- 肥満
- 長時間にわたる非解剖学的な手足の配置
- 硬い支持面

ハイリスク群　At risk populations

- 両極端の年齢の人(乳幼児と高齢者)
- 側臥位の人
- 砕石位(截石位，切石位)の人
- 腹臥位の人
- トレンデレンブルグ体位(骨盤高位)の人
- 1時間を超える外科手術を受ける人

関連する状態　Associated conditions

- 糖尿病
- 浮腫
- るいそう
- 全身麻酔
- 拘束(固定)
- ニューロパチー
- 麻酔による知覚障害(認知障害)
- 血管系疾患

● オリジナル文献は以下を参照 https://www.igaku-shoin.co.jp/book/detail/109078　(p. x 参照)

領域
⓫

領域⑪ 安全／防御　類❷ 身体損傷　00220

熱傷凍傷リスク状態

診断の焦点：熱傷凍傷

Risk for **thermal injury**　（採択 2010，改訂 2013，2017，エビデンスレベル 2.1）

定義　Definition

両極端の温度によって皮膚や粘膜に損傷が起こりやすく，健康を損なうおそれのある状態

危険因子　Risk factors

- 認知機能障害
- 倦怠感
- 介護者の安全対策についての知識不足
- 安全対策についての知識不足
- 防護服の不足
- 不十分な監視
- 不注意
- 喫煙
- 危険な環境

ハイリスク群　At risk populations

- 両極端の環境温度にさらされた人

関連する状態　Associated conditions

- アルコール酩酊（中毒）
- 薬物中毒
- 神経筋疾患
- ニューロパチー
- 治療計画

●オリジナル文献は以下を参照 https://www.igaku-shoin.co.jp/book/detail/109078　（p. x 参照）

領域⓫ 安全／防御　類❷ 身体損傷　00045

口腔粘膜統合性障害

診断の焦点：粘膜統合性

Impaired oral **mucous membrane integrity**
（採択 1982，改訂 1998，2013，2017，エビデンスレベル 2.1）

定義　Definition

口唇，軟部組織，口腔前庭，中咽頭に損傷がある状態

診断指標　Defining characteristics

- 口の中に嫌な味がする
- 出血
- 口唇炎
- 舌苔
- 味覚低下（減退）
- 剝離
- 摂食困難
- 嚥下困難
- 音声障害（発声困難）
- 扁桃腺肥大
- 地図状舌
- 歯肉増殖症
- 歯肉が蒼白
- 深さ 4 mm 以上の歯肉窩
- 歯肉退縮
- 口臭
- 充血
- 過形成
- 粘膜の露出
- 口内違和感
- 口腔内の浮腫
- 口腔内の亀裂
- 口腔病変
- 口腔粘膜が蒼白
- 口腔内の小結節
- 口腔内痛
- 口腔内の丘疹
- 口腔内潰瘍
- 口腔内の小水疱
- 病原体への曝露
- 腫瘤がある
- 口鼻腔の排膿
- 膿性の口鼻腔滲出液
- 萎縮して平坦な舌
- 口腔内に海綿状の斑点
- 口内炎
- 口内の白い斑点
- 口内の白い歯垢
- 白いカード（凝乳）様の口腔滲出液
- 口内乾燥症

領域⓫

関連因子　Related factors

- アルコール摂取
- 認知機能障害
- 唾液分泌減少
- 脱水症
- 抑うつ症状
- 口腔セルフケアの実施が困難
- 歯科医療への十分なアクセスがない
- 口腔衛生についての知識不足
- 口腔衛生の習慣化が不十分
- 化学薬品(物質)の不適切な使用
- 栄養不良(失調)
- 口呼吸
- 喫煙
- ストレッサー(ストレス要因)

ハイリスク群　At risk populations

- 経済的困窮者

関連する状態　Associated conditions

- アレルギー
- 常染色体異常
- 行動障害
- 化学療法
- 女性ホルモン濃度(レベル)の変化
- 血小板減少
- うつ病
- 免疫系疾患
- 免疫抑制
- 感染
- 口腔支持組織の喪失
- 機械的因子
- 口腔異常
- 24 時間を超える絶飲食
- 口の外傷
- 放射線治療
- シェーグレン症候群
- 外科手術(的処置)
- 外傷
- 治療計画

●オリジナル文献は以下を参照 https://www.igaku-shoin.co.jp/book/detail/109078　(p. x 参照)

口腔粘膜統合性障害リスク状態

診断の焦点：粘膜統合性

Risk for impaired oral **mucous membrane integrity**
(採択 2013，改訂 2017，エビデンスレベル 2.1)

定義　Definition

口唇，軟部組織，口腔前庭，中咽頭に損傷が起こりやすく，健康を損なうおそれの
ある状態

危険因子　Risk factors

- アルコール摂取
- 認知機能障害
- 唾液分泌減少
- 脱水症
- 抑うつ症状
- 口腔セルフケアの実施が困難
- 歯科医療への十分なアクセスがない
- 口腔衛生についての知識不足
- 口腔衛生の習慣化が不十分
- 化学薬品(物質)の不適切な使用
- 栄養不良(失調)
- 口呼吸
- 喫煙
- ストレッサー(ストレス要因)

ハイリスク群　At risk populations

- 経済的困窮者

関連する状態　Associated conditions

- アレルギー
- 常染色体異常
- 行動障害
- 化学療法
- 女性ホルモン濃度(レベル)の変化
- 血小板減少
- うつ病
- 免疫系疾患
- 免疫抑制
- 感染
- 口腔支持組織の喪失
- 機械的因子
- 口腔異常
- 24 時間を超える絶飲食
- 口の外傷
- 放射線治療
- シェーグレン症候群
- 外科手術(的処置)

領域⓫

■外傷

■治療計画

末梢性神経血管機能障害リスク状態

診断の焦点：神経血管機能　　　（旧診断名：末梢性神経血管性機能障害リスク状態）

Risk for peripheral **neurovascular** dys**function**　（採択 1992，改訂 2013，2017）

定義　Definition

四肢の循環・感覚・動きの機能が破綻しやすく，健康を損なうおそれのある状態

危険因子　Risk factors

■ 未開発

関連する状態　Associated conditions

■ 骨折
■ 熱傷
■ 拘束（固定）
■ 機械的圧迫

■ 整形外科手術
■ 外傷
■ 血管閉塞

注：この診断は，追加作業により根拠レベルが 2.1 以上にならなければ，2024-2026 年版 NANDA-I
　　分類法では削除される

● オリジナル文献は以下を参照 https://www.igaku-shoin.co.jp/book/detail/109078　（p. x 参照）

領域⓫ 安全／防御　**類❷ 身体損傷**　**00038**

身体外傷リスク状態

診断の焦点：身体外傷

Risk for **physical trauma** （採択 1980，改訂 2013，2017）

定義　Definition

突然の発症および重症度で，早急な対応を必要とする身体損傷が起こりやすい状態

危険因子　Risk factors

外的因子

- 助けを呼ぶ装置がない
- 階段に転落防止柵（ベビーゲート）がない
- 窓に防護柵がない
- 非常に熱い風呂に入る
- 高い所にあるベッド
- 子どもが自動車の助手席に座る
- 欠陥のある電化製品
- ガス器具の着火の遅れ
- 機能不全の救援要請装置
- 凶器へのアクセス
- 電気的障害
- 腐食剤への曝露
- 危険な機械類への接触
- 放射線被曝
- 有毒化学物質への曝露
- 可燃物
- ガス漏れ
- コンロの油汚れ
- 屋根から下がったつらら
- 十分なすべり止め用具が床にない
- 十分な照明がない
- 熱源から身を防護するものが不十分
- 階段に十分な手すりがない
- 可燃性物質の保管が不適切
- 腐食剤の保管が不適切
- 帽子やヘルメットの誤用
- シートベルトの誤用
- シートベルトを着用しない
- 塞がれた通路
- 危険物で遊ぶ
- 爆発物で遊ぶ
- 鍋の取っ手の向きがコンロ正面側
- 車道に近い
- すべりやすい床
- ベッドでの喫煙
- 酸素の近くでの喫煙
- 固定されていない電線
- 重機の危険な操作
- 危険な車道
- 危険な歩道
- 割れた食器の使用
- 拘束具の使用
- 小型のじゅうたん（敷物）の使用

- 安定感のない椅子の使用
- 安定感のないはしごの使用
- ゆったりとした衣服を裸火近くで着用

内的因子
- 認知機能障害
- 過度の情動障害
- 姿勢バランス障害
- 安全対策についての知識不足
- 神経行動学的症状
- 視覚異常に未対応
- 脱力

ハイリスク群　At risk populations

- 経済的困窮者
- 犯罪多発地域に住む人
- 身体外傷歴のある人

関連する状態　Associated conditions

- 眼と手の協調運動減少
- 筋肉協調運動の低下
- 感覚障害

領域⓫

注：この診断は，追加作業により根拠レベルが 2.1 以上にならなければ，2024-2026 年版 NANDA-I
　　分類法では削除される

領域⓫ 安全／防御　類❷ 身体損傷　00213

血管外傷リスク状態

診断の焦点：外傷

Risk for vascular **trauma** （採択 2008，改訂 2013，2017，エビデンスレベル 2.1）

▋ 定義　Definition

カテーテルがあることや注入された薬液によって，血管や周辺組織に損傷が起こりやすく，健康を損なうおそれのある状態

▋ 危険因子　Risk factors

■ 穿刺に適した部位の不足　　　　　　　■ カテーテル挿入の長期化

▋ 関連する状態　Associated conditions

■ 刺激性の溶液　　　　　　　　　　　　■ 急速な点滴注入

● オリジナル文献は以下を参照 https://www.igaku-shoin.co.jp/book/detail/109078　（p. x 参照）

成人褥瘡

診断の焦点：褥瘡

Adult **pressure injury**　（採択 2020，エビデンスレベル 3.4）

定義　Definition

成人の皮膚や下層組織に，圧迫または圧力と剪断力（ずれ力）が相まった結果，限局性の損傷がある状態（出典：欧州褥瘡諮問委員会，2019）

診断指標　Defining characteristics

- 血液の充満した水疱
- 紅斑
- 全組織層の欠損
- 骨の露出を伴う全組織層の欠損
- 筋肉の露出を伴う全組織層の欠損
- 腱の露出を伴う全組織層の欠損
- 周囲組織と比較して限局的な熱感
- 圧迫部分の痛み
- 真皮の部分層の欠損
- 限局された領域の紫色に変色した傷のない皮膚
- 潰瘍が痂皮で覆われている
- 潰瘍が脱落壊死組織で覆われている

関連因子　Related factors

外的因子

- 皮膚と支持面との間の微気候の変化
- 過度の水分（湿気）
- 適切な設備（器具）へのアクセス不足
- 適切な医療サービスへのアクセス不足
- 肥満の人に利用できる設備（器具）の不足
- 介護者の褥瘡予防方法についての知識不足
- 機械的負荷の増大
- 骨突出部上の圧迫
- 剪断力（ずれ力）
- 表面摩擦
- 持続的な機械的負荷
- 吸水性の足りないリネンの使用

内的因子

- 身体活動減少
- 身体可動性の低下
- 脱水症
- 乾燥皮膚（ドライスキン）

- 高体温
- 失禁治療計画の順守が不十分
- 褥瘡予防計画の順守が不十分
- 褥瘡予防方法についての知識不足
- タンパク-エネルギー栄養障害
- 喫煙
- 物質(薬物)乱用

その他の因子……………………………………………

- 標準的で有効なスクリーニングツールで特定されている因子

ハイリスク群　At risk populations

- 老人介護施設(老人ホーム)にいる人
- 集中治療室にいる人
- 緩和ケア環境にいる人
- リハビリテーション環境にいる人
- 医療環境の間を移動中の人
- 在宅ケアを受けている人
- ASA の PS 分類(アメリカ麻酔科学会全身状態分類), 3 度以上の人
- 体格指数(BMI)が年齢・性別基準より高い人
- 体格指数(BMI)が年齢・性別基準より低い人
- 褥瘡歴のある人
- 身体障害者
- 高齢者

関連する状態　Associated conditions

- 貧血
- 心血管疾患
- 中枢神経系疾患
- 慢性的な神経学的状態
- 重症疾患
- 血清アルブミン値低下
- 組織酸素化低下
- 組織灌流低下
- 糖尿病
- 浮腫
- CRP(C 反応性タンパク)値上昇
- 血行動態不安定
- 大腿骨近位部骨折(股関節骨折)
- 拘束(固定)
- 循環障害
- 知的障害
- 医療機器(器具・装置)
- 末梢神経障害(末梢性ニューロパシー)
- 医薬品
- 身体外傷
- 長時間の外科手術
- 感覚障害
- 脊髄損傷

● オリジナル文献は以下を参照 https://www.igaku-shoin.co.jp/book/detail/109078　(p. x 参照)

成人褥瘡リスク状態

診断の焦点：褥瘡　　　　　　　　　　　　　　（旧診断名：褥瘡リスク状態）

Risk for adult **pressure injury** （採択 2020，エビデンスレベル 3.4）

定義　Definition

成人の皮膚や下層組織に，圧迫または圧力と剪断力（ずれ力）が相まった結果，限局性の損傷が起こりやすく，健康を損なうおそれのある状態（出典：欧州褥瘡諮問委員会，2019）

危険因子　Risk factors

外的因子
- 皮膚と支持面との間の微気候の変化
- 過度の水分（湿気）
- 適切な設備（器具）へのアクセス不足
- 適切な医療サービスへのアクセス不足
- 肥満の人に利用できる設備（器具）の不足
- 介護者の褥瘡予防方法についての知識不足
- 機械的負荷の増大
- 骨突出部上の圧迫
- 剪断力（ずれ力）
- 表面摩擦
- 持続的な機械的負荷
- 吸水性の足りないリネンの使用

内的因子
- 身体活動減少
- 身体可動性の低下
- 脱水症
- 乾燥皮膚（ドライスキン）
- 高体温
- 失禁治療計画の順守が不十分
- 褥瘡予防計画の順守が不十分
- 褥瘡予防方法についての知識不足
- タンパク–エネルギー栄養障害
- 喫煙
- 物質（薬物）乱用

その他の因子
- 標準的で有効なスクリーニングツールで特定されている因子

領域⓫

ハイリスク群　At risk populations

- 老人介護施設（老人ホーム）にいる人
- 集中治療室にいる人
- 緩和ケア環境にいる人
- リハビリテーション環境にいる人
- 医療環境の間を移動中の人
- 在宅ケアを受けている人
- ASA の PS 分類（アメリカ麻酔科学会全身状態分類），3 度以上の人
- 体格指数（BMI）が年齢・性別基準より高い人
- 体格指数（BMI）が年齢・性別基準より低い人
- 褥瘡歴のある人
- 身体障害者
- 高齢者

関連する状態　Associated conditions

- 貧血
- 心血管疾患
- 中枢神経系疾患
- 慢性的な神経学的状態
- 重症疾患
- 血清アルブミン値低下
- 組織酸素化低下
- 組織灌流低下
- 糖尿病
- 浮腫
- CRP（C 反応性タンパク）値上昇
- 血行動態不安定
- 大腿骨近位部骨折（股関節骨折）
- 拘束（固定）
- 循環障害
- 知的障害
- 医療機器（用具・装置）
- 末梢神経障害（末梢性ニューロパシー）
- 医薬品
- 身体外傷
- 長時間の外科手術
- 感覚障害
- 脊髄損傷

●オリジナル文献は以下を参照 https://www.igaku-shoin.co.jp/book/detail/109078　（p. x 参照）

小児褥瘡

診断の焦点：褥瘡

Child **pressure injury** （採択 2020，エビデンスレベル 3.4）

定義　Definition

小児または青年期の若者の皮膚や下層組織に，圧迫または圧力と剪断力（ずれ力）が相まった結果，限局性の損傷がある状態（出典：欧州褥瘡諮問委員会，2019）

診断指標　Defining characteristics

- 血液の充満した水疱
- 紅斑
- 全組織層の欠損
- 骨の露出を伴う全組織層の欠損
- 筋肉の露出を伴う全組織層の欠損
- 腱の露出を伴う全組織層の欠損
- 周囲組織と比較して限局的な熱感
- 圧迫部分の痛み
- 真皮の部分層の欠損
- 限局された領域の紫色に変色した傷のない皮膚
- 潰瘍が痂皮で覆われている
- 潰瘍が脱落壊死組織で覆われている

関連因子　Related factors

外的因子

- 皮膚と支持面との間の微気候の変化
- 介護者が患者をベッドから完全に持ち上げることが困難
- 過度の水分（湿気）
- 適切な設備（器具）へのアクセス不足
- 適切な医療サービスへのアクセス不足
- 適切な物品へのアクセス不足
- 肥満児用の設備（器具）へのアクセス不足
- 介護者の粘着物質の除去方法についての知識不足
- 介護者の適切な装置固定方法についての知識不足
- 介護者の修正可能な因子についての知識不足
- 介護者の褥瘡予防方法についての知識不足
- 機械的負荷の増大
- 骨突出部上の圧迫
- 剪断力（ずれ力）
- 表面摩擦
- 持続的な機械的負荷
- 吸水性の足りないリネンの使用

内的因子

- 身体活動減少
- 身体可動性の低下
- 脱水症
- 自分の体を動かして，介護者を手助けすることが困難
- ベッド上での体位の保持が困難
- 椅子での体位の保持が困難
- 乾燥皮膚(ドライスキン)
- 高体温
- 失禁治療計画の順守が不十分
- 褥瘡予防計画の順守が不十分
- 粘着物質の除去方法についての知識不足
- 適切な装置固定方法についての知識不足
- タンパク-エネルギー栄養障害
- 水・電解質バランス異常

その他の因子

- 標準的で有効なスクリーニングツールで特定されている因子

■ ハイリスク群　At risk populations

- 集中治療室にいる小児
- 長期ケア施設にいる小児
- 緩和ケア環境にいる小児
- リハビリテーション環境にいる小児
- 医療環境の間を移動中の小児
- 在宅ケアを受けている小児
- 体格指数(BMI)が年齢・性別基準より高い小児
- 体格指数(BMI)が年齢・性別基準より低い小児
- 発達に問題がある小児
- 成長に問題がある小児
- 頭囲が大きい小児
- 皮膚表面積が大きい小児

■ 関連する状態　Associated conditions

- アルカリ性の皮膚 pH
- 皮膚構造の変化
- 貧血
- 心血管疾患
- 意識レベル低下
- 血清アルブミン値低下
- 組織酸素化低下
- 組織灌流低下
- 糖尿病
- 浮腫
- CRP(C 反応性タンパク)値上昇
- 頻繁な観血的処置(侵襲的処置)
- 血行動態不安定
- 拘束(固定)
- 循環障害
- 知的障害
- 医療機器(器具・装置)
- 医薬品
- 身体外傷
- 長時間の外科手術

■感覚障害　　　　　　　　　　　■脊髄損傷

●オリジナル文献は以下を参照 https://www.igaku-shoin.co.jp/book/detail/109078 　(p. x 参照)

領域⓫

領域⓫ 安全／防御　**類❷ 身体損傷**　00286

小児褥瘡リスク状態

診断の焦点：褥瘡

Risk for child **pressure injury**　（採択 2020，エビデンスレベル 3.4）

定義　Definition

小児または青年期の若者の皮膚や下層組織に，圧迫または圧力と剪断力（ずれ力）が相まった結果，限局性の損傷が起こりやすく，健康を損なうおそれのある状態（出典：欧州褥瘡諮問委員会，2019）

危険因子　Risk factors

外的因子

- 皮膚と支持面との間の微気候の変化
- 介護者が，患者をベッドから完全に持ち上げることが困難
- 過度の水分（湿気）
- 適切な設備（器具）へのアクセス不足
- 適切な医療サービスへのアクセス不足
- 適切な物品へのアクセス不足
- 肥満児用の設備（器具）へのアクセス不足
- 介護者の粘着物質の除去方法についての知識不足
- 介護者の適切な装置固定方法についての知識不足
- 介護者の修正可能な因子についての知識不足
- 介護者の褥瘡予防方法についての知識不足
- 機械的負荷の増大
- 骨突出部上の圧迫
- 剪断力（ずれ力）
- 表面摩擦
- 持続的な機械的負荷
- 吸水性の足りないリネンの使用

内的因子

- 身体活動減少
- 身体可動性の低下
- 脱水症
- 自分の体を動かして介護者を手助けすることが困難
- ベッド上での体位の保持が困難
- 椅子での体位の保持が困難
- 乾燥皮膚（ドライスキン）
- 高体温
- 失禁治療計画の順守が不十分
- 褥瘡予防計画の順守が不十分
- 粘着物質の除去方法についての知識不足

■ 適切な装置固定方法についての知識
不足

■ タンパク-エネルギー栄養障害
■ 水・電解質バランス異常

その他の因子 ……………………………………………

■ 標準的で有効なスクリーニングツー
ルで特定されている因子

ハイリスク群　At risk populations

■ 集中治療室にいる小児
■ 長期ケア施設にいる小児
■ 緩和ケア環境にいる小児
■ リハビリテーション環境にいる小児
■ 医療環境の間を移動中の小児
■ 在宅ケアを受けている小児
■ 体格指数(BMI)が年齢・性別基準よ
り高い小児

■ 体格指数(BMI)が年齢・性別基準よ
り低い小児
■ 発達に問題がある小児
■ 成長に問題がある小児
■ 頭囲が大きい小児
■ 皮膚表面積が大きい小児

関連する状態　Associated conditions

■ アルカリ性の皮膚 pH
■ 皮膚構造の変化
■ 貧血
■ 心血管疾患
■ 意識レベル低下
■ 血清アルブミン値低下
■ 組織酸素化低下
■ 組織灌流低下
■ 糖尿病
■ 浮腫
■ CRP(C 反応性タンパク)値上昇

■ 頻繁な観血的処置(侵襲的処置)
■ 血行動態不安定
■ 拘束(固定)
■ 循環障害
■ 知的障害
■ 医療機器(器具・装置)
■ 医薬品
■ 身体外傷
■ 長時間の外科手術
■ 感覚障害
■ 脊髄損傷

領域⓫

● 適切かつ妥当性ある, 標準的な褥瘡発生リスクのスクリーニングツールの使用を推奨する

● オリジナル文献は以下を参照 https://www.igaku-shoin.co.jp/book/detail/109078　(p. x 参照)

領域⓫ 安全／防御　類❷ 身体損傷　00287

新生児褥瘡

診断の焦点：褥瘡

Neonatal **pressure injury**　（採択 2020，エビデンスレベル 3.4）

定義　Definition

新生児の皮膚や下層組織に，圧迫または圧力と剪断力（ずれ力）が相まった結果，限局性の損傷がある状態（出典：欧州褥瘡諮問委員会，2019）

診断指標　Defining characteristics

- 血液の充満した水疱
- 紅斑
- 全組織層の欠損
- 骨の露出を伴う全組織層の欠損
- 筋肉の露出を伴う全組織層の欠損
- 腱の露出を伴う全組織層の欠損
- 周囲組織と比較して限局的な熱感
- 限局された領域の栗色に変色した傷のない皮膚
- 真皮の部分層の欠損
- 限局された領域の紫色に変色した傷のない皮膚
- 皮膚潰瘍形成
- 潰瘍が痂皮で覆われている
- 潰瘍が脱落壊死組織で覆われている

関連因子　Related factors

外的因子

- 皮膚と支持面との間の微気候の変化
- 過度の水分（湿気）
- 適切な設備（器具）へのアクセス不足
- 適切な医療サービスへのアクセス不足
- 適切な物品へのアクセス不足
- 介護者の粘着物質の除去方法についての知識不足
- 介護者の適切な装置固定方法についての知識不足
- 介護者の修正可能な因子についての知識不足
- 介護者の褥瘡予防方法についての知識不足
- 機械的負荷の増大
- 骨突出部上の圧迫
- 剪断力（ずれ力）
- 表面摩擦
- 持続的な機械的負荷
- 吸水性の足りないリネンの使用

内的因子
■ 身体可動性の低下
■ 脱水症
■ 乾燥皮膚（ドライスキン）

■ 高体温
■ 水・電解質バランス異常

その他の因子
■ 標準的で有効なスクリーニングツールで特定されている因子

ハイリスク群　At risk populations
■ 低出生体重の新生児
■ 在胎 32 週未満の新生児
■ 集中治療室の滞在が長期化している新生児

■ 集中治療室にいる新生児

関連する状態　Associated conditions
■ 貧血
■ 血清アルブミン値低下
■ 組織酸素化低下
■ 組織灌流低下
■ 浮腫
■ 未熟な皮膚統合性
■ 未熟な皮膚の質感（肌のキメ）

■ 未熟な角質層
■ 拘束（固定）
■ 医療機器（器具・装置）
■ 未熟性に関連した栄養障害
■ 医薬品
■ 長時間の外科手術
■ 深刻な共存疾患

● 適切かつ妥当性ある，標準的な褥瘡発生リスクのスクリーニングツールの使用を推奨する

● オリジナル文献は以下を参照 https://www.igaku-shoin.co.jp/book/detail/109078　（p. x 参照）

領域⑪ 安全／防御　**類❷ 身体損傷**　00288

新生児褥瘡リスク状態

診断の焦点：褥瘡

Risk for neonatal **pressure injury**　（採択 2020，エビデンスレベル 3.4）

定義　Definition

新生児の皮膚や下層組織に，圧迫または圧力と剪断力（ずれ力）が相まった結果，限局性の損傷が起こりやすく，健康を損なうおそれのある状態（出典：欧州褥瘡諮問委員会，2019）

危険因子　Risk factors

外的因子
- 皮膚と支持面との間の微気候の変化
- 過度の水分（湿気）
- 適切な設備（器具）へのアクセス不足
- 適切な医療サービスへのアクセス不足
- 適切な物品へのアクセス不足
- 介護者の粘着物質の除去方法についての知識不足
- 介護者の適切な装置固定方法についての知識不足
- 介護者の修正可能な因子についての知識不足
- 介護者の褥瘡予防方法についての知識不足
- 機械的負荷の増大
- 骨突出部上の圧迫
- 剪断力（ずれ力）
- 表面摩擦
- 持続的な機械的負荷
- 吸水性の足りないリネンの使用

内的因子
- 身体可動性の低下
- 脱水症
- 乾燥皮膚（ドライスキン）
- 高体温
- 水・電解質バランス異常

その他の因子
- 標準的で有効なスクリーニングツールで特定されている因子

ハイリスク群　At risk populations

- 低出生体重の新生児
- 在胎 32 週未満の新生児

■集中治療室の滞在が長期化している　　■集中治療室にいる新生児
　新生児

関連する状態　Associated conditions

■貧血
■血清アルブミン値低下
■組織酸素化低下
■組織灌流低下
■浮腫
■未熟な皮膚統合性
■未熟な皮膚の質感(肌のキメ)

■未熟な角質層
■拘束(固定)
■医療機器(器具・装置)
■未熟性に関連した栄養障害
■医薬品
■長時間の外科手術
■深刻な共存疾患

● 適切かつ妥当性ある，標準的な褥瘡発生リスクのスクリーニングツールの使用を推奨する

● オリジナル文献は以下を参照 https://www.igaku-shoin.co.jp/book/detail/109078　(p. x 参照)

ショックリスク状態

診断の焦点：ショック

Risk for **shock**　（採択 2008，改訂 2013，2017，2020，エビデンスレベル 3.2）

定義　Definition

細胞機能障害につながる可能性のある，組織への不十分な血液供給が起こりやすく，健康を損なうおそれのある状態

危険因子　Risk factors

- 出血
- 体液量不足
- 標準的で有効なスクリーニングツールで特定されている因子
- 高体温
- 低体温
- 低酸素血症
- 低酸素症
- 出血管理方略についての知識不足
- 感染症管理方略についての知識不足
- 修正可能な因子についての知識不足
- 無効な薬剤自主管理
- 非出血性の水分喪失
- 喫煙
- 不安定な血圧

ハイリスク群　At risk populations

- 救急治療室に入院した人
- 両極端の年齢の人（乳幼児と高齢者）
- 心筋梗塞歴のある人

関連する状態　Associated conditions

- 人工呼吸
- 熱傷
- 化学療法
- 糖尿病
- 塞栓症
- 心疾患
- 過敏性
- 免疫抑制
- 感染
- 乳酸値 2 mmol/L 以上
- 肝疾患
- 医療機器（器具・装置）
- 新生物（腫瘍）
- 神経系疾患
- 膵炎
- 放射線治療

■敗血症
■順次臓器不全評価（SOFA）スコア 3
　以上
■簡易急性生理学的スコア（SAPS）Ⅲ
　70 超

■脊髄損傷
■外科手術（的処置）
■全身性炎症反応症候群（SIRS）
■外傷

●オリジナル文献は以下を参照 https://www.igaku-shoin.co.jp/book/detail/109078　（p. x 参照）

領域
⓫

領域⓫ 安全／防御　**類❷ 身体損傷**　00046

皮膚統合性障害

診断の焦点：皮膚統合性

Impaired **skin integrity**　（採択 1975，改訂 1998，2017，2020，エビデンスレベル 3.2）

▌定義　Definition

表皮と真皮の両方またはどちらか一方が変化した状態

▌診断指標　Defining characteristics

- 膿瘍
- 急性疼痛
- 皮膚の色の変化
- 皮膚の緊張の変化
- 出血
- 水疱
- 剝離
- 破壊された表皮

- 乾燥した皮膚（ドライスキン）
- 表皮の剝脱
- 異物が皮膚を突き刺している
- 血腫
- 限局された領域に触れると熱い
- 皮膚の浸軟
- すり傷
- 瘙痒

▌関連因子　Related factors

外的因子

- 過度の水分（湿気）
- 排泄物
- 湿度
- 高体温
- 低体温
- 介護者の組織統合性の維持について
  の知識不足
- 介護者の組織統合性の保護について
  の知識不足

- 不適切な化学薬品（物質）の使用
- 骨突出部上の圧迫
- 精神運動性激越
- 分泌物
- 剪断力（ずれ力）
- 表面摩擦
- 吸水性の足りないリネンの使用

内的因子

- 体格指数（BMI）が年齢・性別基準よ
  り高い

- 体格指数（BMI）が年齢・性別基準よ
  り低い

- 身体活動減少
- 身体可動性の低下
- 浮腫
- 失禁治療計画の順守が不十分
- 組織統合性の維持についての知識不足
- 組織統合性の保護についての知識不足

- 栄養不良(失調)
- 心因性因子
- 自己傷害(自傷行為)
- 喫煙
- 物質(薬物)乱用
- 水・電解質バランス異常

ハイリスク群　At risk populations

- 両極端の年齢の人(乳幼児と高齢者)
- 集中治療室にいる人
- 長期ケア施設にいる人

- 緩和ケア環境にいる人
- 在宅ケアを受けている人

関連する状態　Associated conditions

- 色素沈着の変化
- 貧血
- 心血管疾患
- 意識レベル低下
- 組織酸素化低下
- 組織灌流低下
- 糖尿病
- ホルモンの変化
- 拘束(固定)
- 免疫不全

- 代謝障害
- 感染
- 医療機器(器具・装置)
- 新生物(腫瘍)
- 末梢神経障害(末梢性ニューロパシー)
- 医薬品
- 穿刺
- 感覚障害

領域⑪ 安全／防御 **類❷ 身体損傷** **00047**

皮膚統合性障害リスク状態

診断の焦点：皮膚統合性

Risk for impaired **skin integrity**
(採択 1975，改訂 1998，2010，2013，2017，2020，エビデンスレベル 3.2)

▎ **定義** Definition

表皮と真皮の両方またはどちらか一方に変化が起こりやすく，健康を損なうおそれ
のある状態

▎ **危険因子** Risk factors

外的因子
- 過度の水分（湿気）
- 排泄物
- 湿度
- 高体温
- 低体温
- 介護者の組織統合性の維持について
の知識不足
- 介護者の組織統合性の保護について
の知識不足
- 不適切な化学薬品（物質）の使用
- 骨突出部上の圧迫
- 精神運動性激越
- 分泌物
- 剪断力（ずれ力）
- 表面摩擦
- 吸水性の足りないリネンの使用

内的因子
- 体格指数（BMI）が年齢・性別基準よ
り高い
- 体格指数（BMI）が年齢・性別基準よ
り低い
- 身体活動減少
- 身体可動性の低下
- 浮腫
- 失禁治療計画の順守が不十分
- 皮膚統合性の維持についての知識不
足
- 皮膚統合性の保護についての知識不
足
- 栄養不良（失調）
- 心因性因子
- 自己傷害（自傷行為）
- 喫煙
- 物質（薬物）乱用
- 水・電解質バランス異常

ハイリスク群　At risk populations

- 両極端の年齢の人（乳幼児と高齢者）
- 集中治療室にいる人
- 長期ケア施設にいる人
- 緩和ケア環境にいる人
- 在宅ケアを受けている人

関連する状態　Associated conditions

- 色素沈着の変化
- 貧血
- 心血管疾患
- 意識レベル低下
- 組織酸素化低下
- 組織灌流低下
- 糖尿病
- ホルモンの変化
- 拘束（固定）
- 免疫不全
- 代謝障害
- 感染
- 医療機器（器具・装置）
- 新生物（腫瘍）
- 末梢神経障害（末梢性ニューロパシー）
- 医薬品
- 穿刺
- 感覚障害

領域⓫ 安全／防御　類❷ 身体損傷　00156

乳児突然死リスク状態

診断の焦点：突然死

Risk for **sudden** infant **death**　（採択 2002，改訂 2013，2017，エビデンスレベル 3.2）

定義　Definition

乳児に予期せぬ死が起こりやすい状態

危険因子　Risk factors

- 出産前ケア（妊婦健診）の遅れ
- 出産前ケア（妊婦健診）が不十分
- 受動喫煙に注意を払わない
- 4か月未満の乳児の日課の睡眠に，
  ベビー椅子を使う
- 乳児への過剰な加温
- 乳児への過剰な覆い物
- 乳児を腹臥位で寝かせる
- 乳児を側臥位で寝かせる
- 乳児をやわらかい物の上で寝かせる
- 乳児の近くにやわらかい未固定物が
  ある

ハイリスク群　At risk populations

- 男児
- 2～4か月の乳児
- 子宮内でアルコールに曝露した乳児
- 寒冷気候にさらされた乳児
- 子宮内で違法薬物に曝露した乳児
- 搾母乳を与えられた乳児
- 母乳だけで育児されていない乳児
- アフリカ系の乳児
- 母親が妊娠中に喫煙していた乳児
- 出生後，アルコールに曝露した乳児
- 出生後，違法薬物に曝露した乳児
- 低出生体重の乳児
- 先住アメリカ人の乳児
- 早産児

●オリジナル文献は以下を参照 https://www.igaku-shoin.co.jp/book/detail/109078　（p. x 参照）

窒息リスク状態

診断の焦点：窒息

Risk for **suffocation** （採択 1980，改訂 2013，2017）

定義　Definition

吸入する空気が不十分になりやすく，健康を損なうおそれのある状態

危険因子　Risk factors

- 空の冷蔵庫・冷凍庫へのアクセス
- 認知機能障害
- 口いっぱいに頬張って食べる
- 過度の情動障害
- ガス漏れ
- 安全対策についての知識不足
- 低い位置の物干し用ロープ
- 乳児の首に掛けたおしゃぶり
- ビニール袋で遊ぶ
- ベビーベッドに固定した哺乳瓶
- 小さなものが気道に入る
- ベッドでの喫煙
- 乳児をやわらかい物の上で寝かせる
- 付き添いなしで水中にいる
- 排気管のない燃料系ヒーター
- 閉め切ったガレージ内での車両作動

関連する状態　Associated conditions

- 嗅覚機能の変化
- 顔面／頸部の疾患
- 顔面／頸部の損傷
- 運動機能障害

領域⓫

注：この診断は，追加作業により根拠レベルが 2.1 以上にならなければ，2024-2026 年版 NANDA-I
　分類法では削除される

領域⓫ 安全／防御　　類❷ 身体損傷　　00100

術後回復遅延

診断の焦点：術後回復

Delayed **surgical recovery**
(採択 1998，改訂 2006，2013，2017，2020，エビデンスレベル 3.3)

定義　Definition

手術後に，生命・健康・ウェルビーイングを維持する活動を，開始および実行するまでに必要な日数が延長している状態

診断指標　Defining characteristics

- 食欲不振
- 動き回ることが困難
- 仕事への復帰が困難
- 回復にかかる時間が長すぎる
- 不快感を示す
- 倦怠感
- 手術部位の治癒の中断
- 回復に時間がさらに必要だとの認識
- 仕事の再開を延期する
- セルフケアに手助けを求める

関連因子　Related factors

- せん妄
- 身体可動性障害
- 血糖値上昇
- 栄養不良（失調）
- 手術の結果への否定的な情動反応
- 肥満
- 持続性の悪心
- 持続性の痛み
- 持続性の嘔吐
- 喫煙

ハイリスク群　At risk populations

- 80 歳以上の人
- 手術中に低体温症の人
- 緊急手術が必要な人
- 周術期に輸血を必要とする人
- ASA の PS 分類（アメリカ麻酔科学会全身状態分類），3 度以上の人
- 心筋梗塞歴のある人
- 機能的能力が低い人
- 手術前に 5％を超える体重減少のあった人

関連する状態　Associated conditions

- 貧血
- 糖尿病
- 広範囲の外科手術
- 医薬品
- 周術期の手術創感染の長期化
- 術後期の精神障害
- 手術創感染

● オリジナル文献は以下を参照 https://www.igaku-shoin.co.jp/book/detail/109078　（p. x 参照）

領域⓫ 安全／防御　**類❷ 身体損傷**　**00246**

術後回復遅延リスク状態

診断の焦点：術後回復

Risk for delayed **surgical recovery**　（採択 2013，改訂 2017，2020，エビデンスレベル 3.3）

定義　Definition

手術後に，生命・健康・ウェルビーイングを維持する活動を，開始および実行するまでに必要な日数が延長しやすく，健康を損なうおそれのある状態

危険因子　Risk factors

- せん妄
- 身体可動性障害
- 血糖値上昇
- 栄養不良（失調）
- 手術の結果への否定的な情動反応
- 肥満
- 持続性の悪心
- 持続性の痛み
- 持続性の嘔吐
- 喫煙

ハイリスク群　At risk populations

- 80歳以上の人
- 手術中に低体温症の人
- 緊急手術が必要な人
- 周術期に輸血を必要とする人
- ASA の PS 分類（アメリカ麻酔科学会全身状態分類），3度以上の人
- 心筋梗塞歴のある人
- 機能的能力が低い人
- 手術前に5％を超える体重減少のあった人

関連する状態　Associated conditions

- 貧血
- 糖尿病
- 広範囲の外科手術
- 医薬品
- 周術期の手術創感染の長期化
- 術後期の精神障害
- 手術創感染

●オリジナル文献は以下を参照 https://www.igaku-shoin.co.jp/book/detail/109078　（p. x 参照）

組織統合性障害

診断の焦点：組織統合性

Impaired **tissue integrity** （採択 1986，改訂 1998，2013，2017，2020，エビデンスレベル 3.2）

定義　Definition

粘膜，角膜，外皮系，筋膜，筋肉，腱，骨，軟骨，関節包，靱帯に損傷がある状態

診断指標　Defining characteristics

- 膿瘍
- 急性疼痛
- 出血
- 筋力の低下
- 関節可動域（ROM）低下
- 体重負荷（荷重）が困難
- ドライアイ
- 血腫
- 皮膚統合性障害
- 限局された領域に触れると熱い
- 局所的な変形
- 局所的な脱毛
- 局所的なしびれ
- 局所的な腫れ
- 筋れん縮
- バランスの欠如感
- チクチク（ヒリヒリ）感
- 凝り（こわばり）
- 表皮より下の組織の露出

関連因子　Related factors

外的因子

- 排泄物
- 湿度
- 高体温
- 低体温
- 介護者の組織統合性の維持についての知識不足
- 介護者の組織統合性の保護についての知識不足
- 不適切な化学薬品（物質）の使用
- 骨突出部上の圧迫
- 精神運動性激越
- 分泌物
- 剪断力（ずれ力）
- 表面摩擦
- 吸水性の足りないリネンの使用

領域⓫

内的因子

- 体格指数(BMI)が年齢・性別基準より高い
- 体格指数(BMI)が年齢・性別基準より低い
- まばたき頻度の減少
- 身体活動減少
- 体液バランス異常
- 身体可動性障害
- 姿勢バランス障害
- 失禁治療計画の順守が不十分
- 血糖値の管理が不十分
- 組織統合性の維持についての知識不足
- 組織統合性の復元についての知識不足
- 不十分なストーマケア
- 栄養不良(失調)
- 心因性因子
- 自己傷害(自傷行為)
- 喫煙
- 物質(薬物)乱用

ハイリスク群　At risk populations

- ホームレスの人
- 両極端の年齢の人(乳幼児と高齢者)
- 両極端の環境温度にさらされた人
- 高圧電源に曝露した人
- コンタクトスポーツをしている人
- ウィンタースポーツをしている人
- 骨折の家族歴がある人
- 骨折歴のある人

関連する状態　Associated conditions

- 貧血
- 自閉スペクトラム症(自閉症スペクトラム障害)
- 心血管疾患
- 慢性的な神経学的状態
- 重症疾患
- 意識レベル低下
- 血清アルブミン値低下
- 組織酸素化低下
- 組織灌流低下
- 血行動態不安定
- 拘束(固定)
- 知的障害
- 医療機器(器具・装置)
- 代謝性疾患
- 末梢神経障害(末梢性ニューロパシー)
- 医薬品
- 感覚障害
- 外科手術(的処置)

●オリジナル文献は以下を参照 https://www.igaku-shoin.co.jp/book/detail/109078　(p. x 参照)

組織統合性障害リスク状態

診断の焦点：組織統合性

Risk for impaired **tissue integrity**　（採択 2013，改訂 2017，2020，エビデンスレベル 3.2）

定義　Definition

粘膜，角膜，外皮系，筋膜，筋肉，腱，骨，軟骨，関節包，靱帯に損傷が起こりやすく，健康を損なうおそれのある状態

危険因子　Risk factors

外的因子
- 排泄物
- 湿度
- 高体温
- 低体温
- 介護者の組織統合性の維持についての知識不足
- 介護者の組織統合性の保護についての知識不足
- 不適切な化学薬品(物質)の使用
- 骨突出部上の圧迫
- 精神運動性激越
- 分泌物
- 剪断力(ずれ力)
- 表面摩擦
- 吸水性の足りないリネンの使用

内的因子
- 体格指数(BMI)が年齢・性別基準より高い
- 体格指数(BMI)が年齢・性別基準より低い
- まばたき頻度の減少
- 身体活動減少
- 体液バランス異常
- 身体可動性障害
- 姿勢バランス障害
- 失禁治療計画の順守が不十分
- 血糖値の管理が不十分
- 組織統合性の維持についての知識不足
- 組織統合性の復元についての知識不足
- 不十分なストーマケア
- 栄養不良(失調)
- 心因性因子
- 自己傷害(自傷行為)
- 喫煙
- 物質(薬物)乱用

領域⓫

■ ハイリスク群　At risk populations

- ■ ホームレスの人
- ■ 両極端の年齢の人（乳幼児と高齢者）
- ■ 両極端の環境温度にさらされた人
- ■ 高圧電源に曝露した人
- ■ コンタクトスポーツをしている人
- ■ ウィンタースポーツをしている人
- ■ 骨折の家族歴がある人
- ■ 骨折歴のある人

■ 関連する状態　Associated conditions

- ■ 貧血
- ■ 自閉スペクトラム症（自閉症スペクトラム障害）
- ■ 心血管疾患
- ■ 慢性的な神経学的状態
- ■ 重症疾患
- ■ 意識レベル低下
- ■ 血清アルブミン値低下
- ■ 組織酸素化低下
- ■ 組織灌流低下
- ■ 血行動態不安定
- ■ 拘束（固定）
- ■ 知的障害
- ■ 医療機器（器具・装置）
- ■ 代謝性疾患
- ■ 末梢神経障害（末梢性ニューロパシー）
- ■ 医薬品
- ■ 感覚障害
- ■ 外科手術（的処置）

● オリジナル文献は以下を参照 https://www.igaku-shoin.co.jp/book/detail/109078 　（p. x 参照）

女性器切除リスク状態

診断の焦点：女性器切除

Risk for **female genital mutilation**　（採択 2016，エビデンスレベル 2.1）

▌定義　Definition

文化，宗教，その他のさまざまな非治療的理由による，女性の外性器および他の生殖器のすべてあるいは部分的な切除を受けやすく，健康を損なうおそれのある状態

▌危険因子　Risk factors

- 風習が身体的な健康に及ぼす影響について，家族の知識が欠如している
- 風習が心理社会的健康に及ぼす影響について，家族の知識が欠如している

- 風習がリプロダクティブ・ヘルスに及ぼす影響について，家族の知識が欠如している

▌ハイリスク群　At risk populations

- 風習を容認している民族に属する女性
- すべての女性に対して風習を行っている家庭に属する女性
- 風習に対して好意的態度の家庭の女性

- 風習を容認している家族の出身国への訪問を計画中の女性
- 風習を容認する国に居住している女性
- 風習を容認する民族に家長が属している女性

領域⓫

●オリジナル文献は以下を参照 https://www.igaku-shoin.co.jp/book/detail/109078　（p. x 参照）

領域⓫ 安全／防御　類❸ 暴力　00138

対他者暴力リスク状態

診断の焦点：対他者暴力

Risk for **other-directed violence** （採択 1980，改訂 1996，2013，2017）

定義　Definition

他者に対して，身体的・情動的・性的に害を及ぼすような行動をとりやすい状態

危険因子　Risk factors

- 認知機能障害
- 凶器へのアクセス
- 非効果的衝動コントロール
- 否定的なボディランゲージ
- 攻撃的で反社会的な行動パターン
- 間接的暴力のパターン
- 対他者暴力のパターン
- 威嚇的暴力のパターン
- 自殺行動

ハイリスク群　At risk populations

- 小児期に虐待を受けた人
- 動物虐待歴のある人
- 放火犯罪歴のある人
- 自動車運転の違反歴がある人
- 物質（薬物）乱用歴のある人
- 家庭内暴力の目撃者

関連する状態　Associated conditions

- 神経学的障害
- 病的酩酊
- 周産期合併症
- 出生前合併症
- 精神病性障害

注：この診断は，追加作業により根拠レベルが 2.1 以上にならなければ，2024-2026 年版 NANDA-I
　　分類法では削除される

領域⓫ 安全／防御　**類❸ 暴力**　**00140**

対自己暴力リスク状態

診断の焦点：対自己暴力

Risk for **self-directed violence**　（採択 1994，改訂 2013，2017）

定義　Definition

自分に対して，身体的・情動的・性的に害を及ぼすような行動をとりやすい状態

危険因子　Risk factors

- 自殺企図の合図行動
- 性的指向についての葛藤
- 人間関係における対立
- 雇用問題
- 自己愛的性行為への関与
- 個人的な資源（リソース）の不足
- 社会的孤立
- 自殺念慮
- 自殺計画
- 自殺企図の言葉の合図

ハイリスク群　At risk populations

- 15〜19 歳の人
- 45 歳以上の人
- 自殺のリスクが高い職業の人
- 複数回の自殺未遂歴がある人
- 家庭環境にさまざまな困難（問題）がある人

関連する状態　Associated conditions

- 精神衛生上の問題
- 身体的健康問題
- 心理的障害

領域⓫

注：この診断は，追加作業により根拠レベルが 2.1 以上にならなければ，2024-2026 年版 NANDA-I 分類法では削除される

領域⓫ 安全／防御　**類❸ 暴力**　00151

自傷行為

診断の焦点：自傷行為　　　　　　　　　　　　　　（旧診断名：自己傷害）

Self-mutilation　（採択 2000，改訂 2017）

定義　Definition

緊張を和らげるために，致命傷にならないように意図的に自分を傷つけ，組織にダメージを与える行動

診断指標　Defining characteristics

- 皮膚の擦過傷
- 噛む
- 体の一部を締め付ける
- 体を切りつける
- 叩く
- 有害物質の摂取
- 有害物質の吸入
- 身体開口部への物の挿入
- 傷をいじくる
- 体を引っ掻く
- 自分で負った熱傷
- 体の一部の切断

関連因子　Related factors

- 親友がいない
- ボディイメージの変化
- 分離状態
- 人間関係の乱れ
- 摂食障害
- 過度の情動障害
- 重要な人間関係喪失への危機感
- 自尊感情の機能障害
- 緊張を言葉で表現できない
- 親と青年期の子どもとの無効なコミュニケーション
- 無効なコーピング方法
- 非効果的衝動コントロール
- 対自己暴力への抑えがたい衝動
- 自分を切りつけたい，という抑えがたい衝動
- 不安定な行動
- 問題解決状況に対するコントロールの喪失
- 自尊感情が低い
- 耐え難い緊張の増大
- 否定的な気持ち
- 解決策を計画できないパターン
- 長期的影響を予測できないパターン
- 完璧主義
- 迅速なストレス緩和の必要性
- 社会的孤立
- 物質(薬物)乱用

■ 他者と親密な人間関係を育むために
　小細工する

ハイリスク群　At risk populations

■ 青年期の若者
■ 虐待された小児
■ 収監されている人
■ 家族の離婚に直面している人
■ 家族に物質(薬物)乱用者がいる人
■ 重要な人間関係の喪失を経験している人
■ 性同一性の危機状態にある人
■ 従来と異なる環境で暮らす人

■ 仲間が自傷行為する人
■ 自己破壊的行動の家族歴がある人
■ 小児期に虐待を受けた人
■ 小児期の疾病歴がある人
■ 小児期の手術歴がある人
■ 自分への暴力歴がある人
■ 両親(それに替わる人々)間の暴力を,目の当たりにしている人

関連する状態　Associated conditions

■ 自閉症障害
■ 境界性パーソナリティ障害
■ 性格異常

■ 離人症
■ 発達障害
■ 精神病性障害

領域⓫

注：この診断は，追加作業により根拠レベルが2.1以上にならなければ，2024-2026年版 NANDA-I
　　分類法では削除される

領域⑪ 安全／防御　類❸ 暴力　00139

自傷行為リスク状態

診断の焦点：自傷行為　　　　　　　　　　　（旧診断名：自己傷害リスク状態）

Risk for **self-mutilation** （採択 1992, 改訂 2000, 2013, 2017）

定義　Definition

緊張を和らげるために，致命傷にならないように意図的に自分を傷つけ，組織にダメージを与える行動が起こりやすい状態

危険因子　Risk factors

- 親友がいない
- ボディイメージの変化
- 分離状態
- 人間関係の乱れ
- 摂食障害
- 過度の情動障害
- 重要な人間関係喪失への危機感
- 自尊感情の機能障害
- 緊張を言葉で表現できない
- 親と青年期の子どもとの無効なコミュニケーション
- 無効なコーピング方法
- 非効果的衝動コントロール
- 対自己暴力への抑えがたい衝動
- 自分を切りつけたいという抑えがたい衝動
- 不安定な行動
- 問題解決状況に対するコントロールの喪失
- 自尊感情が低い
- 耐え難い緊張の増大
- 否定的な気持ち
- 解決策を計画できないパターン
- 長期的影響を予測できないパターン
- 完璧主義
- 迅速なストレス緩和の必要性
- 社会的孤立
- 物質（薬物）乱用
- 他者と親密な人間関係を育むために小細工する

ハイリスク群　At risk populations

- 青年期の若者
- 虐待された小児
- 収監されている人
- 家族の離婚に直面している人
- 家族に物質（薬物）乱用者がいる人
- 重要な人間関係の喪失を経験している人
- 性同一性の危機状態にある人

- 従来と異なる環境で暮らす人
- 仲間が自傷行為する人
- 自己破壊的行動の家族歴がある人
- 小児期に虐待を受けた人
- 小児期の疾病歴がある人
- 小児期の手術歴がある人
- 自分への暴力歴がある人
- 両親（それに替わる人々）間の暴力を，目の当たりにしている人

関連する状態　Associated conditions

- 自閉症障害
- 境界性パーソナリティ障害
- 性格異常
- 離人症
- 発達障害
- 精神病性障害

注：この診断は，追加作業により根拠レベルが 2.1 以上にならなければ，2024-2026 年版 NANDA-I
　　分類法では削除される

`領域⓫ 安全／防御`　`類❸ 暴力`　`00289`

自殺行動リスク状態

診断の焦点：自殺行動　　　　　　　　　　　　（旧診断名：自殺リスク状態）

Risk for **suicidal behavior**　（採択 2020，エビデンスレベル 3.2）

定義　Definition

死ぬ意図をある程度伴う，自傷行為が起こりやすい状態

危険因子　Risk factors

行動的因子
- 無感情
- 助けを求めることが困難
- 満足できない業績・成績への対処が困難
- 感情表現が困難
- 無効な慢性疼痛の自主管理
- 非効果的衝動コントロール
- 自傷行為
- セルフネグレクト
- 薬を溜め込む
- 物質(薬物)乱用

心理的因子
- 不安
- 抑うつ症状
- 敵対心
- 深い悲しみ
- フラストレーション
- 孤独(感)を示す
- 自尊感情が低い
- 不適応悲嘆
- 不名誉を感じている
- 失敗だと感じている
- 過度の罪悪感の訴え
- 無力だと訴える
- 絶望感を訴える
- 不幸だと訴える
- 自殺念慮

状況的因子
- 凶器へのアクセス
- 主体性の喪失
- 人格的自律の喪失

社会的因子
- 家族機能障害
- ソーシャルサポートの不足
- 不適切な周囲からの圧力
- 法的な問題
- 社会的剥奪
- 社会的地位の格下げ

■社会的孤立　　　　　　　　　　　■他者からの暴力に未対応

ハイリスク群　At risk populations

- ■青年期の若者
- ■里親家庭（養護施設）で暮らす青年期の若者
- ■経済的困窮者
- ■遺書を書きかえる人
- ■状況的な危機状態にある人
- ■差別を受けている人
- ■財産や持物を手放す人
- ■1人暮らしの人
- ■死を招く可能性のある物品を入手する人
- ■遺書を準備する人
- ■頻繁に漠然とした症状のケアを求める人
- ■規律（懲戒）問題のある人
- ■家族に自殺者がいる人
- ■自殺未遂歴のある人
- ■暴力行為歴のある人
- ■急激にうつ病から多幸感に回復した人
- ■施設に収容されている人
- ■男性
- ■先住アメリカ人
- ■高齢者

関連する状態　Associated conditions

- ■うつ病
- ■精神障害
- ■身体疾患
- ■終末期疾患

領域⓫

●オリジナル文献は以下を参照 https://www.igaku-shoin.co.jp/book/detail/109078　（p. x 参照）

領域⓫ 安全／防御　類❹ 環境危険　00181

汚染

診断の焦点：汚染

Contamination　（採択 2006，改訂 2017，エビデンスレベル 2.1）

┃ 定義　Definition

健康に悪影響を及ぼす量の環境汚染物質への曝露

┃ 診断指標　Defining characteristics

農薬
- 農薬曝露による皮膚への影響
- 農薬曝露による胃腸（消化管）への影響
- 農薬曝露による神経系への影響
- 農薬曝露による肺への影響
- 農薬曝露による腎臓への影響

化学物質
- 化学物質曝露による皮膚への影響
- 化学物質曝露による胃腸（消化管）への影響
- 化学物質曝露による免疫への影響
- 化学物質曝露による神経系への影響
- 化学物質曝露による肺への影響
- 化学物質曝露による腎臓への影響

生物学的製剤
- 生物学的曝露による皮膚への影響
- 生物学的曝露による胃腸（消化管）への影響
- 生物学的曝露による神経系への影響
- 生物学的曝露による肺への影響
- 生物学的曝露による腎臓への影響

公害物質
- 公害物質への曝露による神経系への影響
- 公害物質への曝露による肺への影響

廃棄物
- 廃棄物への曝露による皮膚への影響
- 廃棄物への曝露による胃腸（消化管）への影響
- 廃棄物への曝露による肝臓への影響
- 廃棄物への曝露による肺への影響

放射線
- 放射線被曝による遺伝子への影響
- 放射線被曝による免疫への影響
- 放射線被曝による神経系への影響
- 放射線被曝による腫瘍学的な影響

関連因子　Related factors

外的因子··

- カーペット敷きの床
- 化学物質による食物汚染
- 化学物質による水質汚染
- 幼児のいる環境で表面が細かく剥がれ落ちる
- 汚染物質の分解不足
- 家庭内の衛生習慣の不足
- 自治体サービスの不足
- 個人の衛生習慣の不足
- 防護服の不足
- 防護服の不適切な着用
- 汚染物質を摂取した人
- 環境汚染物質が使われている場所で遊ぶ
- 化学物質への無防備な曝露
- 重金属への無防備な曝露
- 放射性物質への無防備な曝露
- 家庭での環境汚染物質の使用
- 換気不足の場所での有毒物質の使用
- 有効な防護具なしでの有毒物質の使用

内的因子··

- 同時曝露
- 栄養不良（失調）
- 喫煙

ハイリスク群　At risk populations

- 5歳未満の小児
- 経済的困窮者
- 周産期に汚染物質に曝露した人
- 高汚染レベルの地域に行った人
- 大気汚染物質に曝露した人
- 生物テロに巻き込まれた人
- 災害にあった人
- 汚染物質への曝露経験者
- 高齢者
- 妊婦
- 女性

関連する状態　Associated conditions

- 既存の疾患
- 放射線治療

領域⑪

●オリジナル文献は以下を参照 https://www.igaku-shoin.co.jp/book/detail/109078　（p. x 参照）

領域⓫ 安全／防御　**類❹ 環境危険**　**00180**

汚染リスク状態

診断の焦点：汚染

Risk for **contamination**　（採択 2006，改訂 2013，2017，エビデンスレベル 2.1）

定義　Definition

健康に悪影響を及ぼす量の環境汚染物質への曝露が起こりやすく，健康を損なうおそれのある状態

危険因子　Risk factors

外的因子
- カーペット敷きの床
- 化学物質による食物汚染
- 化学物質による水質汚染
- 幼児のいる環境で表面が細かく剝がれ落ちる
- 汚染物質の分解不足
- 家庭内の衛生習慣の不足
- 自治体サービスの不足
- 個人の衛生習慣の不足
- 防護服の不足
- 防護服の不適切な着用
- 汚染物質を摂取した人
- 環境汚染物質が使われている場所で遊ぶ
- 化学物質への無防備な曝露
- 重金属への無防備な曝露
- 放射性物質への無防備な曝露
- 家庭での環境汚染物質の使用
- 換気不足の場所での有毒物質の使用
- 有効な防護具なしでの有毒物質の使用

内的因子
- 同時曝露
- 栄養不良(失調)
- 喫煙

ハイリスク群　At risk populations

- 5 歳未満の小児
- 経済的困窮者
- 周産期に汚染物質に曝露した人
- 高汚染レベルの地域に行った人
- 大気汚染物質に曝露した人
- 生物テロに巻き込まれた人
- 災害にあった人
- 汚染物質への曝露経験者
- 高齢者
- 妊婦

■女性

関連する状態　Associated conditions

■既存の疾患　　　　　　　　■放射線治療

●オリジナル文献は以下を参照 https://www.igaku-shoin.co.jp/book/detail/109078 （p. x 参照）

領域⓫ 安全／防御　**類❹ 環境危険**　00265

労働災害リスク状態

診断の焦点：労働災害

Risk for **occupational injury**　（採択 2016，エビデンスレベル 2.1）

定義　Definition

仕事関連の事故や病気が起こりやすく，健康を損なうおそれのある状態

危険因子　Risk factors

個人(人間)

- 対人関係による注意散漫
- 過度のストレス
- 個人用防護具の不適切な使用
- 知識不足
- 時間管理能力(スキル)の不足
- 無効なコーピング方法
- 誤った情報解釈
- 自信過剰な行動
- 心理的苦痛
- 不健康な習慣
- 安全でない仕事ぶり

未修正の環境因子

- 環境上の制約
- 生物学的製剤への曝露
- 化学薬品(物質)への曝露
- 騒音への曝露
- 放射線への曝露
- 催奇形性物質への曝露
- 振動への曝露
- 個人用防護具へのアクセス不足
- 物理的環境の不足
- 労働関係
- 日中と夜間の交代勤務
- 職業的バーンアウト
- 身体的作業負荷
- シフト制の仕事

ハイリスク群　At risk populations

- 両極端の環境温度にさらされた人

● オリジナル文献は以下を参照 https://www.igaku-shoin.co.jp/book/detail/109078　（p. x 参照）

中毒リスク状態

診断の焦点：中毒

Risk for **poisoning**　（採択 1980，改訂 2006，2013，2017，エビデンスレベル 2.1）

定義　Definition

健康に悪影響を及ぼす量の薬物や危険物への不慮の曝露，あるいはそれらの摂取が起こりやすく，健康を損なうおそれのある状態

危険因子　Risk factors

外的因子

- 危険な物質へのアクセス
- 有毒な添加物で汚染された可能性のある違法薬物へのアクセス
- 医薬品へのアクセス
- 適切な安全装置のない職場

内的因子

- 認知機能障害
- 過度の情動障害
- 医薬品についての知識不足
- 中毒予防策についての知識不足
- 中毒に対する警戒（予防措置）不足
- 神経行動学的症状
- 視覚異常に未対応

領域
⓫

● オリジナル文献は以下を参照 https://www.igaku-shoin.co.jp/book/detail/109078　（p. x 参照）

領域⓫ 安全／防御　類❺ 防御的プロセス　00218

ヨード造影剤有害反応リスク状態

診断の焦点：ヨード造影剤有害反応　（旧診断名：ヨード造影剤有害作用リスク状態）

Risk for **adverse reaction to iodinated contrast media**
（採択 2010，改訂 2013，2017，エビデンスレベル 2.1）

定義　Definition

造影剤注入後 7 日以内に，有害または予期せぬ反応が起こりやすく，健康を損なうおそれのある状態

危険因子　Risk factors

■ 脱水症　　　　　　　　　　　　　　■ 全身の脱力

ハイリスク群　At risk populations

■ 両極端の年齢の人（乳幼児と高齢者）　■ アレルギー歴のある人
■ 静脈が脆弱な人
■ ヨード造影剤による副作用歴のある
　人

関連する状態　Associated conditions

■ 慢性的な疾患　　　　　　　　　　　■ 意識レベル低下
■ 医薬品の併用

● オリジナル文献は以下を参照 https://www.igaku-shoin.co.jp/book/detail/109078　（p. x 参照）

アレルギー反応リスク状態

診断の焦点：アレルギー反応

Risk for **allergy reaction** （採択 2010，改訂 2013，2017，エビデンスレベル 2.1）

定義　Definition

多様な物質に対して，過剰な免疫反応や応答が起こりやすく，健康を損なうおそれのある状態

危険因子　Risk factors

- アレルゲンへの曝露
- 環境アレルゲンへの曝露
- 有毒化学物質への曝露
- 関連するアレルゲンの回避についての知識不足
- アレルゲン曝露の可能性に注意を払わない

ハイリスク群　At risk populations

- 食物アレルギー歴のある人
- 虫刺傷によるアレルギー歴のある人
- アレルゲンを生成する環境物質に繰り返し曝露した人

領域⓫

● オリジナル文献は以下を参照 https://www.igaku-shoin.co.jp/book/detail/109078　（p. x 参照）

領域⓫ 安全／防御　類❺ 防御的プロセス　00042

ラテックスアレルギー反応リスク状態

診断の焦点：ラテックスアレルギー反応

Risk for latex allergy reaction
（採択 1998，改訂 2006，2013，2017，2020，エビデンスレベル 2.1）

定義　Definition

天然ゴムラテックス製品またはラテックス反応性食品に対して過敏反応が起こりやすく，健康を損なうおそれのある状態

危険因子　Risk factors

■ 関連するアレルゲンの回避についての知識不足
■ 環境ラテックス曝露の可能性に注意を払わない
■ ラテックス反応性食品曝露の可能性に注意を払わない

ハイリスク群　At risk populations

■ 頻繁にラテックス製品に曝露した人
■ ゴム製ボトルから繰り返し注射を受ける人
■ アトピー性皮膚炎の家族歴がある人
■ ラテックス反応歴のある人
■ 出生直後から多くの手術を受けている乳児

関連する状態　Associated conditions

■ 気管支喘息
■ アトピー
■ 食物アレルギー
■ 天然ゴムラテックスタンパク質に対する過敏性
■ 何回もの外科手術
■ ポインセチアアレルギー
■ 膀胱疾患

●オリジナル文献は以下を参照 https://www.igaku-shoin.co.jp/book/detail/109078 （p. x 参照）

高体温

診断の焦点：高体温

Hyperthermia　（採択 1986，改訂 2013，2017，エビデンスレベル 2.2）

定義　Definition

体温調節障害により，深部体温が日内の正常範囲を上回っている状態

診断指標　Defining characteristics

- 異常な姿勢
- 無呼吸
- 昏睡
- 皮膚の紅潮
- 低血圧
- 乳児が吸啜を継続しない
- イライラした気分

- 嗜眠傾向
- けいれん発作
- 触れると温かい皮膚
- 昏迷
- 頻脈
- 頻(多)呼吸
- 血管拡張

関連因子　Related factors

- 脱水症
- 不適切な衣服の着用

- 激しい運動

ハイリスク群　At risk populations

- 高温環境に曝露した人

関連する状態　Associated conditions

- 発汗反応低下
- 健康状態の悪化
- 代謝率上昇
- 虚血

- 医薬品
- 敗血症
- 外傷

● 分類基準を参照すること

● オリジナル文献は以下を参照 https://www.igaku-shoin.co.jp/book/detail/109078　（p. x 参照）

領域⓫ 安全／防御　類❻ 体温調節　00006

低体温

診断の焦点：低体温

Hypothermia （採択 1986, 改訂 1988, 2013, 2017, 2020, エビデンスレベル 2.2）

定義　Definition

生後 28 日を超える人で，深部体温が日内の正常範囲を下回っている状態

診断指標　Defining characteristics

- 肢端チアノーゼ
- 徐脈
- 爪床のチアノーゼ
- 血糖値低下
- 換気低下
- 高血圧
- 低血糖
- 低酸素症
- 代謝率上昇
- 酸素消費量増加
- 末梢血管収縮
- 立毛(鳥肌)
- 震え
- 触れると冷たい皮膚
- 毛細血管再充満時間の遅延
- 頻脈

関連因子　Related factors

- アルコール摂取
- 過剰な伝導性熱伝達
- 過剰な対流熱伝達
- 過剰な蒸発性熱伝達
- 過剰な放射性熱伝達
- 不活発な状態
- 介護者の低体温予防についての知識不足
- 十分な衣服がない
- 環境温度が低い
- 栄養不良(失調)

ハイリスク群　At risk populations

- 経済的困窮者
- 両極端の年齢の人(乳幼児と高齢者)
- 両極端の体重の人

関連する状態　Associated conditions

- 視床下部の損傷
- 代謝率低下

■医薬品　　　　　　　　　■外傷
■放射線治療

● 適切かつ妥当性ある，分類基準を参照すること

● オリジナル文献は以下を参照 https://www.igaku-shoin.co.jp/book/detail/109078 　(p. x 参照)

低体温リスク状態

診断の焦点：低体温

Risk for **hypothermia** （採択 2013，改訂 2017，2020，エビデンスレベル 2.2）

定義　Definition

生後 28 日を超える人で，体温調節障害により，深部体温が日内の正常範囲を下回りやすく，健康を損なうおそれのある状態

危険因子　Risk factors

- アルコール摂取
- 過剰な伝導性熱伝達
- 過剰な対流熱伝達
- 過剰な蒸発性熱伝達
- 過剰な放射性熱伝達
- 不活発な状態
- 介護者の低体温予防についての知識不足
- 十分な衣服がない
- 環境温度が低い
- 栄養不良（失調）

ハイリスク群　At risk populations

- 経済的困窮者
- 両極端の年齢の人（乳幼児と高齢者）
- 両極端の体重の人

関連する状態　Associated conditions

- 視床下部の損傷
- 代謝率低下
- 医薬品
- 放射線治療
- 外傷

● 適切かつ妥当性ある，分類基準を参照すること

● オリジナル文献は以下を参照 https://www.igaku-shoin.co.jp/book/detail/109078　（p. x 参照）

新生児低体温

診断の焦点：低体温

Neonatal **hypothermia**　（採択 2020, エビデンスレベル 3.1）

定義　Definition

新生児の深部体温が，日内の正常範囲を下回っている状態

診断指標　Defining characteristics

- 肢端チアノーゼ
- 徐脈
- 血糖値低下
- 代謝率低下
- 末梢灌流減少
- 換気低下
- 高血圧
- 低血糖
- 低酸素症
- 酸素必要量の増加

- 吸啜を継続するエネルギーの不足
- 興奮性（易刺激性）
- 代謝性アシドーシス
- 蒼白
- 末梢血管収縮
- 呼吸窮迫（息切れ・呼吸困難）
- 触ると冷たい皮膚
- 毛細血管再充満時間の遅延
- 頻脈
- 1 日の体重増加 30 g 未満

関連因子　Related factors

- 母乳栄養の遅れ
- 新生児の早期沐浴
- 過剰な伝導性熱伝達
- 過剰な対流熱伝達
- 過剰な蒸発性熱伝達

- 過剰な放射性熱伝達
- 介護者の低体温予防についての知識不足
- 十分な衣服がない
- 栄養不良（失調）

ハイリスク群　At risk populations

- 低出生体重の新生児
- 生後 0〜28 日の新生児
- 帝王切開で生まれた新生児
- 青年期の母親から生まれた新生児

- 経済的に困窮した家庭に生まれた新生児
- 低い環境温度にさらされた新生児

領域⓫

- 病院外でのハイリスク出産だった新
  生児
- 不十分な皮下脂肪の新生児
- 体重に対する体表面積の比率が増大
  した新生児

- 意図せずに病院外で生まれた新生児
- 早産の新生児

関連する状態　Associated conditions

- 視床下部の損傷
- 未熟な角質層
- 肺血管抵抗(PVR)上昇
- 無効な血管制御
- 効率のわるい非ふるえ熱産生

- アプガースコアが低い(皮膚の色, 心
  拍数, 刺激による反射, 筋緊張, 呼吸
  数)
- 医薬品

● 適切かつ妥当性ある分類基準を参照すること

● オリジナル文献は以下を参照 https://www.igaku-shoin.co.jp/book/detail/109078　(p. x 参照)

新生児低体温リスク状態

診断の焦点：低体温

Risk for neonatal **hypothermia**　（採択 2020，エビデンスレベル 3.1）

定義　Definition

新生児の深部体温が，日内の正常範囲を下回りやすく，健康を損なうおそれのある
状態

危険因子　Risk factors

■ 母乳栄養の遅れ
■ 新生児の早期沐浴
■ 過剰な伝導性熱伝達
■ 過剰な対流熱伝達
■ 過剰な蒸発性熱伝達
■ 過剰な放射性熱伝達
■ 介護者の低体温予防についての知識
　不足
■ 十分な衣服がない
■ 栄養不良（失調）

ハイリスク群　At risk populations

■ 低出生体重の新生児
■ 生後 0〜28 日の新生児
■ 帝王切開で生まれた新生児
■ 青年期の母親から生まれた新生児
■ 経済的に困窮した家庭に生まれた新
　生児
■ 低い環境温度にさらされた新生児
■ 病院外でのハイリスク出産だった新
　生児
■ 不十分な皮下脂肪の新生児
■ 体重に対する体表面積の比率が増大
　した新生児
■ 意図せずに病院外で生まれた新生児
■ 早産の新生児

関連する状態　Associated conditions

■ 視床下部の損傷
■ 未熟な角質層
■ 肺血管抵抗（PVR）上昇
■ 無効な血管制御
■ 効率のわるい非ふるえ熱産生
■ アプガースコアが低い（皮膚の色，心
　拍数，刺激による反射，筋緊張，呼吸
　数）

領域⑪

■医薬品

● 適切かつ妥当性ある，分類基準を参照すること

● オリジナル文献は以下を参照 https://www.igaku-shoin.co.jp/book/detail/109078 　（p. x 参照）

周術期低体温リスク状態

診断の焦点：周術期低体温　　　　　　　（旧診断名：周手術期低体温リスク状態）

Risk for **perioperative hypothermia**　（採択 2013，改訂 2017，2020，エビデンスレベル 2.2）

定義　Definition

手術の 1 時間前から 24 時間後までの間に，予期せずに深部体温が 36℃ 以下になりやすく，健康を損なうおそれのある状態

危険因子　Risk factors

- 不安
- 体格指数(BMI)が，年齢・性別基準より低い
- 環境温度が 21℃ 未満
- 利用できる適切な加温装置の不足
- 傷口が覆われていない

ハイリスク群　At risk populations

- 60 歳以上の人
- ラミナエアフロー(層流空気流)環境下の人
- 2 時間を超える麻酔を受けている人
- 導入時間が長い人
- 観血手術を受ける人
- 2 時間を超える外科手術を受ける人
- ASA の PS 分類(アメリカ麻酔科学会全身状態分類)，1 度を超える人
- 末期肝疾患モデル(MELD)スコアの高い人
- 術中に失血が増加した人
- 術中の拡張期血圧が 60 mmHg 未満の人
- 術中の収縮期血圧が 140 mmHg 未満の人
- 体表面積が小さい人
- 在胎 37 週未満の新生児
- 女性

関連する状態　Associated conditions

- 急性肝不全
- 貧血
- 熱傷
- 心血管系合併症
- 慢性腎障害
- 局所麻酔と全身麻酔の併用
- 神経学的疾患
- 医薬品

領域⓫

■外傷

●オリジナル文献は以下を参照 https://www.igaku-shoin.co.jp/book/detail/109078　（p. x 参照）

非効果的体温調節

診断の焦点：体温調節　　　　　　　　　（旧診断名：非効果的体温調節機能）

Ineffective **thermoregulation**　（採択 1986，改訂 2017，エビデンスレベル 2.1）

定義　Definition

体温が低体温と高体温との間で変動する状態

診断指標　Defining characteristics

- 爪床のチアノーゼ
- 皮膚の紅潮
- 高血圧
- 正常範囲を上回る体温上昇
- 呼吸数増加
- 軽い震え
- 中程度の蒼白
- 立毛（鳥肌）
- 体温が正常範囲を下回る
- けいれん発作
- 触れると冷たい皮膚
- 触れると温かい皮膚
- 毛細血管再充満時間の遅延
- 頻脈

関連因子　Related factors

- 脱水症
- 環境温度の変動
- 不活発な状態
- 環境温度に対して不適切な衣服の着用
- 酸素必要量の増加
- 激しい運動

ハイリスク群　At risk populations

- 両極端の体重の人
- 両極端の環境温度にさらされた人
- 不十分な皮下脂肪の人
- 体重に対する体表面積の比が増大した人

関連する状態　Associated conditions

- 代謝率の変化
- 脳損傷
- 体温調節に影響する病気
- 発汗反応低下

領域⓫

- 健康状態の悪化
- 効率のわるい非ふるえ熱産生
- 医薬品
- 鎮静
- 敗血症
- 外傷

非効果的体温調節リスク状態

診断の焦点：体温調節　　　　　　（旧診断名：非効果的体温調節機能リスク状態）

Risk for ineffective **thermoregulation**　（採択 2016，エビデンスレベル 2.1）

定義　Definition

体温が低体温と高体温との間で変動しやすく，健康を損なうおそれのある状態

危険因子　Risk factors

- 脱水症
- 環境温度の変動
- 不活発な状態
- 環境温度に対して不適切な衣服の着用
- 酸素必要量の増加
- 激しい運動

ハイリスク群　At risk populations

- 両極端の体重の人
- 両極端の環境温度にさらされた人
- 不十分な皮下脂肪の人
- 体重に対する体表面積の比が増大した人

関連する状態　Associated conditions

- 代謝率の変化
- 脳損傷
- 体温調節に影響する病気
- 発汗反応低下
- 健康状態の悪化
- 効率のわるい非ふるえ熱産生
- 医薬品
- 鎮静
- 敗血症
- 外傷

領域⑪

<ruby>領域<rt>ドメイン</rt></ruby> 12　安楽

精神的，身体的，社会的なウェルビーイングまたは安心感

<ruby>類<rt>クラス</rt></ruby> 1　身体的安楽

ウェルビーイングや安心感や苦痛のないこと

コード	診断名	頁
00214	安楽障害	556
00183	安楽促進準備状態	557
00134	悪心	558
00132	急性疼痛	560
00133	慢性疼痛	561
00255	慢性疼痛シンドローム	563
00256	分娩陣痛	564

<ruby>類<rt>クラス</rt></ruby> 2　環境的安楽

環境内での，または環境との，ウェルビーイングや安心感

コード	診断名	頁
00214	安楽障害	556
00183	安楽促進準備状態	557

<ruby>類<rt>クラス</rt></ruby> 3　社会的安楽

自分の社会的状況へのウェルビーイングや安心感

コード	診断名	頁
00214	安楽障害	556
00183	安楽促進準備状態	557
00054	孤独感リスク状態	566
00053	社会的孤立	567

領域⑫

NANDA International, Inc. Nursing Diagnoses : Definitions and Classification 2021-2023, 12th Edition.
Edited by T. Heather Herdman, Shigemi Kamitsuru and Camila Takáo Lopes.
© 2021 NANDA International, Inc. Published 2021 by Thieme Medical Publishers, Inc., New York.
Companion website : www.thieme.com/nanda-i
NANDA-I 看護診断―定義と分類 2021-2023 原書第 12 版
訳　上鶴重美　発行　医学書院

領域⑫ 安楽　**類❶ 身体的安楽，類❷環境的安楽，類❸社会的安楽**　**00214**

安楽障害

診断の焦点：安楽

Impaired **comfort**　（採択 2008，改訂 2010，2017，エビデンスレベル 2.1）

定義　Definition

身体的・心理スピリチュアル的・環境的・文化的・社会的側面における，安心・緩和・超越が欠如していると認識している状態

診断指標　Defining characteristics

- 不安
- 泣く
- リラックスすることが困難
- 不快感を示す
- 状況への不満
- 恐怖感
- 冷感
- 熱感
- 瘙痒感
- 心理的苦痛を示す
- イライラした気分
- 苦しみうめく
- 精神運動性激越
- 睡眠覚醒サイクルの変化
- 空腹感
- ため息
- 状況に不安(落ち着かない)

関連因子　Related factors

- 環境のコントロールが不十分
- 健康資源(リソース)の不足
- 状況管理が不十分
- プライバシー不足
- 不快な環境刺激

関連する状態　Associated conditions

- 病気に関連した症状
- 治療計画

注：この診断は，類1・身体的な安楽，類2・環境的な安楽，類3・社会的な安楽に分類されている

● オリジナル文献は以下を参照 https://www.igaku-shoin.co.jp/book/detail/109078　(p. x 参照)

安楽促進準備状態

診断の焦点：安楽

Readiness for enhanced **comfort**　（採択 2006，改訂 2013，エビデンスレベル 2.1）

■ 定義　Definition

身体的・心理スピリチュアル的・環境的・文化的・社会的側面における，安心・緩和・超越のパターンが，さらに強化可能な状態

■ 診断指標　Defining characteristics

- 安楽強化への願望を示す
- 充実感強化への願望を示す
- 緩和促進への願望を示す
- 不満の解決強化への願望を示す

領域⓬

注：この診断は，類 1・身体的安楽，類 2・環境的安楽，類 3・社会的安楽に分類されている

● オリジナル文献は以下を参照 https://www.igaku-shoin.co.jp/book/detail/109078　（p. x 参照）

領域⑫ 安楽　類❶ 身体的安楽　00134

悪心

診断の焦点：悪心

Nausea（採択 1998，改訂 2002，2010，2017，エビデンスレベル 2.1）

定義　Definition

のどの奥や胃に不快感を覚える主観的現象で，嘔吐を引き起こすこともあれば，そうでないこともある

診断指標　Defining characteristics

- 食物嫌悪
- のどの絞扼感（しめつけられる感覚）
- 唾液分泌量増加
- 嚥下回数増加
- 口の中が酸っぱい

関連因子　Related factors

- 不安
- 毒素への曝露
- 恐怖
- 不快な味
- 不快な感覚刺激

ハイリスク群　At risk populations

- 妊婦

関連する状態　Associated conditions

- 腹部新生物
- 生化学的現象の変化
- 食道疾患
- 胃の拡張
- 胃腸（消化管）刺激
- 頭蓋内圧亢進
- 内耳炎
- 肝被膜の伸展
- 限局性の腫瘍
- メニエール病
- 髄膜炎
- 乗物酔い
- 膵臓病
- 医薬品
- 心理的障害
- 脾臓被膜の伸展

■治療計画

●オリジナル文献は以下を参照 https://www.igaku-shoin.co.jp/book/detail/109078　（p. x 参照）

領域⑫ 安楽　**類❶ 身体的安楽**　**00132**

急性疼痛

診断の焦点：疼痛

Acute **pain**　（採択 1996，改訂 2013，エビデンスレベル 2.1）

定義　Definition

実在する，あるいは潜在する組織損傷に伴う，もしくはそのような損傷によって説明される，不快な感覚的および情動的経験(出典：国際疼痛学会)。発症は突発的または遅発的で，強さは軽度から重度までさまざまあり，回復が期待・予測でき，継続が3か月未満

診断指標　Defining characteristics

- 生理的パラメータの変化
- 食欲の変化
- 発汗
- 気を散らす行動
- 言葉で伝達できない場合，標準的疼痛行動チェックリストによる疼痛が認められる
- 表現行動
- 痛みの顔貌
- 防御的行動
- 絶望感
- 焦点が狭まる
- 痛みを和らげる体位調整
- 防衛行動
- 活動変化についての代理人からの報告
- 疼痛行動についての代理人からの報告
- 瞳孔散大
- 標準疼痛スケールで痛みの程度を訴える
- 標準疼痛ツールで痛みの性質を訴える
- 自己中心的(自己注目)

関連因子　Related factors

- 生物学的損傷要因
- 化学薬品(物質)の不適切な使用
- 物理的損傷要因

● オリジナル文献は以下を参照 https://www.igaku-shoin.co.jp/book/detail/109078 　(p. x 参照)

領域⑫ 安楽　類❶ 身体的安楽　00133

慢性疼痛

診断の焦点：疼痛

Chronic **pain**　（採択 1986, 改訂 1996, 2013, 2017, エビデンスレベル 2.1）

定義　Definition

実在する，あるいは潜在する組織損傷に伴う，もしくはそのような損傷によって説明される，不快な感覚的・情動的経験(出典：国際疼痛学会)。発症は突発的または遅発的で，強さは軽度から重度までさまざまあり，回復が期待・予測できず，継続は 3 か月以上

診断指標　Defining characteristics

- 活動を続ける能力の変化
- 食欲不振
- 言葉で伝達できない場合，標準的疼痛行動チェックリストによる疼痛が認められる
- 倦怠感を示す
- 痛みの顔貌
- 活動変化についての代理人からの報告
- 疼痛行動についての代理人からの報告
- 睡眠覚醒サイクルの変化
- 標準疼痛スケールで痛みの程度を訴える
- 標準疼痛ツールで痛みの性質を訴える
- 自己中心的(自己注目)

関連因子　Related factors

- 体格指数(BMI)が年齢・性別基準より高い
- 倦怠感
- 非効果的セクシュアリティパターン
- 損傷物質
- 栄養不良(失調)
- 長時間のコンピューター使用
- 心理的苦痛
- 繰り返し重い荷物を運ぶ
- 社会的孤立
- 全身振動

ハイリスク群　At risk populations

- 50 歳超の人
- 虐待を受けたことがある人

領域⑫

■性器切除(割礼)の経験者　　　　■物質(薬物)乱用歴のある人
■多額の負債の経験者　　　　　　■激しい運動の経験者
■仕事で静的姿勢の人　　　　　　■女性

関連する状態　Associated conditions

■骨折　　　　　　　　　　　　　■先天性遺伝病
■中枢性感作　　　　　　　　　　■虚血
■慢性的な筋骨格疾患　　　　　　■新生物(腫瘍)
■打撲傷　　　　　　　　　　　　■神経圧迫症候群
■圧挫症候群(クラッシュ症候群)　■神経系疾患
■神経伝達物質，神経修飾物質，およ　■外傷後の関連疾患
　び受容体の不均衡　　　　　　　■コルチゾールレベルの長期間上昇
■免疫系疾患　　　　　　　　　　■軟組織の損傷
■代謝障害　　　　　　　　　　　■脊髄損傷

● オリジナル文献は以下を参照 https://www.igaku-shoin.co.jp/book/detail/109078　(p. x 参照)

慢性疼痛シンドローム

診断の焦点：慢性疼痛シンドローム

Chronic pain syndrome　（採択 2013，改訂 2020，エビデンスレベル 2.2）

定義　Definition

反復性あるいは持続性の疼痛が，3か月以上続き，日常的な機能やウェルビーイングに大きな影響を及ぼしている状態

診断指標　Defining characteristics

- 不安（00146）
- 便秘（00011）
- 睡眠パターン混乱（00198）
- 倦怠感（00093）
- 恐怖（00148）
- 気分調節障害（00241）
- 身体可動性障害（00085）
- 不眠（00095）
- 社会的孤立（00053）
- ストレス過剰負荷（00177）

関連因子　Related factors

- 体格指数（BMI）が年齢・性別基準より高い
- 痛みの恐怖
- 恐怖回避思考
- 疼痛管理行動についての知識不足
- 否定的な感情
- 睡眠障害

領域⓬

● オリジナル文献は以下を参照 https://www.igaku-shoin.co.jp/book/detail/109078　（p. x 参照）

領域⓬ 安楽　類❶ 身体的安楽　00256

分娩陣痛

診断の焦点：分娩陣痛

Labor pain （採択 2013, 改訂 2017, 2020, エビデンスレベル 2.2）

定義　Definition

分娩と出産に伴い，心地よいものから不快なものまでさまざまな感覚的また情動的な経験をしている状態

診断指標　Defining characteristics

- 血圧の変化
- 心拍数の変化
- 筋肉の緊張の変化
- 神経内分泌機能の変化
- 呼吸数の変化
- 排尿機能の変化
- 不安
- 食欲の変化
- 発汗
- 気を散らす行動
- 表現行動
- 痛みの顔貌
- 焦点が狭まる
- 悪心
- 会陰圧迫
- 痛みを和らげる体位調整
- 防衛行動
- 瞳孔散大
- 睡眠覚醒サイクルの変化
- 自己中心的（自己注目）
- 子宮収縮
- 嘔吐

関連因子　Related factors

行動的因子
- 水分摂取不足
- 仰臥位

認知的因子
- 出産への恐れ
- 出産についての知識不足
- 陣痛に対処するための準備不足
- 自己効力感が低い
- 陣痛は非生産的だという認識
- 陣痛はよくないという認識
- 陣痛は脅威だという認識
- 陣痛は不自然だという認識
- 痛みには意味があるという認識

社会的因子

■ 意思決定への干渉

■ 支えにならない伴侶（仲間）

未修正の環境因子

■ うるさい分娩室

■ 騒然とした環境

■ 人が多すぎる分娩室

ハイリスク群　At risk populations

■ 分娩中に緊急事態を経験している女性

■ 陣痛に否定的な見方をする文化の女性

■ 疾患（診断と治療）中心の医療制度下で出産する女性

■ 高学歴の母親をもつ女性

■ 妊娠前に月経困難症歴がある女性

■ 小児期に性的虐待を受けた女性

■ 支持してくれる仲間のいない女性

関連する状態　Associated conditions

■ 子宮頸管の開大

■ うつ病

■ 胎児娩出

■ 母親の特性不安が高い

■ 指示による可動制限

■ 長時間の陣痛

● オリジナル文献は以下を参照 https://www.igaku-shoin.co.jp/book/detail/109078　（p. x 参照）

領域⑫ 安楽　類❸ 社会的安楽　00054

孤独感リスク状態

診断の焦点：孤独感

Risk for **loneliness**　（採択 1994，改訂 2006，2013，エビデンスレベル 2.1）

定義　Definition

他者とのより多くの接触の願望や必要性に関連した，不快感を経験しやすく，健康を損なうおそれがある状態

危険因子　Risk factors

- 愛情剥奪
- 情動剥奪
- 物理的分離
- 社会的孤立

● オリジナル文献は以下を参照 https://www.igaku-shoin.co.jp/book/detail/109078　（p. x 参照）

社会的孤立

診断の焦点：社会的孤立

Social isolation　（採択 1982，改訂 2017，2020，エビデンスレベル 3.1）

定義　Definition

前向きで，長続きする，意義深い対人関係につながる交流感を欠いた状態

診断指標　Defining characteristics

- 外見の変化
- 他者からの尊敬への不満
- 社会的つながりに対する不満
- 社会的支援に対する不満
- 孤独(感)を示す
- 感情鈍麻
- 敵対心
- 他者の期待に応えられない
- 社会活動レベルが低い
- 他者との最小限の交流
- 自分の考えに執着する
- 目的がない
- アイコンタクトの減少
- 他者とは違うという気持ち
- 人前での心もとない気持ち
- 悲しみの感情
- 他者に強いられた隔絶
- 疎外感
- 文化規範と一致しない社会的行動
- 引きこもり

関連因子　Related factors

- 認知機能障害
- 人と満足いく相互関係の構築が困難
- 日常生活動作(ADL)に困難のある人
- 私生活への期待の共有が困難
- 犯罪への恐れ
- 往来への恐れ
- 身体可動性障害
- 心理社会的サポート体制が十分にない
- ソーシャルスキル(社交術)の不足
- ソーシャルサポートの不足
- 交通機関の不足
- 自尊感情が低い
- サポート体制についての否定的な認識
- 神経行動学的症状
- 文化規範と一致しない価値観

ハイリスク群　At risk populations

- 経済的困窮者
- 移民
- 社会的役割の変化を経験している人
- 大切な人の喪失を経験している人
- 1人暮らしの人
- 大切な人たちから離れて暮らしている人
- 不慣れな場所へ移動する人
- 拒絶の経験者
- 衝撃的な出来事の経験者
- 病気の家族メンバーがいる人
- 子どものいない人
- 施設に収容されている人
- 高齢者
- 夫と死別した女性

関連する状態　Associated conditions

- 慢性的な疾患
- 認知障害

ドメイン 13　成長／発達		
年齢に応じた身体面の発育，臓器系の成熟，発達の目安にそった発育		

クラス 1　成長		
身体面の増大または臓器系の成熟		

領域⑬

NANDA International, Inc. Nursing Diagnoses : Definitions and Classification 2021-2023, 12th Edition.
Edited by T. Heather Herdman, Shigemi Kamitsuru and Camila Takáo Lopes.
© 2021 NANDA International, Inc. Published 2021 by Thieme Medical Publishers, Inc., New York.
Companion website : www.thieme.com/nanda-i
NANDA-I 看護診断―定義と分類 2021-2023 原書第 12 版
訳　上鶴重美　発行　医学書院

領域⑬ 成長／発達　**類❷ 発達**　**00314**

小児発達遅延

診断の焦点：発達

Delayed child **development**　（採択 2020，エビデンスレベル 2.3）

定義　Definition

小児が発達のマイルストーン（目安）を，期待される時間枠では継続して達成できない状態

診断指標　Defining characteristics

- 年齢層で標準的な認知技能の実施が一貫して困難
- 年齢層で標準的な言語技能の実施が一貫して困難
- 年齢層で標準的な運動技能の実施が一貫して困難
- 年齢層で標準的な心理社会的技能の実施が一貫して困難

関連因子　Related factors

乳児や子どもの因子
- 医療従事者への十分なアクセスがない
- 愛着行動の不足
- 十分な刺激がない
- 虐待に未対応
- 精神的ネグレクトに未対応

介護者因子
- 不安
- 利用できる情動面のサポートが減る
- 抑うつ症状
- 過度のストレス
- 家庭内暴力に未対応

ハイリスク群　At risk populations

- 0〜9歳の小児
- 経済的に困窮した家庭に生まれた小児
- 暴力のあるコミュニティにいた小児
- 環境汚染物質に曝露した小児
- 介護者に発達障害がある小児
- 母親の出産前ケア（妊婦健診）が不十分だった小児
- 成長が年齢・性別基準より低い小児
- 施設に収容されている小児
- 低出生体重の乳児
- 早産児

関連する状態　Associated conditions

- 出生前の医薬品
- 先天性疾患
- うつ病
- 先天性遺伝病
- 母親の精神障害
- 母親の身体疾患
- 親の物質乱用
- 感覚障害

- 適切かつ妥当性ある，標準的な発達アセスメントスケールの使用を推奨する

- オリジナル文献は以下を参照 https://www.igaku-shoin.co.jp/book/detail/109078　（p. x 参照）

領域⑬ 成長／発達　**類❷ 発達**　**00305**

小児発達遅延リスク状態

診断の焦点：発達　　　　　　　　　　　（旧診断名：発達遅延リスク状態）

Risk for delayed child **development**　（採択 2020，エビデンスレベル 2.3）

定義　Definition

小児が発達のマイルストーン（目安）を，期待される時間枠では達成するのが困難になりやすい状態

危険因子　Risk factors

乳児や子どもの因子
- 医療従事者への十分なアクセスがない
- 愛着行動の不足
- 十分な刺激がない
- 虐待に未対応
- 精神的ネグレクトに未対応

介護者因子
- 不安
- 利用できる情動面のサポートが減る
- 抑うつ症状
- 過度のストレス
- 家庭内暴力に未対応

ハイリスク群　At risk populations

- 0〜9歳の小児
- 経済的に困窮した家庭に生まれた小児
- 暴力のあるコミュニティにいた小児
- 環境汚染物質に曝露した小児
- 介護者に発達障害がある小児
- 母親の出産前ケア（妊婦健診）が不十分だった小児
- 成長が年齢・性別基準より低い小児
- 施設に収容されている小児
- 低出生体重の乳児
- 早産児

関連する状態　Associated conditions

- 出生前の医薬品
- 先天性疾患
- うつ病
- 先天性遺伝病
- 母親の精神障害
- 母親の身体疾患

■親の物質乱用

■感覚障害

●オリジナル文献は以下を参照 https://www.igaku-shoin.co.jp/book/detail/109078　（p. x 参照）

領域⓭

領域⓭ 成長／発達　**類❷ 発達**　**00315**

乳児運動発達遅延

診断の焦点：運動発達

Delayed infant **motor development**　（採択 2020，エビデンスレベル 3.1）

定義　Definition

骨や筋肉の一般的な強化や，周囲の物を動かしたり周囲の物に触れたりする能力に関連した発達のマイルストーン（目安）を，常に達成できない状態

診断指標　Defining characteristics

- 頭を持ち上げることが困難
- 頭の位置の保持が困難
- ブロックを手に取ることが困難
- つかまり立ちが困難
- 寝返りが困難
- サポートありのお座りが困難
- サポートなしのお座りが困難
- 支えありで立つことが困難
- 物を動かすことが困難
- 四つんばいでのハイハイが困難
- 活動に参加しない
- 活動を始めない

関連因子　Related factors

乳児の因子
- 感覚処理が困難
- 好奇心の不足
- 自発性の不足
- 粘り強さが足りない

介護者因子
- 乳児ケアについての不安
- 乳児を長時間腕に抱いて運ぶ
- 身体活動の選択を乳児にさせない
- 玩具の選択を乳児にさせない
- つかむ（握る）ように乳児を促さない
- 手を伸ばすように乳児を促さない
- 他児との満足いく遊びをするように乳児を促さない
- 体の部位を使うゲームに乳児を参加させない
- 動きを表す言葉を教えない
- 乳児への微細運動玩具の不足
- 乳児への粗大運動玩具の不足
- 乳児を刺激する間隔が不十分
- 乳児を腹臥位にし，経験を制限する
- 母親の産後抑うつ症状
- 乳児の激しい気質（気性）に対する否定的な認識
- 乳児への過剰な刺激
- 乳児ケア能力がないと感じている

ハイリスク群　At risk populations

- 男児
- 0〜12 か月の乳児
- 経済的に困窮した家庭に生まれた乳児
- 大家族に生まれた乳児
- 低学歴の親から生まれた乳児
- 集中治療室にいる乳児
- 住む家の物理的空間が不十分な乳児
- 母親の産前食生活が不十分だった乳児
- 成長が年齢・性別基準より低い乳児
- 低出生体重の乳児
- 早産児
- 入院中に理学療法を受けていない早産児

関連する状態　Associated conditions

- 5 分後のアプガースコア 7 点未満（皮膚の色，心拍数，刺激による反射，筋緊張，呼吸数）
- 出生前の医薬品
- 複雑な医学的状態
- 発育不全
- 妊娠後期の母親の貧血
- 妊娠初期の母親のメンタルヘルス障害
- 母親の妊娠前の肥満
- 新生児離脱シンドローム
- 神経発達障害
- 早産児の出生後感染
- 感覚障害

領域⓭

領域⑬ 成長／発達　**類❷ 発達**　**00316**

乳児運動発達遅延リスク状態

診断の焦点：運動発達

Risk for delayed infant **motor development**　（採択 2020，エビデンスレベル 3.1）

定義　Definition

骨や筋肉の一般的な強化や，周囲の物を動かしたり周囲の物に触れたりする能力に関連した発達のマイルストーン（目安）を，達成するのが困難になりやすい状態

危険因子　Risk factors

乳児の因子
- 感覚処理が困難
- 好奇心の不足
- 自発性の不足
- 粘り強さが足りない

介護者因子
- 乳児ケアについての不安
- 乳児を長時間腕に抱いて運ぶ
- 身体活動の選択を乳児にさせない
- 玩具の選択を乳児にさせない
- つかむ（握る）ように乳児を促さない
- 手を伸ばすように乳児を促さない
- 他児との満足いく遊びをするように乳児を促さない
- 体の部位を使うゲームに乳児を参加させない
- 動きを表す言葉を教えない
- 乳児への微細運動玩具の不足
- 乳児への粗大運動玩具の不足
- 乳児を刺激する間隔が不十分
- 乳児を腹臥位にし，経験を制限する
- 母親の産後抑うつ症状
- 乳児の激しい気質（気性）に対する否定的な認識
- 乳児への過剰な刺激
- 乳児ケア能力がないと感じている

ハイリスク群　At risk populations

- 男児
- 0〜12 か月の乳児
- 経済的に困窮した家庭に生まれた乳児
- 大家族に生まれた乳児
- 低学歴の親から生まれた乳児
- 集中治療室にいる乳児
- 住む家の物理的空間が不十分な乳児
- 母親の産前食生活が不十分だった乳児
- 成長が年齢・性別基準より低い乳児
- 低出生体重の乳児

- 早産児
- 入院中に理学療法を受けていない早産児

関連する状態　Associated conditions

- 5分後のアプガースコア7点未満（皮膚の色，心拍数，刺激による反射，筋緊張，呼吸数）
- 出生前の医薬品
- 複雑な医学的状態
- 発育不全
- 妊娠後期の母親の貧血
- 妊娠初期の母親のメンタルヘルス障害
- 母親の妊娠前の肥満
- 新生児離脱シンドローム
- 神経発達障害
- 早産児の出生後感染
- 感覚障害

領域⓭

● オリジナル文献は以下を参照 https://www.igaku-shoin.co.jp/book/detail/109078　（p. x 参照）

索引

太字は"診断の焦点"を表す。